Dentistry for
Medically
Compromised
Patients

有病者歯科学

一般社団法人 **日本有病者歯科医療学会** 編

監修

今井　裕

岩渕 博史

編集委員

石垣 佳希

小笠原 正

近藤 壽郎

坂下 英明

佐野 公人

柴原 孝彦

渋谷　鑛

白川 正順

髙井 良招

冨永 和宏

永末書店

編者・執筆者一覧

一般社団法人 日本有病者歯科医療学会　編

【 監修 】

今井　　裕　　一般社団法人 日本有病者歯科医療学会　理事長

岩渕 博史　　神奈川歯科大学大学院歯学研究科顎顔面病態診断治療学講座顎顔面外科学分野　准教授

【 編集委員 】

石垣 佳希　　日本歯科大学附属病院口腔外科　准教授

小笠原 正　　松本歯科大学障害者歯科学講座　教授

近藤 壽郎　　日本大学松戸歯学部顎顔面外科学講座　教授

坂下 英明　　明海大学歯学部病態診断治療学講座口腔顎顔面外科学Ⅱ分野　教授

佐野 公人　　日本歯科大学新潟生命歯学部歯科麻酔学講座　教授

柴原 孝彦　　東京歯科大学口腔顎顔面外科学講座　教授

渋谷　　鑛　　日本大学松戸歯学部歯科麻酔学講座　教授

白川 正順　　一般社団法人 日本有病者歯科医療学会　前理事長

髙井 良招　　朝日大学歯学部口腔病態医療学講座高齢者歯科学分野　教授

冨永 和宏　　九州歯科大学生体機能学講座顎顔面外科学分野　教授

【 執筆者 】

石田　　瞭　　東京歯科大学口腔健康科学講座摂食嚥下リハビリテーション研究室 教授

岩成 進吉　　国立病院機構災害医療センター歯科口腔外科　医長

梅田 正博　　長崎大学大学院医歯薬学総合研究科展開医療科学講座口腔腫瘍治療学分野　教授

大木 秀郎　　日本大学歯学部口腔外科学講座　教授

大渡 凡人　　九州歯科大学口腔保健・健康長寿推進センター　教授

岡　　俊一　　日本大学歯学部歯科麻酔学講座　准教授

岡田 芳幸　　松本歯科大学障害者歯科学講座　准教授

片倉　　朗　　東京歯科大学口腔病態外科学講座　教授

金子 忠良　　日本大学歯学部口腔外科学講座顎顔面外科学分野　教授

上川 善昭　　鹿児島大学学術研究院医歯学研究域歯学系　准教授

河原　　博　　鶴見大学歯学部歯科麻酔学講座　教授

喜久田 利弘　　福岡大学医学部医学科歯科口腔外科学講座　教授

北川 善政　　北海道大学大学院歯学研究科口腔病態学講座口腔診断内科学教室　教授

工藤　　勝　　北海道医療大学歯学部生体機能・病態学系歯科麻酔科学分野　講師

栗田 賢一　　愛知学院大学歯学部顎口腔外科学講座　教授

小正　　裕	大阪歯科大学医療保健学部　学部長・教授
近藤 誠二	福岡大学医学部医学科歯科口腔外科学講座　准教授
里村 一人	鶴見大学歯学部口腔内科学講座　教授
澁谷　徹	松本歯科大学歯科麻酔学講座　教授
嶋田　淳	明海大学歯学部病態診断治療学講座口腔顎顔面外科学Ⅰ分野　教授
嶋田 昌彦	東京医科歯科大学大学院医歯学総合研究科口腔顔面痛制御学分野　教授
城　茂治	岩手医科大学歯学部補綴・インプラント学講座摂食嚥下・口腔リハビリテーション学分野　教授
鈴木 正二	明海大学歯学部病態診断治療学講座総合臨床歯科学分野　教授
砂田 勝久	日本歯科大学生命歯学部歯科麻酔学講座　教授
竹島　浩	明海大学歯学部病態診断治療学講座高齢者歯科学分野　教授
田中　彰	日本歯科大学新潟生命歯学部口腔外科学講座　教授
丹沢 秀樹	千葉大学大学院医学研究院口腔科学講座　教授
外木 守雄	日本大学歯学部口腔外科学講座口腔外科学分野　教授
中村 仁也	日本歯科大学附属病院歯科麻酔・全身管理科　准教授
中村 誠司	九州大学大学院歯学研究院口腔顎顔面病態学講座顎顔面腫瘍制御学分野　教授
中村 典史	鹿児島大学大学院医歯学総合研究科顎顔面機能再建学講座口腔顎顔面外科学分野　教授
野村 武史	東京歯科大学オーラルメディシン・口腔外科学講座　教授
野本 たかと	日本大学松戸歯学部障害者歯科学講座　教授
羽村　章	日本歯科大学生命歯学部高齢者歯科学　教授
又賀　泉	日本歯科大学名誉教授
松尾 浩一郎	藤田保健衛生大学医学部歯科・口腔外科　教授
松野 智宣	日本歯科大学生命歯学部口腔外科学講座　准教授
丸岡 靖史	昭和大学歯学部スペシャルニーズ口腔医学講座地域連携歯科学部門　教授
見﨑　徹	日本大学歯学部歯科麻酔学講座　兼任講師
三宅 正彦	日本大学歯学部口腔外科学講座口腔外科学分野　講師
森本 佳成	神奈川歯科大学大学院歯学研究科全身管理医歯学講座　教授
山口　晃	日本歯科大学新潟病院口腔外科　教授
山口 秀紀	日本大学松戸歯学部歯科麻酔学講座　准教授
湯浅 秀道	国立病院機構豊橋医療センター歯科口腔外科　医長
吉松 昌子	長崎大学病院周術期口腔管理センター
依田 哲也	埼玉医科大学病院歯科口腔外科　教授

（五十音順）

序文

有病者歯科医療に関する教科書発刊について、永末書店から打診を受けたのは記憶に定かでないが、4年程前であったと思う。思いもかけずで、何とも言えない気分が高揚する感情と、同時にできるだろうかという不安が交錯する、複雑な思いであったことが思い出される。当時、有病者歯科医療はまだ世に出てから20年余しか経過しておらず、有病者という患者を対象にしたこれまでにない新しい歯学における学際的領域であるため、科学として未熟な学術団体と評価されていたことが頭をよぎったからである。答えは明確で「はい」であるにも関わらず、その言葉が見つからないまま時は過ぎ、そんな時の時間の移ろいは、いつになく速いものであった。

しかし、社会構造の急激な変化が進むなか、歯科医療もパラダイムシフトが求められており、有病者歯科医療学会としてその責務に答えることは喫緊の課題であると考えた。つまり、医学的に何らかの配慮が必要な患者への適切な歯科医療の提供は、ニーズの大きさにも関わらず、歯科において系統的な対応は十分になされていない現状を鑑み、その責務に少しでも答えることができればと思い、有病者歯科医療に関する教科書の作成について理事会にお諮りした（2016年3月）。結果、私の考えは杞憂に過ぎず、有病者歯科医療に関する教科書の発刊により、有病者歯科医療そのものが客観的に集積された証拠に基づく医療（EBM）となり得て、限りなく科学に近づき「有病者歯科学」の構築につながるという意見にまとめられた。そして、名実ともにここから教科書作りが始まった。

このような観点から、本書は有病者歯科を理解するための書籍作りを目指し、以下の内容を、コンセプトにした。

    1．知識を深めるのみならず、判断の根拠や結果についての理由がわかる。

    2．医科における診断と治療法が理解でき、安全で適切な歯科治療の根拠を提供できる。

    3．健康な方における歯科医治療と比較して、有病者（何らかの医学的配慮が必要な患者）の歯科治療において行わねばならないこと、行ってはならないことが、その理由とともに理解ができる。

すなわち、医学的知識の単なる羅列でなく、医学的配慮が必要な方の歯科治療に際し、歯科医学的な根拠を示し適切な歯科治療の手順が理解可能になる構成とし、日々の臨床の参考となる質の高いものを目指したものであり、歯科医師をはじめ、有病者歯科医療にかかわる専門職および、それらを志す学生諸君や卒後教育の指針となることをねらいとしている。

本書が生まれるにあたり、有病者歯科医療に関する貴重な臨床・研究の積み重なりが基盤となっていることは言うまでもなく、これまでの先達に心からの敬意と感謝を申し上げるとともに、本書が有病者歯科医療にかかわる読者諸氏のお役に立てることを願っている。

最後に、本書の出版にあたり、執筆に快く協力していただきました先生方に衷心よりお礼申し上げるとともに、多大なご助力を賜りました株式会社永末書店に深謝申し上げます。

    平成29年12月

編集者代表

一般社団法人 日本有病者歯科医療学会

理事長　今井　裕

目次

第1章　有病者歯科医療とは　　2

1　有病者歯科医療の概念　　2
1）有病者とは・2　　2）有病歯科患者とは・2　　3）有病者歯科医療の定義・3

2　有病者歯科医療の歴史的考察　　3
1）有病者歯科医療誕生への動き・3　　2）日本有病者歯科医療学会設立の推移・4
3）有病者歯科学の英語名称と欧米の考え方・4　　4）局所に限局した医科疾患について・4

3　超高齢社会における歯科医療　　5
1）人口構成の推移とそれに伴う疾病構造の変化・5
2）超高齢社会における歯科医療のあり方と有病者歯科医療学会・5
3）超高齢社会における有病者歯科医療のリスク・6　　4）有病者歯科医療と医療連携・多職種協働・7

4　結語　　8

第2章　患者の診察　　10

1　医療面接　　10
1）病歴聴取の意義と重要性・10　　2）主訴・11　　3）現病歴・11　　4）常用薬、アレルギー歴・11
5）既往歴・13　　6）家族歴・14　　7）患者背景（生活習慣、喫煙歴、社会歴）・15
8）患者・家族の考え方・希望・15

2　バイタルサイン　　16
1）全身の診察・16　　2）顎・顔面・口腔の診察・19

3　有病者（小児・妊婦を含む）理解に必要な各種検査　　24
1）検体検査・24　　2）生体機能検査（検体検査を除く）・45

4　全身の症候　　68
1）体重減少・68　　2）体重増加・68　　3）発熱、全身倦怠感・69　　4）ショック・70
5）意識障害・失神疾患・72　　6）脱水、浮腫・74　　7）痙攣・76　　8）めまい・77
9）咳、喀痰、喘鳴・79　　10）チアノーゼ、胸痛、呼吸困難（息切れ）・83
11）血圧変動（高血圧、低血圧）・85　　12）不整脈（期外収縮、徐脈、頻脈）・88
13）悪心、嘔吐、下痢・90　　14）貧血・93　　15）睡眠障害、頭痛、頭重感・94
16）摂食嚥下障害・97

5　薬物の有害作用による口腔症状　　101
1）多形（滲出性）紅斑・101　　2）歯肉肥厚（歯肉増殖）・102
3）唾液分泌量減少、唾液分泌量増加・103　　4）味覚異常・104　　5）抗腫瘍薬による粘膜炎・107
6）菌交代現象とは・109

第3章　有病者管理の基本　　112

1　乳幼児・高齢者・妊産婦・障害者・要介護者の治療の基礎　　112
1）治療環境・113　　2）患者の体位・114　　3）チーム医療・114

2　薬物療法の基本　　116
1）薬物の効果に影響する因子・116　　2）薬物の併用・116　　3）薬物投与上の注意・117

第4章　患者管理の各論（歯科治療上配慮すべき点）　　120

1　全身管理に留意すべき疾患と歯科治療上必要な対応　　120
1）循環器疾患・120　　2）脳血管疾患・132　　3）神経・運動器疾患・136　　4）呼吸器疾患・142
5）代謝性疾患・146　　6）内分泌疾患・152　　7）腎・泌尿器・生殖器疾患・158　　8）肝疾患・166
9）血液・造血器疾患・171　　10）免疫疾患・178　　11）精神・心身医学疾患・184
12）妊婦・授乳婦・189　　13）乳幼児・193　　14）がん（周術期口腔機能管理を除く）・196
15）その他特殊な対応が必要な患者・200

v

2 患者管理上問題となる薬剤服用患者への対応   205

   1）抗腫瘍薬・205　　2）抗血栓療法と歯科治療・210　　3）BP、抗ランクル抗体・217

3 がん治療と緩和医療   228

   1）がん治療患者の口腔管理（周術期口腔機能管理）・228　　2）終末期がん患者の口腔管理・230
   3）緩和ケア・234

第5章　緊急時の対応　238

1 歯科治療時の偶発症   238

   1）血管迷走神経反射・238　　2）過換気症候群・239　　3）局所麻酔中毒・241
   4）アナフィラキシーショック・242　　5）血管収縮薬による過剰反応・244
   6）メトヘモグロビン血症・245　　7）誤飲と誤嚥・247　　8）全身状態の増悪・248

2 救急時の対応   250

   1）救急患者の診察・250　　2）救急処置を要する症状・257　　3）救急処置・261

第6章　チーム医療　272

1 病診連携   273

2 診診連携   273

3 保健・医療・福祉・介護・教育の連携   274

   1）急性期・回復期・慢性期医療における連携・274　　2）維持期（在宅）における連携・275

4 家族との連携   275

5 地域連携クリニカルパス   276

第7章　訪問歯科診療における有病者歯科治療の実際　278

1 訪問歯科患者の状況と歯科治療の留意点   279

   1）対象患者・279　　2）長期的な歯科診療計画に基づく口腔健康管理の必要性・281
   3）補綴物の管理・284　　4）End of Life Stage（終末期）における関わり・284

2 訪問歯科診療における有病者歯科治療の実際   285

   1）訪問歯科診療について（リスクマネージメントの観点から）・285　　2）診療の流れ・285
   3）診療で使用する機器・287　　4）訪問歯科診療の実際・289

付録）『有病者歯科学』に関連する歯科医師国家試験の過去問題   292

索引   294

有病者歯科学

一般社団法人
日本有病者歯科医療学会 編

第1章

有病者歯科医療とは

1. 有病者歯科医療の概念
2. 有病者歯科医療の歴史的考察
3. 超高齢社会における歯科医療
4. 結語

1 有病者歯科医療の概念

1 有病者とは

　有病者とは、一般的な解釈では全身的あるいは局所的に何らかの疾病を保有する患者を言うが、歯科領域における有病者とは、歯科独自の概念で用いられている。例えば、全身的な特定の疾患（がん全体や、胃癌・肺癌などの特定のがん、循環器疾患、代謝・内分泌系疾患など）を保有し、歯科治療に対するリスクについて総合的な判断が必要とされる患者をいう。したがって、鼻疾患、眼の疾患、歯の疾患など局所に限局した疾患を保有する患者は、原則的には除外される[1]。

2 有病歯科患者とは

　全身疾患を有し、歯科治療に対するリスクについて総合的な判断が必要とされる患者が歯科を受診したとき、初めて有病歯科患者となり、有病者の歯科治療がスタートする。

　この際、重要なことは、全身疾患の病態や臨床検査データを十分に理解しておくことで、医科主治医の対診など情報交換が必要である。

3 >> 有病者歯科医療の定義

有病者歯科医療の概念は「全身的な問題を有する患者の疾病に関連して、口腔疾患の予防、診断、治療、ならびに背景となる患者の社会的、心理的問題など幅広い分野を医学と歯学の協調のもとに総合的に考究するものである」（1990年、日本有病者歯科医療学会設立趣意書）とある。また、有病者歯科医療の英文呼称は、dentistry for medically compromised patients と表現している。

つまり、有病者歯科医療とは「全身的に特定の疾患を有する患者が歯科を受診し、歯科治療に対するリスクについて総合的な判断が必要とされたとき、全身の病態を把握し、安全で適切な歯科治療を提供するにはどうすべきかを探究し、実施する歯科医療の一分野」で、医科と歯科との統合された治療体系をいい、その実践のための科学的根拠の探究を有病者歯科学という。

2 有病者歯科医療の歴史的考察

1 >> 有病者歯科医療誕生への動き

全身疾患を有する患者に対する歯科医療を記述した成書は、70年代では「歯科医のための隣接医学（1974）」「歯科医のための内科学必携（1980）」というアングルで捉えられ、知識習得の範囲で実際的ではなかった。臨床的にも、有病者の歯科治療は忌避的な分野であり、積極的な対応がなされず、断片的な言及あるいは医学的背景が強調されるのみで、医科と歯科との統合はみられなかった。

しかしながら、その後、高齢者の急増が予測され、医科歯科連携による歯科医療の推進が重要な部門として注目されるようになり、1981年『有病者の歯科医療』（歯界展望別冊、大塚敏博ら[2]）が刊行され、有病者歯科医療は歯科界に広告された。この書籍では、高齢化がいろいろな潜在的疾患を増大させることを示唆し、基礎疾患を有する患者を有病者と明確に呼んでいるが、有病者の定義、概念については触れていない。しかし、患者の病歴を知るための臨床検査値の読み方と、臨床検査の歯科治療への取り入れを主目的とし、歯科医への医学的知識の習得の重要性と有病者の診方、診察法が中心となっており、「有病者の歯科治療」というテーマでまとめたのは、当時としては画期的なことといえる。

その後、1985年の医療法改正、あるいは病院、診療所、薬局の相互の機能連携医療の推進により、歯科部門においても統合された専門分野の確立、歯学教育への導入が求められる機運が高まってきた。1988年、岡野博郎（大阪歯科大学口腔外科学教室教授・当時）が中心となり、日本有病者歯科臨床研究会が発足し、研究会誌が刊行されていた。本研究会は将来訪れる有病者歯科医療の重要性を警鐘したが、大阪府ならびに兵庫県における医育機関と歯科医師会で地域における研究活動として行われ、後述の日本有病者歯科医療学会と相互に合流することになった。

2 ▶▶ 日本有病者歯科医療学会設立の推移

　有病歯科患者について学際的論議の場が必須であるとの認識が高まるなか、1988 年、故 園山 昇（日本歯科大学名誉教授・初代理事長）、内田安信（東京医科大学名誉教授・2 代理事長）、白川 正順（元日本歯科大学教授・3 代理事長）らが日本有病者歯科医療学会設立を計画し、1991 年 4 月、正式に日本有病者歯科医療学会が設立された。役員は、歯科大学口腔外科・歯科麻酔科、総合病院歯科口腔外科、日本歯科医師会のメンバーの代表者により構成され、2010 年には一般社団法人化し（一社）日本有病者歯科医療学会（以下、有病者歯科医療学会）となり、公的にも認知された学会に発展している。

　学会名称の命名については、賛否両論があったが、結果的に短いフレーズで端的にイメージできる呼称「病が有る者の歯科医療」、つまり「有病者の歯科医療」として日本有病者歯科医療学会と命名された。有病者の名称が命名されて四半世紀余を経過するが、現在では公的にも使用されるなど、専門性の高い名称として伝播している。

3 ▶▶ 有病者歯科学の英語名称と欧米の考え方

　学会の英文名称については「Japanese Society of Dentistry for Medically Compromised Patient」とした。欧米における、dentistry for medically compromised patients を意訳すると"歯科治療に際し医学的配慮を必要とする患者のための歯科学"と解釈されるため、これを取り入れた。

　Edward B.Seldin[3] は「management of medically compromised patient」と表現し、歯科治療に際し配慮しなければならない対象疾患として、以下の疾患を挙げている。心機能障害、肺機能障害、高血圧症、腎機能障害、肝障害およびアルコール中毒症、血液凝固障害と出血性素因、てんかん発作、内分泌疾患、糖尿病、甲状腺機能障害、副腎機能障害および副腎皮質ステロイド薬服用患者、免疫機能障害、HIV 感染と AIDS などで、「有病者」に対する概念は国内外ともに一致している。

4 ▶▶ 局所に限局した医科疾患について

　鼻疾患、眼疾患、または皮膚疾患など、局所に限られた医科の疾患を有する歯科患者は狭義では有病者とは考えがたい。局所に限られた医科的疾患をどう捉えるかについては、歯科疾患と同様、局所の疾患に組み入れ、有病者からは除外するのが妥当である。

　ただし、眼の疾患では糖尿病性網膜症、皮膚疾患では全身性エリテマトーデスなどの自己免疫疾患など、基礎疾患がある場合は、有病者として扱うのが相応しい。

3 超高齢社会における歯科医療

1 >> 人口構成の推移とそれに伴う疾病構造の変化

　21世紀を境にわが国は、少子高齢化の急速な進展と総人口の減少という人口現象上の歴史的な一大転換期を迎えている。「日本の将来推計人口[4]」によると、出生中位推計による生産年齢人口割合は、2010年63.8％、2015年60.8％と減少を続け、2017年に60％を割り、2065年には51.4％となるのに対し、老年人口割合を見ると、2010年の23.0％から、2013年には25.1％で4人に1人を上回り、2015年26.6％、2036年に33.3％で3人に1人となり、2065年には38.4％、すなわち2.6人に1人が老年人口となることが見込まれている。

　このような急激な人口構造の変化は、わが国の社会構造に大きくかつ幅広い影響を与えるものと考えられている。特に、高齢者人口の比率の高まりは、医療の分野においても、老化という過程に生活習慣病が加わる慢性の全身疾患という病態への対応や、医療経済的な観点から、医療の有効、効率的な提供方法として、病院には病院にしかできない機能に特化し、医療・介護を一体的に地域全体で提供していく体制（地域包括ケアシステム）の構築など、医療のパラダイムシフトが求められている[5]。

　歯科医療においても、歯科診療所受診患者の年齢構成は、年々若年者が減少し、高齢者の割合が増加し、65歳以上の患者は、平成2年は約10％であったのが、平成26年では40％以上へと増加した[6]。また、小児の齲蝕歯（DMF）数は年々減少し、2016年に12歳児のDMF歯数は0.2本であったのに対し、高齢者の保有歯数の増加とそれに伴う歯周病の罹患率の増加がみられている[7]。

2 >> 超高齢社会における歯科医療のあり方と有病者歯科医療学会

　社会環境の変化に対し、厚生労働省は、歯科治療の需要の将来予想として、現在の歯の形態の回復を目的とする「健常者型歯科医療」から、超高齢社会の進展化により、治療の難度やリスクが増加する「高齢者型歯科医療」への転換が必要であることを示唆している。つまり、加齢による口腔内の変化、全身的な疾患、あるいは自立度の低下等に対する適切な対応と、外来患者のみならず入院患者や在宅患者に対する口腔機能の回復が求められるとしている。また、国の医療政策が「病院完結型医療から地域完結型医療」へと変換されるなか、歯科においても各ライフステージや身体の状況に応じた歯科保健医療サービスを提供できる体制への転換が図られるように、地域完結型の歯科医療提供体制の構築が重要であるとしている[8]（図1、2）。

　つまり、新たなる医療連携システムが構築されるなか、これまでのように一歯科医院完結型の歯科医療形態から、地域の医科医療機関、介護施設、そして在宅医療・介護において、歯科がどのように多職種と協働し地域連携に関わるのか、問われているのである。しかし、多職種医療連携は、

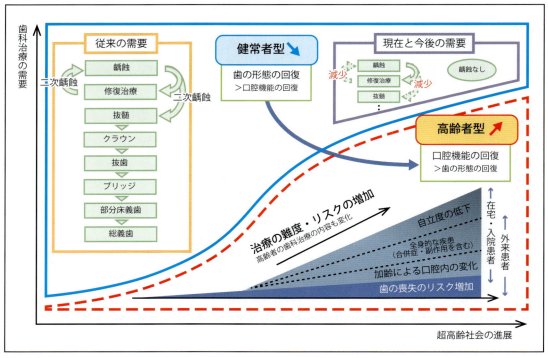

図1 歯科医療の需要の将来予想
(厚生労働省：歯科医師の資質向上等に関する検討会（第4回），資料：「歯科保健医療ビジョン」の検討に際して．2017．より引用改変)

有病者歯科医療の根幹をなすものであり、超高齢者社会における歯科医療は有病者歯科医療そのものであると理解できる。そこで、有病者歯科医療学会ではその責務を果たすため「高齢者型歯科医療（≒有病者歯科医療）」を担うべく人材育成に力を注いでいる。

3 超高齢社会における有病者歯科医療のリスク

　従来から有病者の歯科医療システムは、一般歯科臨床医と後方支援病院との病診連携によって進められてきた。その理由として、簡易な抜歯も治療中の血圧が変動しやすいこと、血液疾患や抗血栓薬療法で出血傾向のある患者は止血操作、縫合技術が伴うことなどが挙げられ、厳重な全身状態の把握あるいは局所的問題への対応が可能な施設における歯科治療が適切であるという原則論が、長い間根付いていた。しかしながら、超高齢社会を迎え、歯科医療のパラダイムシフトが求められ、地域包括ケアシステムが構築されるなか、歯科のあり方として従来の原則論は機能しないことは明確である。つまり、新たな医療システムでは、一般歯科医療機関における有病者歯科医療への対応、医療供給が求められているのである。

　当然のことながら、有病者歯科医療を実践するためには、一定の知識と医療技術が必要であり、医療システムが変わるからと安易に有病者患者に歯科医療を施すことはあってはならない。したがって、歯科医学教育のなかで有病者歯科学・有病者歯科医療に関するシームレスな教育システムの構築は喫緊の課題である。特に、有病者歯科医療は多職種医療連携が重要なことにより、これま

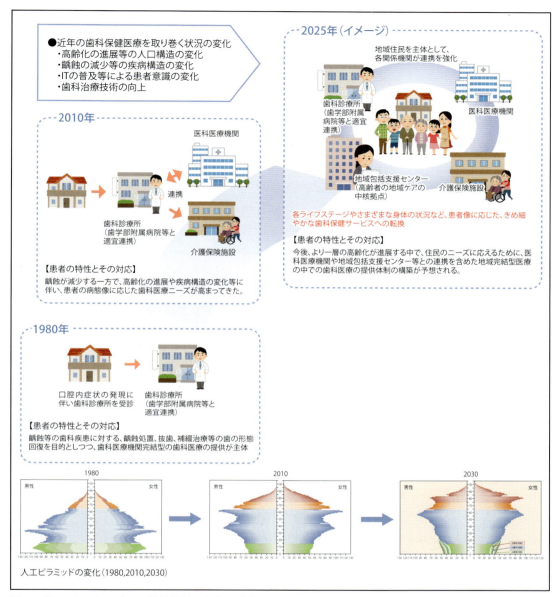

図2　歯科医療サービスの提供体制の変化と今後の展望
(厚生労働省：歯科医師の資質向上等に関する検討会（第4回），資料：「歯科保健医療ビジョン」の検討に際して．2017．より引用改変)

での歯学教育モデルでは解決することは困難であり、**現任訓練**（OJT；on-the-job training）、具体的には病院歯科における教育、研修を歯学教育に採用することが望まれる。

4　有病者歯科医療と医療連携・多職種協働

　有病者歯科治療は、地域医療圏における病診連携あるいは医学と歯学の有機的な協調のもとに、初めて患者に健康を供給することができる。**チーム医療**の原点はここにあり、有病者に健全な健康

生活を供給、維持するためには、歯科医師が有病者の特徴を理解し、有病者を全体像で捉える**全人的**な診方を習得することが必要といえる。

なお、有病者の歯科治療は何らかのリスクが潜在するが、医療が進歩した現在、高齢者であっても慢性期の有病者は健康人と何ら変わりなく社会生活を営んでいることがあるので、偶発事故防止に対する特段の配慮が必要である。近年では、医療情報の共有化が進んでいるので、医科主治医のみならず関係する**医療関連職種との連携強化**を積極的に進め、安全で適切な口腔の健康管理が実施されなければならない。

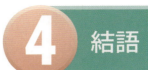

4 結語

21世紀以降、高齢者の有病患者つまりハイリスク患者や在宅患者の歯科口腔管理に対する適切な対応が求められるとともに、全身に対する**口腔健康管理**の位置づけが明確になり、歯科医療が社会的にも注目を集めるようなった。今後、有病者歯科医療のさらなる深化が歯学と医学をより緊密に接近させる媒体になり、**歯科医学・歯科医療のイノベーション**につながると筆者らは期待している。そのためにも、学部教育、卒後研修さらに生涯研修へとシームレスで、かつ医学・医療と有機的に連携した有病者歯科医療教育が実現することを願っている。

（今井　裕、白川正順）

【参考文献】
1) 白川正順, 今井　裕, 石垣佳希, 川又　均編：医療連携に役立つ有病者歯科マニュアル. 4, 医学情報社, 東京, 2013.
2) 大塚博敏, 佐々木次郎, 瀬戸皖一：有病者の歯科治療, 歯界展望別冊. 医歯薬出版, 東京, 1981.
3) Seldin EB, 白川正順他訳：有病者の管理, 河合幹他監訳：MGH口腔外科マニュアル. 69-115, 医学書院, 東京, 1999.
4) 国立社会保障・人口問題研究所：日本の将来推計人口（平成29年推計）.
5) 大島伸一：超高齢社会における医療・介護. 医療と社会 25（1）：49-57, 2015.
6) 厚生労働省：平成26（2014）年患者調査の概況.
7) 厚生労働省：平成28年歯科疾患実態調査結果の概要.
8) 厚生労働省：歯科医師の資質向上等に関する検討会（第4回）, 資料：「歯科保健医療ビジョン」の検討に際して. 2017.

MEMO

第2章

患者の診察

1. 医療面接
2. バイタルサイン
3. 有病者（小児・妊婦を含む）理解に必要な各種検査
4. 全身の症候
5. 薬物の有害作用による口腔症状

1 医療面接

1 病歴聴取の意義と重要性

医療従事者が患者と最初に言葉を交わすことが「医療面接」となる。以前は「問診」と呼ばれていた医師主導型であるのに対し、医療面接では、患者－医療者間の良好な関係確立の過程といえる（表1）。したがって、医療者は患者と対等でかつ良好なコミュニケーションを確立していくことが中心となるため、自分の考えを自分の尺度で他人に押しつけたり、見下したりするような言動は避け、言葉遣いや身だしなみなど一般的マナーを大切にし、人間性豊かな心で接する。そして患者の性格、生活環境、社会状況などを聴き取りながら、治療に必要な情報の収集（病歴聴取）を進めていく。そうすることによって、正確で詳細な情報がスムーズに得られる。特に、非言語的メッセージ（顔の表情、アイコンタクト、うなずき、ジェスチャーなど）や相づち、沈黙などを用いて傾聴に努めることで、患者が自ら話すようにさせて満足感とともに安心感が生まれる。

質問の際には「はい」または「いいえ」で答えられるような「閉ざされた質問（closed question）」では、コミュニケーションが発展しないため、医療者からの限定的な質問は避け、5W1H（What：何を、When：いつ、Where：どこで、Who：誰が、Why：なぜ、How：どのように）のような「開かれた質問（opened question）」により、できるだけ多く患者の自発的発言を促すようにし、その間は診療録の記載の手は止め、しっかりと聴き、決して患者の話の腰を途中で折らな

いように配慮すべきである。このようにして得られた情報に基づいて、包括的医療の始まりとなる。

表1　医療面接の過程

①医療者と患者の信頼関係の確立（ラポールの形成）
②患者からの必要な情報の入手
③患者に対して治療効果を高めるための説明・教育

2 ≫ 主訴

主訴（chief complaint）とは、患者が来院する直接の動機となった最も強く訴える患者自身の症状のことである。主訴となる患者の訴えは主として**自覚的症状**（subjective symptom）であるが、患者または周囲の人が気づく**他覚的症状**（objective symptom）のこともある。また、患者の訴える症状は1つとは限らず、複数の場合があるため、それらの関連事項を慎重に確認しながら代表的症状を主訴とする。主訴は診断のための最も重要な糸口ともなるため、患者の訴えを謙虚に聴き、内容を正確に把握することが必要となる。

また、その内容については、患者自身の言葉で表現されたものを診療録に記載する。特に主訴については、①症状、②部位、③性状、④期間に注意する。すなわち、症状のある部位は患者自身に部位を指摘してもらうことで、その部位や領域を正確に把握する。また症状の性状としては、例えば、疼痛の程度として「刺すような痛み」、「ヒリヒリと燃えるような痛み」、「圧迫されるような鈍い痛み」などさまざまある。さらにまた、時間的な要素（発作性、間欠性、持続性や食事、睡眠、体位、緊張との関係など）についても、細心の注意を払って聴取することも必要であり、主訴としての症状・期間・部位・性状について簡潔記載する。

3 ≫ 現病歴

現病歴（history of present illness）とは、主訴を中心に関連した病状についての発症と経過を経時的にまとめて記載されたものである。①**発症年月日**、②**発症部位・発症状況・現在に至るまでの経過**（以前に同じ症状の発現の有無）、③**症状の内容**（性質・程度・持続時間など）、④**随伴症状の有無**、⑤**治療歴**（過去に治療を受けている場合には治療場所、病名、治療内容、期間、効果、副作用）などが項目として挙げられる（**表2**）。

病状とともに、患者の性格だけでなく生活背景や心理状態の把握にも努め、まずは患者の個性を重んじつつ、訴えをすべて聴くようにし、上記項目を日時順に従って診療録に記載する。

4 ≫ 常用薬、アレルギー歴

（1）常用薬

各種全身疾患に対する治療で処方されている薬剤（prescription medicine）については、患者の持参する**お薬手帳**などで確認して明確にしておく。抗菌薬、消炎鎮痛薬、抗血栓薬（抗血小板薬、

11

表2　現病歴聴取のポイント

項目	ポイント
①発症年月日	・できるかぎり正確に聴取 ・明確でない場合、〇〇年前と記載 ・炎症や腫瘍性疾患の鑑別で参考になる（急性か慢性か、腫瘍では良性か悪性）
②発症部位・状況・経過	・部位（表在性か深在性か）と広がり ・発症（突然か徐々か）とその既往 ・限定的（限局性）か拡散的（放散性）か発作的か ・消長するのか継続的なのか ・経過の推移（進行が急激か緩慢か） ・症状改善の有無、腫脹の変化（可逆性か非可逆性）
③症状	・性質、程度、持続時間など
④随伴症状	・主訴以外の何らかの症状の有無
⑤治療歴	・これまでに他の医療機関ですでに治療が行われている場合には、その治療内容と効果（症状の変化）、および副作用の有無について聴取する ・必要に応じて前医からの情報を得る

抗凝固薬）、降圧薬、糖尿病治療薬、副腎皮質ホルモン薬、経口避妊薬（月経困難症治療薬）、心疾患治療薬、向精神薬、抗ヒスタミン薬、骨粗鬆症治療薬、抗がん薬などさまざまな薬剤が挙げられるため、適応する各種疾患との関連も明らかにしておく。特に、口腔領域における抜歯などの観血的処置に際しては、抗血栓薬使用による術後出血やビスホスホネート（BP）製剤やデノスマブなどの骨吸収抑制薬使用による顎骨壊死（anti-resorptive agent-related osteonecrosis of the jaw；ARONJ）の発生も懸念されることを念頭において、すべての常用薬に対しての開始時期と使用量についても詳細を診療録に明記する。

　また、高齢者では多剤投与が一般的に行われており、薬物相互作用（薬物有害反応　adverse drug reaction；ADR）の確率が高い。より多くの薬剤を服用すればするほどADRのリスクが大きくなるため、薬剤の影響を受けやすくなる。また、高齢者では薬物服用の誤りは60％にみられ、3種類以上の薬物を服用している場合の誤りの確率は著しく高くなることも認識しておく。そのため、患者の全身状態を把握するためには、かかりつけ医での定期的な検診を受けているようであれば、そのデータを見せてもらいながらチェックし、問題と考えられる項目がみられれば他科医療機関への対診を行い現在の状態の把握に努め、またコントロールの必要性の有無も評価する。

（2）アレルギー歴

　さらに、患者のこれまでに生じたアレルギー歴の有無についても聴取しておくべきである。アレルギー疾患のなかには、軽度〜致死的なものがある。これまでに局所麻酔を受けることで気分が悪くなったりしたことがないか、食事や薬剤などでアレルギー反応を起こしたことがないかなどを聴取できたら、その内容を詳細に診療録に記載する。一般的なアレルギー疾患には蕁麻疹、血管性浮腫、アトピー性皮膚炎、アレルギー性結膜炎、アレルギー性鼻炎（花粉症）、アレルギー性喘息、食物アレルギー、薬物アレルギー、昆虫毒アレルギー、アナフィラキシーが挙げられる。

　アナフィラキシーは生命を脅かす可能性のある全身アレルギー反応であり、最も一般的なアレルゲンは食物、ラテックス、昆虫毒（蜂刺）、薬剤である。特に歯科診療では、必ずグローブを装着した手指で患者と接触するため、ラテックスアレルギーの有無は要確認事項である。他にも多くの因子があるなかで、環境汚染物質やタバコの煙などによる家族歴も強く関与する。

患者によっては自身のアレルギー歴についての詳細が不明確である場合も多く、必要に応じて他科専門医療機関に依頼して明らかにするための検査も行う。こうした場合の専門機関による検査としては、皮膚プリックテスト、特異的 IgE 検査、アレルゲン負荷試験（チャレンジテスト）、肥満細胞トリプターゼなどがある。潜在的なアレルゲンを明確化し、詳細な薬歴の明記を心がける。

（竹島　浩）

5 ≫ 既往歴

既往歴（medical history）には本来広い意味があり、出生以後の病気の既往だけでなく、患者の嗜好、習慣など病気の発症に関係があると考えられる多くの事項を含んでおり、患者個人の健康に関する生活歴とされている。

既往歴のなかで特に重要視されるのは、以前にどのような病気にかかったか、かかったのは何歳のときか、そのときどのような治療を受けたか、どのような経過を示したか、などである。

一般に、（1）全身的（医科的）既往歴と、（2）局所的（歯科的）既往歴に分けて聞くのが整理に便利であり、聴きもらしも少ない。

（1）全身的（医科的）既往歴

全身的（医科的）既往歴では、歯科領域以外の過去に罹患した全身的な疾患について、病名、入院・手術の有無、予後、現在通院中の医療機関名・担当医名（処置の可否等について問い合わせをする際必要）、服薬名（お薬手帳があればこれで確認）などについて記録する。

口腔領域の疾患と密接に関係する疾患で、その診断の根拠となるような場合、外科的処置を要する場合には、その治療方法の決定や予後判定に関連し、治療に際しての合併症・事故防止等に重要であるので、よく聴取することが必要である。

また、全身疾患に関する知識（病名、病態、治療法、治療薬剤等）がないと、既往歴を十分に聴取することはできない、この点をふまえ日々進歩している治療法、薬剤等を学んでおかなければならない。特に注意すべき全身疾患を表3に示す。

（2）局所的（歯科的）既往歴

局所的（歯科的）既往歴（dental history）では、少なくとも局所麻酔、抜歯の経験とそのときの異常の有無について問診する必要がある。ショック、術後出血その他の不快事項の既往があれば、予防対策を立てる根拠になる。そして、これらの事項について異常のない場合にも、「2年前、抜歯経験あり：異常なし」というように、必ず陰性所見を記録しておくべきである。

補綴・保存的処置に関しては、いつ頃根管処置・補綴処置等を行ったのか、確認しておく必要がある。

・問診票について

問診は単に患者の訴えや話を聞くのみならず、話をしながら患者の全体を観察し、かつ、患者との間に信頼関係の成立をはかることができる。しかし、時間的制約あるいは、言いづらいことも書けるという患者心理を考慮して問診票（interview sheet）、健康調査票、あるいはスクリーニング・アンケートというような調査用紙を用意する診療機関が多い。内容的には既往歴を中心

表3　特に注意すべき全身疾患

中枢神経系		迷走神経反射
循環器系疾患*	心血管系	高血圧症、不整脈、狭心症、心筋梗塞、心不全、その他
	脳血管系	脳梗塞、脳出血
血液・凝固系疾患		白血病、血小板減少症
代謝・内分泌系疾患		肝硬変、肝炎、糖尿病、甲状腺疾患
呼吸器系疾患		気管支喘息、肺炎
消化器系疾患		消化管手術後、胃潰瘍、十二指腸潰瘍
泌尿器系疾患		腎不全
その他		甲状腺機能亢進症、橋本病、薬物・金属アレルギー、Parkinson病、過換気症候群、骨粗鬆症・悪性腫瘍の骨転移（ビスホスホネート製剤による顎骨壊死が話題）、てんかん、STD、神経精神学的疾患（心身症など）

*近年は抗血栓療法が行われるようになり、新薬の登場などもあり注意が必要である。

としたもの、現病を中心としたものなど種々で一定の方式はない。これは問診の時間を短縮しうるが、決して問診に替わるものではなく、補うものとして考えるべきで、重要事項は繰り返し確認すべきであり、話し合いの手がかりとして用いると有効である。あまり複雑になると利用しにくくなるので、できるだけ単純化したものがよい。

6　家族歴

家族歴（family history）とは、患者の両親、祖父母、兄弟姉妹、子女、その他の親族について、それぞれの死因、現在あるいは過去に罹患した重篤疾患の有無を問診して記載したものをいう。

とかく無視、軽視される傾向があるが、保険診療を行う際は、家族歴はカルテ記載が必要であり、保険の指導時、記載のない場合は指導されることになる。

この項目は遺伝性疾患はいうまでもなく、糖尿病、高血圧症をはじめ成人病のうちには遺伝的、体質関係の深い疾患も多く、また、感染症についても軽視できないからである。

また、歯科領域においては、家族歴の聴取に2つの意義がある。

①口腔領域に現れた遺伝性疾患の診断

②遺伝、体質的関係の深い全身疾患の診断（感染症を含む）

が考えられる。奇形、歯列不正、出血素因（血友病）などの場合には遺伝を疑い、詳しく問診する必要がある。先天梅毒（ハッチンソン歯）、エイズ（白板症等）、感染症（B型、C型）などの疑いをもったときには、患者の立場や心理的状態を十分考慮して、特に慎重に問診する必要がある。

また、神経症、心身症などによる愁訴が歯科領域においても認められ（表4）、これらの診断に際して家族構成、およびそれぞれの状態を聴取することが重要な意味をもち、近親者の死亡、別離、失業、子弟の進学や結婚などの発症因子を把握できることがある。

表4　神経症と心身症

神経症	不安症群、限局性恐怖症（DSM-5） 神経症性障害、ストレス関連障害および身体表現性障害（ICD-10）
心身症	「心身症」とは「身体疾患の中で、その発症や経過に心理社会的な因子が密接に関与し、器質的ないし機能的障害が認められる病態（日本心身医学会）」である。世界保健機構による国際疾病分類 第10版（ICD-10）、米国精神医学会による精神疾患の分類と診断の手引 第5版（DSM-5）には「心身症」という用語は存在しないが、それぞれ F5 生理障害および身体的要因に関連した行動症候群（ICD-10）および 316（F54）他の医学的疾患に影響する心理的要因（DSM-5）に相当するとされている。

7 >> 患者背景（生活習慣、喫煙歴、社会歴）

　患者背景として、生活習慣、喫煙歴、社会歴等を聴取し、生活習慣病に罹患しているかどうかを確認することが、今後の治療方針を決めるうえで重要となる。

　以前より（1955年頃より）「成人病」と呼ばれていた疾患（脳血管障害、悪性腫瘍、心疾患、糖尿病、痛風などの慢性疾患で脳卒中・心臓病・がんが「三大成人病」）で、近年では、「生活習慣病」（加齢すれば必ず罹患しやすくなるのではなく、生活習慣の改善により予防しうる疾患）と置き換えられるようになった（肥満と生活習慣病を複合する状態は、メタボリックシンドロームと呼ばれる）。

8 >> 患者・家族の考え方・希望

　現在の疾患に対して、患者自身だけでなく、家族の考え方・希望について聞いておくことが、症例においては必要なことがある。特に悪性腫瘍が考えられたり、自費の診療が必要な場合などである。

　疾患により異なるが、「歯を残したい（抜歯はしたくない）」「手術はしたくない（痛いことはしたくない）」「薬で治したい、入院はしたくない」「通院で治療したい、保険で治療したい」「自費で治療したい」等のほかに、「どのような病気か知りたい（診断してもらいたい）」「治療期間はどのくらいかかるか」「予後はどうか」「自費の場合はどのくらいかかるのか」などが考えられる。

　治療法などは、誠意をもって説明しても、なかなか理解を得られない場合もあるかもしれない。

（三宅正彦）

【参考文献】
1）増田　屯編著：総合口腔診断学．砂書房，東京，1996．
2）杉浦正巳：口腔診断学．歯界広報社，東京，1991．
3）深谷昌彦，山田長敬，岡野博郎，古本克麿，持田順治，工藤逸郎編集：口腔外科診断学．書林，東京，1983．
4）和田知雄：毎日の歯科診療で生かせる　新内科のツボ－診療室、訪問診療時に引ける・わかるハンドブック．クインテッセンス出版，東京，2014．

2 バイタルサイン

1 全身の診察

(1) 全身の外観

①体型

身長や体重で肥満の程度を評価できる。高度の肥満では、高血圧症（hypertension）や糖尿病（diabetes mellitus）、虚血性心疾患（ischemic heart disease）などの全身疾患や呼吸機能の低下を有する場合が多い。

肥満度は、Body Mass Index（BMI）を算出することにより評価できる[1]。

BMI＝体重（kg）／（身長）^{2}（m）

肥満の判定基準：BMI＜18.5％（やせ、低栄養の疑い）、BMI＞25（正常）、BMI≧28（肥満）
　　　　　　　　BMI＞35（病的肥満）

また、標準体重の算出にはいくつかの方法があるが、BMI＝22とすると、

標準体重（kg）＝身長（m）^{2}×22　となる。

また、るい痩とは標準体重より体重が20％以上減少している状態で、原因として心理的要因も含む食欲の低下や摂食機能障害、消化器疾患による消化吸収障害、糖尿病ならびに内分泌疾患などがある。

②栄養

身体の各部位における筋肉や皮下脂肪の状態から評価する。その他、皮膚の弾性や乾燥、眼瞼結膜の色調、浮腫の有無などを観察する。栄養状態が不良の場合は、頸部が細く、鎖骨、肩甲骨が突出して肋間の陥凹が認め、糖尿病や貧血などを合併することがあるので注意を要する[2]。

③姿勢

直立や正しく座位で姿勢を保つことができるかを確認する。重症疾患を合併している場合、直立や座位での姿勢が不可能であることが多い。重症の心不全（heart failure）では、仰臥位では呼吸が苦しく座位で呼吸をすることが多い。また、脊椎に変形がある場合は歯科治療の体位がとりにくい場合があるので、側彎、後彎、前彎の有無とその程度を観察する。Parkinson病（Parkinson disease）では、頭部と体幹が前傾して、腕を屈曲し、上腕と手を回内、膝を屈曲している特徴ある姿勢をとる[2]（図1）。

④歩行

歩行状態を観察する。座位から立ち上がり通常どおりの歩行ができるかを確認する。歩行の速さ、リズム、歩幅、歩隔、姿勢、腕の振り方、不随意運動や動揺の有無、安定性、痛みの有無、下肢（膝、

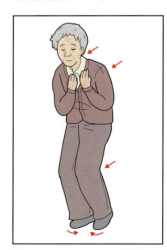

図1　Parkinson病の姿勢
姿勢異常（首さがり、腰曲がり）

足の関節）の動きなどを観察する。**Parkinson病**では前方突進現象があり、障害物のある場所や狭いところですくみ足や小刻み歩行が生じやすい[3]。また、歩行時の転倒のおそれがないか確認する。運動失調は、階段を降りるほうが上るほうより困難さが増強する。代表的な歩行障害を示す（**表1**）。

表1 歩行の状態からの疾患鑑別[3]

歩行状態	考えられる障害
ふらつく歩行	両側小脳障害、不随意運動、末梢神経障害
一方向に偏る歩行	一側前庭障害、一側下肢の麻痺（麻痺性歩行）
両足を小刻みに出す歩行	パーキンソニズム、両側前頭葉障害
両足を突っ張る歩行	痙性対麻痺
片脚を振り回す歩行	片麻痺
膝を挙げ、足先を垂らす歩行	腓骨神経麻痺、末梢神経障害
腹を突き出す歩行	筋ジストロフィーなど、肢帯筋麻痺が主体の神経筋疾患
歩行中下肢が脱力、感覚異常出現（間欠的跛行）	脊髄障害、馬尾障害、下肢虚血
腰が上下に揺れる（動揺歩行）	中殿筋麻痺

（上司郁男，服部孝道編：必携 神経内科診療ハンドブック．99，南江堂，東京，2003．より引用改変）

⑤発声

正常な発声ができるか観察する。発声障害には、咽喉頭や舌などの発声器官の先天的・後天的な構造異常や障害、呼吸器疾患などのほかに、心理的ストレスや精神的ショックなども発声障害と関係する。口蓋裂では鼻咽腔の閉鎖ができないため鼻へ抜ける発音になる。

（2）意識状態、精神状態

①意識状態

有病者の歯科患者では意識状態の評価が重要である。正常な場合では、口頭の命令や指示に従うことができる。さらに、問いかけに迅速で適切な返答があるかを確認する（**意識障害**の評価については「第5章2-1）-（3）意識障害の評価」p.253参照）。

②精神状態

医療面接時に大まかには評価できるが、感情が不安定で自己中心的、多彩な症状の訴え、頑固で非協力である場合は注意を要する。自分の置かれている状況や場所、時間などについて認識しているか、いわゆる見当識障害の有無を確認する。また、記憶力、計算力、思考や理解、学習、判断などの認知機能が障害されていないか確認する。さらに、意欲の低下、自発性低下や抑うつ状態、不安を伴う焦燥感など、認知症の行動や心理症状の有無を確認する（**表2**）。

知的障害については、IQや発達年齢を評価する。適応機能については、自立した生活ができているか確認する。しばしば、治療室に入ってこない、治療椅子にすわろうとしない、口を開けようとしないなどの不適応行動がみられる。

表2 うつ状態にみられる精神症状と身体症状[4]

精神症状	身体症状
抑うつ気分、考えが進まない、意欲の低下、漠然とした不安感、集中力・注意力の低下、自責感、自殺念慮	不眠（入眠困難、中途覚醒、早朝覚醒など）、食欲低下、全体倦怠感、易疲労感、動悸、口腔乾燥　など

（福西勇夫：一般臨床の「心の問題」診療マニュアル．第1版，46-47，メディカル・サイエンス・インターナショナル，東京，2000．より引用改変）

（3）バイタルサイン

バイタルサインには**呼吸、脈拍、血圧、体温**がある（**表3**）。

表3　観察項目

呼吸	呼吸数	成人では 12 ～ 18 回 / 分であるが、小児では年齢が低くなるほど多くなる
	深さ	1 回換気量で決まるが、成人では約 500mL が1回の呼吸で換気される
	リズム	規則的であるか不規則であるかを確認する
	型	肋間筋による胸式呼吸か、横隔膜による腹式呼吸かを確認する
脈拍	脈拍数	健康成人では、通常 60 ～ 80 回 / 分であり、1 分間に 100 回以上を**頻脈**（tachycardia）、60 回未満を**徐脈**（bradycardia）とする。なお、小児の場合は、通常、3 歳前後では 100 ～ 110 回 / 分、乳幼児では 120 回 / 分程度である
	リズム	リズムが不規則な場合や異常な頻脈または徐脈の場合は不整脈を疑う
	緊張度	動脈が外圧で圧迫されやすいかどうかの指標である。高血圧や動脈硬化があるときは緊張度が高く、低血圧では緊張度が低い傾向である。脈の緊張度で収縮期血圧の推測が可能である
血圧	収縮期血圧	心臓が収縮したときの最大の血圧であり、最高血圧ともいう
	拡張期血圧	心臓が拡張したときの最低の血圧であり、最低血圧ともいう
	脈圧	収縮期血圧と拡張期血圧の差である
	平均血圧	拡張期血圧＋脈圧× 1/3　である。
体温	腋窩温	健康成人で通常、37.0℃以下である。幼児では高く、加齢により低くなる。

①意義

A. **呼吸**：酸素の摂取と二酸化炭素の排出が役割である。異常な呼吸の有無を確認する（**表3、4**）。

B. **脈拍**：脈拍の触知は、心臓の拍動を評価する基本的なバイタルサインである。

C. **血圧**：動脈の中を流れる血液が、血管壁に対して作用する機械的な圧力（力）をいう。正常値と**高血圧の診断基準**を示す（**表5**）。

D. **体温**：恒温動物では環境の変化に対して変動しないよう、調節機構により一定の範囲で保たれている。

表4　異常な呼吸

1. 口呼吸
2. 不規則な呼吸
3. 速くて浅い呼吸
4. しゃくりあげるような呼吸
5. 座ると楽になる呼吸（起坐呼吸）
6. 肩や頸部、胸の筋肉などを使った呼吸
7. ヒューヒュー、ゼーゼーなど異常な音がする呼吸

（嶋田昌彦，椙山加綱，他編：わかる！できる！歯科麻酔実践ガイド. 9-10, 医歯薬出版，東京，2010. より引用改変）

②測定法

A. **呼吸**：胸部の動きをみて、鼻や口元での呼吸音を聴き、手をかざして呼気を確認する。すなわち、見て、聴いて、感じる方法で、呼吸が十分であるかを評価する。

B. **脈拍**：通常、触知部位は橈骨動脈であるが、触知できない場合や救急時は総頸動脈を触知する。15 秒間測定して 4 倍して 1 分間の脈拍数を求める。

表5　成人における血圧値の分類（mmHg）

分類		収縮期血圧		拡張期血圧
正常域血圧	至適血圧	＜ 120	かつ	＜ 80
	正常血圧	120 － 129	かつ / または	80 － 84
	正常高値血圧	130 － 139	かつ / または	84 － 89
高血圧	Ⅰ度高血圧	140 － 159	かつ / または	90 － 99
	Ⅱ度高血圧	160 － 179	かつ / または	100 － 109
	Ⅲ度高血圧	≧ 180	かつ / または	≧ 110
	（孤立性）収縮期高血圧	≧ 140	かつ	＜ 90

（日本高血圧学会高血圧治療ガイドライン作成委員会編：高血圧治療ガイドライン 2014. 19, 日本高血圧学会, 東京, 2014. より引用）

C. 血圧：通常、上腕動脈による聴診法が用いられる。測定部位を心臓と同じ高さにして体格にあったマンシェットを上腕に指1〜2本入る程度に巻き、上腕動脈の拍動が触れる部位に聴診器を置く。加圧して聞こえていた血管音が聞こえなくなる圧から 30mmHg 程度加圧して、2〜3mmHg 程度圧を下げていき、血管音が聞こえ始める圧を収縮期血圧、血管音が消失した圧を拡張期血圧とする[1]（**表5**）。

D. 体温：水銀体温計や電子体温計が用いられる。通常は腋窩で測定するが、口腔や直腸、鼓膜にて測定する場合もある。

（嶋田昌彦）

【参考文献】
1) 吉村　節, 金子　譲監修：歯科麻酔学. 第7版, 107-113, 医歯薬出版, 東京, 2016.
2) 青野一哉, 古屋英機, 他監修：歯科麻酔学. 第5版, 75-77, 医歯薬出版, 東京, 1997.
3) 上司郁男, 服部孝道編：必携 神経内科診療ハンドブック. 99, 南江堂, 東京, 2003.
4) 福西勇夫：一般臨床の「心の問題」診療マニュアル. 第1版, 46-47, メディカル・サイエンス・インターナショナル, 東京, 2000.
5) 嶋田昌彦, 椙山加綱, 他編：わかる！できる！歯科麻酔実践ガイド, 9-10, 医歯薬出版, 東京, 2010.

2 >> 顎・顔面・口腔の診察

（1）顔貌

顔貌は表情と併せ、患者の心理的状況のみならず、さまざまな身体的状況を如実に反映している。特に、いくつかの疾患においては特徴的な顔貌を呈することがあり、診断に役立つ。

①**無欲状顔貌**

表情に乏しく、周囲に対して無関心なもの。高熱性疾患やうつ病などでみられる。

②**苦悶状顔貌**

激痛を伴う重篤な急性疾患でみられるもの。心筋梗塞や急性腹膜炎などでみられる。

③**浮腫状顔貌**

顔面全体が浮腫状で蒼白となり、眼裂が狭小化するもの。ネフローゼ症候群などでみられる。

④仮面様顔貌

　顔面筋の緊張増加により瞬目が減少、他の表情筋にも動きがなくなり、あたかも仮面をつけているようにみえるもの。Parkinson病でみられる。

⑤満月様顔貌（ムーンフェイス、moon face）

　グルココルチコイドの脂肪沈着作用により顔面が丸くなったもの。副腎皮質ホルモンの大量投与や長期投与、Cushing症候群でみられる。

⑥ヒポクラテス顔貌

　がん終末期や重篤な消耗性疾患で死期が近い患者や悪液質でみられるもの。眼窩は落ち凹んで眼光は鋭く、頬はこけ、顔色が鉛色となる。

⑦筋無力性顔貌

　神経筋接合部における情報伝達の異常による表情筋の機能不全を背景として、顔の表情が乏しく、眼瞼下垂がみられるもの。重症筋無力症でみられる。

⑧Basedow病様顔貌

　眼球突出がみられるもの。甲状腺機能亢進症でみられる。

⑨粘液水腫顔貌

　眉毛の外側1／3の脱毛、頭髪の脱毛、皮膚の乾燥などがみられるもの。甲状腺機能低下症でみられる。

⑩破傷風顔貌

　顔面の筋肉が硬直し、前額部に皺が生じ、口角が左右に牽引され軽度の開口状態となったもの。破傷風患者に特徴的で、痙笑とも呼ばれる。

　顔貌を観察する際には、併せて顔色にも留意することが重要である。

①蒼白

　高度の貧血でヘモグロビンが減少した場合や、精神的緊張により顔面の血管が収縮した際などでみられる。

②紅潮

　顔面における血流量の増加により、顔面が紅くなったもの。発熱や興奮などの際にみられる。

③チアノーゼ

　毛細血管中における還元型ヘモグロビンが5g/dL以上に増加した際にみられる、皮膚や粘膜が暗紫色となった状態。口唇や爪床に出現しやすく、種々の循環器疾患や呼吸器疾患などでみられる。

④黄疸

　血清ビリルビン濃度が上昇した際にみられる症状であり、眼球結膜や皮膚が黄染する。胆石症、胆道癌、胆管炎、膵癌、肝炎などによる胆汁鬱滞や溶血時などにみられる。

（2）所属リンパ節

　リンパ節は全身に分布しているが、特に頭頸部には豊富に存在し、細菌感染やウイルス感染に対する生体防御機構の一端を担っている（図2）。正常なリンパ節は豆形を呈し、大きさは通常1cm以下であり、これを超える場合にはリンパ節腫脹とみなされる。感染等によりリンパ節内での免疫

応答が急性に惹起された場合には、リンパ節内でのリンパ球の増殖と浮腫により急速にリンパ節が腫大するが、この際周囲の被膜が緊張するため痛みが生じ、急性リンパ節炎の病態となる。

一方、結核性のリンパ節腫脹や悪性腫瘍の所属リンパ節転移などの際には、通常無痛性で比較的経過の長いリンパ節腫脹を呈する。また、全身性にリンパ節腫脹がみられる場合には、ウイルス性疾患や自己免疫疾患に加え、白血病や悪性リンパ腫などの血液腫瘍の存在を考慮することが必要である。これに対し、局所性リンパ節腫脹がみられる場合には、局所の炎症や悪性腫瘍の存在を考慮しながら診察を進めることが重要となる。

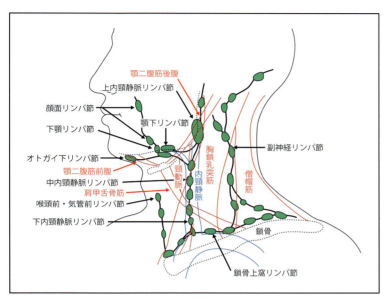

図2　頸部リンパ節
(日本口腔腫瘍学会編:口腔癌取扱い規約. 11, 金原出版, 東京, 2010. より引用改変)

顎下リンパ節の触診にあたっては、顎を引かせるように頭部を前屈させ、顎下部の皮膚や筋の緊張を緩めることが必要である。次いで、示指、中指、薬指の3指を用いて顎下部の組織を下顎骨下縁に軽く押しつけるようにして触診を行う（図3）。頸部リンパ節の触診にあたっても同様に下顎を軽く引かせ、頸部の皮膚や筋を弛緩させた状態で行う。前頸部および側頸部を全体的に触診するとともに、胸鎖乳突筋の裏側に指を入れるようにして、胸鎖乳突筋の裏側に存在する内頸静脈リンパ節群の触診を確実に行う（図4）。リンパ節を触知した場合には、触知した部位、数、大きさ、硬さ、圧痛や周囲組織との癒着の有無について慎重に観察し、記録する。

(3) 唾液腺

唾液を産生、分泌する唾液腺は外分泌腺の一つであり、解剖学的に左右一対の大唾液腺（耳下腺、顎下腺、舌下腺）と、口腔粘膜下に存在する多数の小唾液腺（口唇腺、舌腺、口蓋腺、臼後腺、頰腺、von Ebner腺）に区別される。炎症や腫瘍、自己免疫疾患などの際に腫脹がみられることも多く、適切な視診と触診が正確な診断に必要である。

皮下に存在する耳下腺および顎下腺に対しては口腔外から、口底粘膜下の舌下腺に対しては口腔内の観察により、その程度や範囲、片側性なのか両側性なのかという観点から慎重に視診を行う。

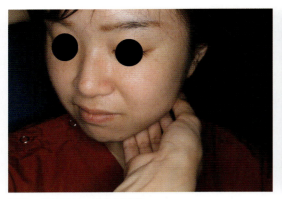
図3　顎下リンパ節の触診

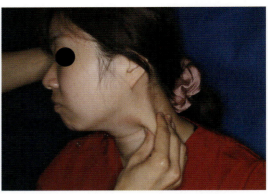
図4　頸部リンパ節の触診

また、大唾液腺の触診にあたっては、双指診を基本として、腫脹の程度や硬さ、腫瘤や結節の有無と大きさ、波動や硬固物の有無等をみる（**図5**）。大唾液腺の触診は、たとえ視診により腫脹等が確認されていない場合にも行うことが重要であり、これにより唾液腺内の小さな腫瘤や硬固物を発見できる場合も多い。顎下腺の触診を行う際には、腫大した顎下リンパ節との鑑別や位置関係、耳下腺の触診においては咬筋や下顎角との位置関係に留意することが重要である。

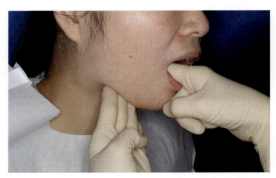
図5　大唾液腺の双指診

また、耳下腺管の開口部である耳下腺乳頭、顎下腺管の開口部である舌下小丘および舌下腺管が開口する舌下ヒダ部の発赤や腫脹、排膿等、さらには耳下腺および顎下腺からの唾液の排出状態も確認することが必要である。

（4）口腔粘膜

全身疾患のなかには、その部分症状として口腔内に症状を呈するものも多い（**表6**）。

口腔粘膜は、舌、上顎歯肉、下顎歯肉、頰粘膜（上・下唇粘膜、臼後部を含む）、口底および硬口蓋の6つの亜部位に分類されており、これらの領域を漏らすことなく診察することが必要である。口腔内の各部位をもれなく、効率的に診察し、口腔粘膜の変化や病変を見逃さないためには、口唇粘膜、口腔前庭、頰粘膜、歯肉・歯槽粘膜、舌、口腔底、口蓋を順に観察するなど、診察の順序を決めて定型化しておくことが望ましい。

最も見逃してはならないのが、悪性腫瘍とその前段階としての白板症など、いわゆる前癌病変や前癌状態の病変である。また、白血病などの重篤な血液疾患も、口腔粘膜に症状を呈することが多いことにも留意する必要がある。

口腔粘膜のなかでも、特に舌表面には全身疾患の存在を推測できる特徴的な症状が出現することがある。これらの症状には、平滑舌（鉄欠乏性貧血にみられるPlummer-Vinson症候群や巨赤芽球性貧血にみられるHunter舌炎）、黒毛舌（舌背の糸状乳頭が伸張し、その角質に外来性色素が沈着、あるいは抗菌薬・副腎皮質ホルモン薬などの長期投与によって生じた菌交代現象の結果、特

表6　全身疾患の部分症状としてみられる口腔粘膜症状

口腔粘膜症状		全身疾患	疾患概念・原因
色調変化	白斑	口腔扁平苔癬様病変	アレルギー、GVHD など
	紅斑（びらん）	多形滲出性紅斑	免疫異常
		全身性エリテマトーデス	自己免疫疾患
	紫斑（自然出血）	再生不良性貧血	原因不明（造血幹細胞障害）
		白血病	造血器腫瘍
		特発性血小板減少性紫斑病	自己免疫疾患など
		遺伝性出血性末梢血管拡張症	常染色体性優性遺伝
		アレルギー性紫斑病	アレルギー
		血友病	伴性劣性遺伝
		von Willebrand 病	常染色体性優性・劣性遺伝
	色素斑（メラニン色素沈着）	Addison 病	自己免疫疾患
		Peutz-Jeghers 症候群	常染色体性優性遺伝
		McCune-Albright 症候群	
		von Recklinghausen 病	
		甲状腺機能亢進症	自己免疫疾患など
水疱		単純ヘルペスウイルス感染症	ウイルス感染症
		帯状疱疹	
		ヘルパンギーナ	
		手足口病	
		麻疹	
		天疱瘡	自己免疫疾患
		類天疱瘡	
		先天性表皮水疱症	常染色体性優性・劣性遺伝
潰瘍		Behçet 病	HLA-B51 の保有
		梅毒	細菌感染症
		結核	
浮腫		Melkersson-Rosenthal 症候群	原因不明
		遺伝性血管性浮腫（HAE）	常染色体性優性遺伝
平滑舌		鉄欠乏性貧血	鉄欠乏
		巨赤芽球性貧血	ビタミン B_{12}、葉酸の欠乏（吸収不全）
		Sjögren 症候群	自己免疫疾患
溝状舌		Melkersson-Rosenthal 症候群	原因不明
		Down 症候群	21 番染色体のトリソミー
口腔カンジダ症		HIV	ウイルス感染症

定の口腔内細菌が繁殖して黒褐色を呈した状態）、**地図状舌、溝状舌、正中菱形舌炎**などがある。

（里村一人）

3 有病者（小児・妊婦を含む）理解に必要な各種検査

1 >> 検体検査

（1）一般臨床検査

一般臨床検査は、手術および麻酔前検査、健康診断や疾患の診断に役立てる。検体検査として、尿・穿刺液（関節液・骨髄・脳脊髄液）、そして便検査等がある。本項では尿検査を解説する。

①尿検査

腎臓は体液の組成や量を一定に保ち、尿を生産し、酸塩基平衡を維持する。健常成人の尿量は一日に約 0.5 ～ 1.5L、尿は血液中の不要物や最終代謝産物、老廃物など溶解物質を含む淡黄色透明の液体である。排尿時には不快なく、通常は弱酸性、身体の健康状態を表す。尿成分の 98％は水、尿素・尿酸・ナトリウム・カリウムなどを含む。身体に必要なタンパク質や糖、血球成分は正常の尿中には出ない。尿検査結果のみでの診断は少なく、生化学・画像検査などと総合して診断する。

A．尿検査

尿中の各物質の量・濃度の増減は、腎臓や身体の異常発生を示唆する。手術・麻酔前検査、健康診断や疾患の診断に役立てる検体検査・一般臨床検査の一つである。

B．尿検査方法

尿を容器に採取し試験紙へ滴下し、試験紙の変色の程度で判定する定性検査、自動分析装置による定性検査、化学成分量を測定する定量検査、そして成分の状態を肉眼で観察する顕微鏡検査がある。加えて、尿沈査、尿の出方・回数・臭い・泡立ち、尿量等を調べる。

②尿検査項目と判定疾患

A．尿量と回数

1 日の尿量は 600 ～ 1,600mL、排泄量の変化は腎機能の異常を反映することがある。

2,500mL/ 日以上は多尿という。糖尿病では水分を多量摂取するので、尿量が増える。尿崩症、急性腎不全（回復期）、心因性多尿、利尿作用のある飲料が原因となる。

400mL/ 日以下は乏尿（濃色尿）という。慢性腎不全、尿路悪性腫瘍、前立腺肥大、腎臓機能の低下、心臓不全や感染症、敗血症などは、腎臓が十分に機能せずに尿量は減少する。加えて、下痢、嘔吐、発汗、浮腫などによる脱水症状でも減少する。

平均的な 1 日尿回数は 5 ～ 6 回で、個人差があり、回数が少なくても 1 回量が多く 1 日の平均尿量を満たしている場合には問題がない。量も回数も少ないのは、異常が生じている場合がある。

B．尿色

正常は、薄黄色～黄褐色で濁なし（**図 1 a**）。尿色は尿量や尿路疾患で変化する。

濃い茶褐色・茶色は、肝臓疾患など。茶褐色・暗赤色は、赤血球尿（腎炎・尿路感染・がんなど）、ヘモグロビン尿（溶血性貧血）、ミオグロビン尿（筋炎・心筋梗塞など）、ポリフィン尿（ポリフィ

ンフィアなど）など。緑黄色は、肝臓・胆嚢疾患など。黄色は、ビリルビン尿（肝硬変・胆道閉塞など）。白濁は、白血球尿（腎臓・膀胱炎など）やリンパ液混入尿（転移がん）など。淡色は、腎臓疾患・急性腎不全の回復期・心因性多尿など。無色は糖尿病・尿崩症など。なお、激しい運動や多量発汗では濃黄色や茶色になる。ビタミン剤服用は濃い黄色、赤い色素をもつ食品摂取では赤みを帯びる。

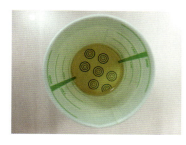
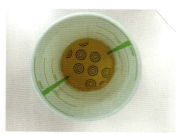
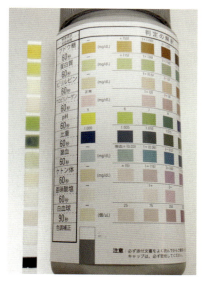

図1a 採尿カップ内の尿の色調；正常尿（混濁なし）
上は薄黄色、下は黄褐色。

図1b 尿検査キットの判定解釈

C. 尿検査キットを用いた定性試験

尿中のウロビリノーゲン、ウロビリノーゲン、潜血、タンパク質、ブドウ糖、ケトン体、ビリルビン、亜硝酸塩、比重、pH、亜硝酸塩等を定性できる（**図1b**）。カップに採取した尿を試験紙に適量滴下し、試験紙の色変化を判定する。変色しなければ陰性（－）、わずかな変色では疑陽性（±）、変色は陽性（＋）、その変色の色調で強陽性（2＋）または（3＋）と判定する（**表1**）。

a. 尿比重

基準値は 1.020 ～ 1.025、尿は尿中電解質の影響で水より大きい。水に対する尿比重の変化で腎臓疾患の有無を探り、腎臓疾患の病期を特定する。1.030 以上の高値は、ネフローゼ症候群、心不全、糖尿病、発熱・下痢・嘔吐など。1.010 以下の低値では、腎不全、慢性腎盂腎炎、尿崩症、心因性多尿など。

b. 尿pH（水素イオン濃度）

基準値は pH4.8 ～ 7.5、基本的に pH6.5 程度の弱酸性を示す。尿pHの変化をとらえ体内の酸塩基平衡を把握し、尿路の異常のみならず他の疾病を探る。

pH7.6 以上はアルカリ尿・アルカローシスと判定、腎盂腎炎や膀胱炎、腎尿路感染症、利尿薬服薬が原因となる。pH4.5 未満では酸性尿・アシドーシスと判定、原因は発熱、糖尿病、痛風、肺気腫、気管支喘息、下痢、フェニルケトン尿症、腎・尿管結石など。

表1　尿検査の判定基準

尿タンパク（タンパク定性）	陰性（－）、偽陽性（＋－）
尿糖（糖定性）	陰性（－）、偽陽性（±）
尿ビリルビン定性	陰性（－）
尿ウロビリノーゲン定性	弱陽性（＋）、偽陽性（±）
尿 pH	pH4.8 ～ 7.5
尿潜血反応	陰性（－）
尿中ケトン体（定性）	陰性（－）
尿沈査（一視野）	赤血球1～3個、白血球1～3個、上皮細胞1～3個
尿量	600 ～ 1,600mL/ 日
尿比重	1.020 ～ 1.025

c．尿糖

　定性基準値は陰性（－）～擬陽性（±）。ブドウ糖再吸収能力は300 ～ 400mg/ 日、血糖値160 ～ 180mg/dL 以上で尿糖が出現する。尿糖検出は、糖尿病発見のきっかけとなり、腎臓機能低下、脂質異常症、肥満症、下垂体機能亢進症、副腎亢進症、膵臓癌等がある。

d．尿タンパク

　定性基準値は陰性（－）、定量では100mg/ 日以下。正常尿にはタンパク質が出ない。検査方法には、試験紙法（定性試験）と化学的方法（定量試験）がある。

　腎障害の有無やその程度、尿路の異常でタンパク質が再吸収されず尿タンパク陽性となる。糸球体腎炎、**糖尿病性腎症**、熱性タンパク尿、うっ血性タンパク尿等がある。なお、擬陽性（±）ならば再検査を実施し、異常値の場合には精密検査をする。

e．尿ビリルビン

　基準値は陰性（－）。寿命が尽きた赤血球は、脾臓や骨髄でヘムとグロビンに分解される。ヘムは肝臓へ血流で運ばれ胆汁色素の主成分のビリルビンとなり、胆汁は肝臓から胆道を経て腸に排泄される。この経路の異常でビリルビンは血液中に増え、腎臓から尿へと排出される。ビリルビン陽性では、尿は褐色・黄色い泡が出る。そして、急性肝炎、肝硬変、肝癌、胆道閉塞を疑う。

f．尿ウロビリノーゲン

　基準値は定性で擬陽性（±）、正常尿ではわずかにウロビリノーゲンが検出され、尿色は黄色となる。異常値は陽性（＋＋）以上、または陰性（－）である。ウロビリノーゲンは腸内でビリルビンが分解・生成され、その一部が肝臓から血液に入り、腎臓を経て尿へ排出される。尿中ウロビリノーゲン量の変化は、肝機能障害、溶血、胆道・胆管閉塞の存在を示唆する。急性肝炎、慢性肝炎、肝硬変、臓器出血などは尿中ウロビリノーゲン量が多く、胆道閉塞などで尿ウロビリノーゲンは陰性となる。

g．尿ケトン体

　基準値は定性で陰性（－）。ケトン体は肝臓で作られるアセトン体の総称、血糖不足時や糖代謝停滞時の代替エネルギー源である。尿ケトン体の存在は、糖代謝異常などを示唆する。高値は、**糖尿病**、**甲状腺機能亢進症**、感染症、脱水、妊娠と授乳期、腎性糖尿等である。

h．尿潜血反応

基準値は定性で陰性（－）、尿中赤血球の有無を調べる検査である。尿潜血とは尿に血液が混じった状態、腎臓や尿管・膀胱・尿道口からの出血で検出される。

赤み、血塊が混じり、目で見て出血を確認できる場合もあるが、検査をしなければわからないことも多い。尿潜血反応は膀胱炎、尿道炎、腎臓や尿管結石、前立腺炎、腎炎などの疾患を疑う。ただし、疲労などで一時的な尿潜血もある。なお、ミオグロビン尿は心筋梗塞、ヘモグロビン尿では溶血性貧血を疑う。

i．亜硝酸反応

基準値は定性で陰性（－）、尿中の亜硝酸塩を調べ、尿路感染症の有無を判別する。野菜から硝酸塩を摂取し腎臓から尿として排泄する。尿中に細菌が繁殖すると、硝酸塩は細菌によって亜硝酸塩へ変化する。尿中の白血球や尿沈渣の結果を踏まえて総合的に判断する。

D．尿沈渣

尿を遠心分離機にかけ、沈殿物の種類や数、形体的変化を顕微鏡で拡大し観察する。さまざまの疾患の発生を知る手がかりとなる。尿検査の結果でタンパク・潜血・白血球の陽性等、膀胱癌を疑う場合に行う。

正常色の尿で病的な沈殿物を認め、濁っていても正常成分しかないこともある。沈査成分から疑われる疾患が示唆できる（表2）。

表2　尿沈渣

赤血球（多数出現）	急性・慢性腎炎、腎腫瘍、腎結石、尿路感染症など
白血球（多数出現）	結核、クラミジア感染症、尿路感染症など
上皮細胞（多数出現）	尿道炎、糸球体腎炎、糖尿病腎症、ウィルス感染症など
細菌（＋）	尿路感染症、膀胱炎、腎盂腎炎など
異常結晶	
ビリルビン（＋）	肝炎、胆道閉塞など
ロイシン（＋）	重症な肝疾患など
コレステロール（＋）	ネフローゼ症候群など
円柱	
硝子円柱（＋）	糸球体腎炎、尿細管壊死、糖尿病性腎症など
上皮円柱（＋）	糸球体腎炎、尿細管壊死、腎不全など
脂肪円柱（＋）	ネフローゼ症候群など
赤血球円柱（＋）	糸球体腎炎、急性・慢性腎炎など
白血球円柱（＋）	糸球体腎炎、腎盂腎炎など
顆粒円柱（＋）	糸球体腎炎、急性・慢性腎炎など
蠟様円柱（＋）	慢性腎不全、重症腎障害など

E．その他

排尿直後の**アンモニア臭**は、細菌感染の場合がある。糖尿病で高血糖値になるとアセトン体が尿に排出され、甘酸っぱい臭いでは、糖尿病・高血糖値を示唆する。

消えない泡は、腎臓濾過機能の低下で尿中にタンパク質が排されている。激しい運動や、過労、発熱時、慢性的な腎臓機能低下で起こる。

妊娠4週の尿中hCG（胎盤から分泌されるホルモン；ヒト絨毛性ゴナドトロピン）が50mIU/mLを超えると、陽性反応を示す。

（工藤　勝）

【参考文献】
1）伊藤機一，野崎　司編：新・カラーアトラス 尿検査．38-94，医歯薬出版，東京，2004．

（2）血球検査、凝固・線溶、血液型・輸血関連検査、赤沈

①血球検査

血液学領域の検査は血球と血漿の２つの検査に分かれる。

血球検査は末梢血を検体とし、全身に酸素を運搬する赤血球、感染の防御の中心となる白血球、血栓・止血における要の細胞である血小板、それぞれの計数や形態の観察が中心となる。

血球検査は、臨床検査のなかで最も基本的で重要なものである。血液疾患は多くの疾患の診断・病態解析にとって、きわめて重要な情報が得られる。

A. 赤血球に関する検査

赤血球に関する検査には、単位体積（１μL）あたりの赤血球数を赤血球数（RBC）や生化学的に測定した血色素量（Hb）、一定量の血液中に含まれる赤血球の容積の割合を示すヘマトクリット値（Ht）がある。基準値を表３に示す。

表３　赤血球に関する男女の基準値

	男	女
赤血球数（RBC）	$420 \sim 554 \times 10^4/\mu L$	$384 \sim 488 \times 10^4/\mu L$
血色素量（Hb）	13.8 〜 16.6g/dL	11.3 〜 15.5g/dL
ヘマトクリット値(Ht)	40.2 〜 49.4%	34.4 〜 45.6%

赤血球に関する検査で判断できる代表的な疾患として貧血がある。貧血の評価は Hb 濃度で行い Hb 濃度が低値であることをいう。また、Hb 濃度が高値のものは循環血漿量の減少によるみかけの増加、真性赤血球増加症（EPO の低下）および二次性多血症（EPO の増加）などが挙げられる。貧血に関しては、血液検査から表４に示した Wintrobe の赤血球恒数により、小球性低色素性貧血、正球性正色素性貧血および大球性正色素性貧血に分けられる。

表４　Wintrobe の赤血球恒数の基準値

	基準範囲
平均赤血球容積（MCV）	80 〜 102fL
平均赤血球ヘモグロビン量（MCH）	27 〜 34pg
平均赤血球ヘモグロビン濃度（MCHC）	30 〜 36%

a. 小球性低色素性貧血

小球性低色素性貧血は、MCV が基準値以下かつ MCHC または MCH が基準値以下のものをいう。これには鉄欠乏性貧血、鉄芽球性貧血、慢性炎症に伴う二次性貧血がある。

b. 正球性正色素性貧血

正球性正色素性貧血は、MCV が基準範囲内で、MCHC または MCH が基準範囲内であり、再生不良性貧血、腎性貧血、溶血性貧血および急性出血が挙げられる。

c. 大球性正色素性貧血

大球性正色素性貧血とは、MCV が基準値以上かつ MCHC が基準値内または MCH が基準値以上のものである。これには巨赤芽球性貧血、悪性貧血、重症肝疾患などが挙げられる。

B．白血球の検査

白血球の検査は、白血球数（WBC）を測定することにより、血液学的疾患だけでなく、すべての疾患のスクリーニングにおける基本的な検査となる。表5には白血球分画のそれぞれの基準値を示す。基準範囲外の白血球数が認められた場合、白血球分画により増減している白血球の種類を同定することが重要となる。

表5　白血球分画のそれぞれの基準値

	基準範囲
白血球数	3,500 ～ 9,200/ μL
好中球	40 ～ 60%（1,800 ～ 7,200/ μL）
好酸球	2 ～ 4%（100 ～ 500/ μL）
好塩基球	0 ～ 2%（0 ～ 150/ μL）
単球	3 ～ 6%（200 ～ 950/ μL）
リンパ球	26 ～ 40%（1,500 ～ 4,000/ μL）

a．好中球の増加

好中球の増加（7,500/ μL以上）が認められた場合、細菌性感染症、急性出血、溶血、膠原病、内分泌代謝疾患、炎症性疾患および組織壊死などが疑われる。好中球の減少（1,500/ μL以下）は急性白血病、再生不良貧血、巨赤芽球性貧血、感染症、脾機能亢進などが疑われる。

b．好酸球の増加

好酸球の増加（500/ μL以上）が認められた場合、アレルギー性疾患、Hodgkin病、好酸球性白血病および血管炎などが疑われる。好酸球の減少（100/ μL以下）は悪性貧血、再生不良貧血および Cushing 症候群などが疑われる。

c．好塩基球の増加

好塩基球の増加（150/ μL以上）が認められた場合、アレルギー性疾患が疑われる。

d．単球の増加

単球の増加（1,000/ μL）が認められた場合、慢性骨髄単球性白血病、慢性骨髄性白血病などが疑われる。

e．リンパ球の増加

リンパ球の増加（4,000/ μL以上）が認められた場合、慢性リンパ性白血病、結核および百日咳などが疑われる。リンパ球の減少（1,000/ μL以下）は、悪性リンパ腫、全身性エリテマトーデスおよび Cushing 症候群などが疑われる。

C．血小板の検査

血小板の検査は、血小板の個数を知ることで、出血傾向、出血性疾患の評価に用いられる。表6に示す基準値を正常範囲とする。出血症状が現れるのは 5×10^4/ μL以下の場合で、自然出血をきたすのは 2×10^4/ μL以下の場合である。

血小板数の高値は本態性血小板症や慢性骨髄性白血病などが疑われ、減少では再生不良性貧血、巨赤芽球性貧血、急性白血病および悪性リンパ腫などが疑われる。

表6　血小板数の基準値

	基準範囲
血小板	$15 \sim 36 \times 10^4$/ μL

②凝固・線溶

凝固反応とは、受傷から一次・二次止血をたどり、一次・二次線溶を経て治癒に至る過程をいう。止血に至るには、一次止血と二次止血がある。一次止血は血小板が主体のものであり、露出した血管内皮組織への血小板の粘着、顆粒放出、凝集により血小板血栓（白色血栓）を形成する過程である。二次止血は凝固因子が主体のものであり、凝固因子の活性化を経てフィブリンを形成し強固な血栓に至る過程をいう。

線溶は、フィブリン血栓を除去へと至る過程のことである。フィブリン血栓の形成がきっかけとなり、プラスミノゲンを活性化し、プラスミンがフィブリンやフィブリノゲンを分解するようになる。

凝固・線溶に関わる検査は、前述した血球検査の血小板数やプロトロンビン時間（PT）、活性化部分トロンボプラスチン時間（APTT）、フィブリノゲン、出血時間、トロンボテスト、凝固因子定量、アンチトロンビンⅢ、プロテインC・プロテインS、凝固因子インヒビター、凝固亢進状態を示す分子マーカーおよび線溶系活性を示すマーカーなどを調べてスクリーニング検査から確定診断に至る。

主要な検査項目を以下に述べる。

A．血小板数の基準値

血小板数の基準値は $15 \sim 36 \times 10^4/\mu L$ であり、出血症状が現れるのは $5 \times 10^4/\mu L$ 以下のときで、自然出血をきたすのは $2 \times 10^4/\mu L$ 以下のときである。

B．プロトロンビン時間（PT）

プロトロンビン時間（PT）は、外因系凝固機序と共通系凝固機序とを総合的に評価する。PTは第Ⅱ、Ⅴ、Ⅶ、Ⅹ因子の活性に関する異常を検出することができる。基準範囲は、秒表示では $9 \sim 12$ 秒、活性（％）表示では $80 \sim 120$ ％、INR表示では 1 ± 0.1 である。PTが延長すると、第Ⅴ、Ⅶ、Ⅹ因子欠乏症、肝障害、ビタミンK欠乏症、播種性血管内凝固（DIC）および線溶亢進状態などが疑われる。

C．活性化部分トロンボプラスチン時間（APTT）

活性化部分トロンボプラスチン時間（APTT）は、内因系凝固機序と共通系凝固機序を総合的に評価する。これによって、第Ⅻ、Ⅺ、Ⅸ、Ⅷ因子と第Ⅹ、Ⅴ、Ⅱ因子、フィブリノゲンの量的・質的な異常を評価でき、基準範囲は $30 \sim 40$ 秒である。APTTが延長する場合は、血友病A、血友病B、第Ⅻ、Ⅺ、Ⅹ、Ⅴ、Ⅱ因子欠乏症などが疑われる。

D．フィブリノゲン

フィブリノゲンは、肝臓で生産される凝固因子であり、凝固因子の関与する凝固反応の最終段階でフィブリンに転換され、血栓が形成される。基準値は $200 \sim 400$ mg/dL で、基準値の高値の場合は炎症、悪性腫瘍が疑われ、低値では血栓症、播種性血管内凝固（DIC）が疑われる。

E．出血時間

出血時間は一次止血能を反映し、vWFやフィブリノゲンに影響を受ける。ただし、凝固・線溶系の異常は原則として出血時間に影響しないといわれている。基準値はDuke法では $1 \sim 5$ 分、Ivy法では $3 \sim 10$ 分である。異常値を示す場合、血小板機能異常症、von Willebrand病および血小板減少症が疑われる。

F．線溶系活性を示すマーカー

線溶系活性を示すマーカーは、フィブリン・フィブリノゲン分解産物（FDP）やDダイマーがあり、FDPの基準値は $5.0\,\mu$ g/mL 未満である。異常値を示す場合、播種性血管内凝固（DIC）、悪性腫瘍、心筋梗塞、脳梗塞および肺梗塞などが疑われる。また、Dダイマーの基準値は $1.0\,\mu$ g/mL 未満である。異常値を示す場合、播種性血管内凝固（DIC）や血栓症などが疑われる。

③血液型・輸血関連検査

検査の対象は、供血者、受血者、輸血適合に関するものであり、感染性の副作用や免疫反応性の副作用を防止する目的で行われる。

A．供血者に対する検査

供血者に対する検査は、感染症予防のための検査で、肝炎予防、梅毒感染予防、成人T細胞性白血病（ATL）予防、後天性免疫不全症候群（AIDS）予防がある。ただし、感染はしていても、ウインドウ期にある供血者の血液製剤からの感染を完全に防ぐことは難しい。また、免疫反応に対する検査では、ABO血液型、Rh血液型を調べる。ABO血液型は不適合輸血を行うと重篤な結果を招くためであり、Rh血液型は遅発性溶血性輸血副作用をきたすからである。その他には、供血者の血液が適切な生化学的要項を満たしているかどうかを確認する血液一般検査、血液資質検査などを行う。

B．受血者に対する検査

受血者に対する検査には、血液型の確認や決定の検査があり、不適合輸血による免疫反応の副作用を防ぐためである。また、不規則抗体の存在の有無を確認する検査がある。

C．輸血適合に対する検査

輸血適合に対する検査では、ABO血液型検査、Rho（D）血液型検査、交差適合試験が輸血適合性検査の主なものである。

a．ABO血液型検査

ABO血液型検査は、赤血球表面のA、B抗原の検査である**オモテ検査**と、**Landsteinerの法則**に則った血清中の抗体を検査する**ウラ検査**の組み合わせで判断する。Landsteinerの法則とは、ABO血液型は対立する抗原に対する抗体が存在するということで、A型には抗B抗体が、B型には抗A抗体が、O型には抗A抗体と抗B抗体が存在し、AB型には抗A抗体、抗B抗体がともに存在しないことをいう。

b．Rho（D）血液検査

Rho（D）血液検査は、D抗原を検査するものであり、Rh血液型にはD、C、c、E、eの5つの抗原がある。そのなかでも、わが国ではD抗原を保有するものが0.5％の割合で存在し、抗体による溶血性の副作用をきたす頻度がきわめて高いD抗原を検査するRho（D）検査のみを行う場合が多い。

c．交差適合試験

交差適合試験は、ABO、Rh血液型以外の赤血球型に対する不規則抗体による輸血副作用の防止を目的として行うものである。

④赤沈

赤血球沈降速度検査は**炎症マーカー**の一つであり、赤血球の数や形態、γグロブリン、フィブリノゲン、アルブミンなどの**血漿タンパク成分**を反映して、これらの増減を捉えることができる。関節リウマチや結核症などの**活動度判定**に利用されている。検査方法として**Westergren法**で行われる。抗凝固薬入りの注射器に静脈血を1.6mL取り、垂直に立てて静置する。1時間後に血漿層の高さをmmで測る。

正常基準範囲は成人男性で2〜10mm、成人女性で3〜15mmである。＜25mm/時で軽度亢進、25〜50mm/時で中等度亢進、＞50mm/時で高度亢進を示す。

赤沈値亢進は赤血球の減少、フィブリノゲン、αグロブリンの増加、免疫グロブリンの増加、アルブミンの減少が疑われる。赤沈値遅延では赤血球数の増加、フィブリノゲンの減少、免疫グロブリンの減少が疑われる。

（小正　裕）

【参考文献】
1）髙木　康，山田俊幸：標準臨床検査医学．第4版，医学書院，東京，2013．

（3）生化学検査

①糖代謝

A. 血糖　　基準値：70 〜 110mg/dL（空腹時）、70 〜 139mg/dL（随時）

　血液中のグルコース濃度であり、インスリンによる血糖降下作用、またはグルカゴンなどのインスリン拮抗ホルモンによる上昇作用の異常で変動する。糖尿病や慢性膵炎などで高値、肝硬変や下垂体機能低下症などで低値を示す。早朝の空腹時血糖（fasting blood sugar；FBS）が有用で、126mg/dL 以上の場合や随時血糖が 200mg/dL 以上なら「糖尿病型」と判断され、別の日にも確認できれば糖尿病と診断される。基準値と糖尿病診断値の中間は境界型とされる。

B. HbA1c　　基準値：4.7 〜 6.2％（NGSP 値：国際標準値）

　赤血球ヘモグロビンのなかで、グルコースが結合したヘモグロビンの割合であり、赤血球寿命が 120 日であることから、過去の 1 〜 2 か月の血糖の平均を示している。血糖値のように食事に影響を受けない。糖尿病のほか、アルコール多飲などで高値、腎不全、出血後、溶血性貧血などで低値を示す。「糖尿病患者に対する歯周治療ガイドライン」（日本歯周病学会編）に準じ、抜歯等の観血処置を行う際は、HbA1c 7％未満であることが望ましく、7％以上の場合は、手術の侵襲や緊急性により手術の可否を判断する。

②タンパク

A. 総タンパク（TP）　　基準値：6.5 〜 8.0g/dL

　血液中に存在する 100 種類以上のタンパク質の総量である。脱水を除外できれば、高値となる場合は免疫グロブリンの増加を疑う。低下の場合はアルブミンの減少を疑う。

B. タンパク分画　　基準値：アルブミン 60 〜 75％、α_1 グロブリン 1.5 〜 3.0％、α_2 グロブリン 5.0 〜 10.0％、β グロブリン 7.5 〜 10.0％、γ グロブリン 10 〜 22％

　タンパクの電気泳動により陽極側からアルブミン、α_1 グロブリン、α_2 グロブリン、β グロブリン、γ グロブリンの 5 つに分かれる。それぞれの変動により、肝障害、炎症、腎障害、免疫異常を推測する。また、アルブミン／グロブリン比（A/G 比）の低下は、骨髄腫によるグロブリン増加の可能性があるため、口腔内の異常出血時には留意すべき検査である。

C. アルブミン（ALB）　　基準値：4.0 〜 5.5g/dL

　総タンパクの 60 〜 70％を占めるタンパクで、肝臓で合成されるため、肝硬変や肝癌などの肝疾患では低下する。また、合成に必要な材料が不足する飢餓、栄養失調でも低下する。血液の浸透圧を保持する機能があり、2.5g/dL 以下になると浮腫を発症する。

D. 免疫グロブリン（Ig）　　基準値：IgG 870 〜 1,700mg/dL、IgM 35 〜 220mg/dL、IgA 110 〜 410mg/dL、IgD 13mg/dL 以下、総 IgE 7 歳以上；170IU/mL 以下

　γ グロブリンを免疫グロブリンといい、体液性免疫を果たす抗体タンパク質の総称である。増

加する場合は骨髄腫、自己免疫疾患などが疑われる。IgG、IgM、IgA、IgD、IgE に分けられ、骨髄腫では1つだけ高値となり、他は低値となる。IgA は唾液などに高度に含まれていて、局所免疫に関与する。IgE は肥満細胞からのヒスタミン遊離に関与し、アレルギー疾患や寄生虫感染で高値となる。

③含窒素成分

A. 尿素窒素（BUN）　　基準値：8〜20mg/dL

尿素はタンパク質の終末代謝産物であり、肝臓で合成され、腎臓から排泄される。尿素1分子は、窒素原子を2つ含んでおり、その尿素に含まれる窒素の血中濃度を示したものである。高タンパク食や腎機能障害で高値を示す。BUN × 2.144 ＝尿素の濃度である。

B. クレアチニン（Cr）　　基準値：男性 0.6〜1.1mg/dL、女性 0.4〜0.8mg/dL

筋肉収縮のエネルギー源であるクレアチンリン酸の構成成分であるクレアチンの代謝最終産物である。糸球体で濾過されるため、糸球体腎炎や腎不全で血液濃度は高値を示す。産生量は筋肉量と相関するため、男性のほうが10〜20%高い。そのため臨床では、クレアチニン値、年齢、性から eGFR を算出し、腎機能を評価する。

C. 尿酸（UA）　　基準値：男性 3〜7 mg/dL、女性 2〜7 mg/dL

核酸の構成成分であるプリン体の最終産物である。肝臓で代謝され、主として腎から排泄される。血中濃度が過剰な状態が続くと、関節滑膜や腎尿細管に結晶化した尿酸塩が沈着し、痛風の原因となる。脱水、激しい運動、大量飲酒などでも高値となる。

④脂質代謝関連物質

A. 総コレステロール（TC）　　基準値：150〜219mg/dL

脂質は水に溶けないので、HDL、LDL、VLDL、IDL などリポタンパク質として血液中に存在する。これらのリポタンパク質に含まれるコレステロールの総和である。コレステロールはステロイドに分類される有機化合物で、細胞膜の構築や維持に必要なほか、脂溶性ビタミンの代謝やステロイドホルモンの前駆体でもある。

B. HDL コレステロール（HDL-Cho）　　基準値：男性 40〜80mg/dL、女性 40〜100mg/dL

組織から遊離コレステロールを引き抜いて肝臓に戻す働きのある高比重リポタンパク HDL と結合しているコレステロールである。いわゆる善玉コレステロールといわれ、抗動脈硬化作用を示し、HDL-Cho が低いと動脈硬化のリスクが高くなる。

C. LDL コレステロール（LDL-Cho）　　基準値：65〜139mg/dL

低比重リポタンパク LDL は、肝臓から末梢の細胞にコレステロールを運搬するリポタンパクで、LDL と結合しているコレステロールが LDL-Cho である。血液中の LDL が増えると LDL を飽食したマクロファージが泡沫細胞化し、血管内皮下に蓄積し、動脈硬化プラークを形成するため、悪玉コレステロールとも呼ばれる。

直説測定する方法と、T-Cho、HDL-Cho、TG の3つから LDL 計算する F 式がある。

D. トリグリセリド（TG）　　基準値：150mg/dL 未満

血液中の中性脂肪の約95%がトリグリセリドであるため、中性脂肪と同義語として扱われることも多い。組織のエネルギー源であり、食事として脂肪を摂取するほかに、炭水化物摂取や飲酒でも肝臓で合成される。余剰分は肝臓や脂肪に蓄積され、脂肪肝の原因となる。HDL-Cho とシーソー関係があり、TG が減少すると HDL-Cho が増加する。食事と飲酒の影響を強く受けて経時的

に変動する。1,000mg/dL以上になると急性膵炎の危険がある。

⑤電解質

A. ナトリウム（Na）　　基準値：135 ～ 149mEq/L

血清中の陽イオンの90％以上を占め、陰イオンである塩素とともに細胞外液の量と浸透圧を調整している。低ナトリウム血症はNaに対して相対的な水過剰状態を示しており、腎不全などで尿量が減少して細胞外液が増加した状態であり、浮腫などを呈する。下痢、発汗などで細胞外液が減少すると高ナトリウム血症になり、いわゆる脱水を呈する。

B. 塩素（Cl）　　基準値：98 ～ 108mEq/L

血清中の陰イオンの70％以上を占め、Naと平行して増減するが、NaとCl濃度の比（14：10）に解離があると酸塩基平衡の異常が疑われる。

C. カリウム（K）　　基準値：3.5 ～ 5.0mEq/L

カリウムの98％は細胞内液に存在し（140mEq/L）、細胞内の主要な陽イオンである。代謝性アシドーシスやインスリン欠乏で細胞内への移行障害が起こり、高カリウム血症となる。腎不全により尿からの排出が低下することも高カリウム血症の一因である。7 ～ 8 mEq/Lを超えると、心筋への影響から不整脈や心停止の危険がある。代謝性アルカローシスや発汗、下痢、嘔吐では低カリウム血症となる。なお、採血時の溶血、白血球増加、血小板増多により、偽性高カリウム血症が起こるので注意が必要である。

D. カルシウム（Ca）　　基準値：8.5 ～ 10.5mg/dL

生体中に最も多量に存在する無機物であり、90％以上は骨と歯に存在し、残りが筋肉、神経、血漿の順である。血清カルシウムは、副甲状腺ホルモンやビタミンDにより濃度調節されており、血中のCa濃度が低下すると骨からCaが血中に移動して濃度を一定に保つ。副甲状腺機能亢進症や悪性腫瘍では、骨吸収が亢進して高カルシウム血症を呈する。なお、血清カルシウムの50％はアルブミンと結合しているため、血清アルブミン値で補正する必要がある。

E. リン（P）　　基準値：2.5 ～ 4.5mg/dL

リンには有機リンと無機リン（IP）があり、体内では85％が無機リンとして骨や歯に存在し、カルシウムと結合してリン酸カルシウム（ヒドロキシアパタイト）として沈着している。血液中でもほとんどが無機リンであり、血液検査で測定するリンは無機リンということになり、骨代謝マーカーとしてカルシウムとの関連性をみることができる。

⑥酸塩基平衡

A. pH　　基準値：7.35 ～ 7.45

水素イオンH^+を相手に与える分子やイオンを酸と呼び、受け取る側を塩基という。通常H^+は、その逆対数$\log(1/H^+)$であるpHに変換して用いられる。体液中の水素イオン濃度（pH）が一定に保たれていることが、細胞内液のpHを保ち、細胞機能の維持に不可欠である。血液pHは動脈血で測定される。低い場合（酸血症）はアシドーシスの可能性が高く、高い場合（アルカリ血症）では、アルカローシスの可能性がある。

B. PCO_2　　基準値：35 ～ 45Torr

動脈血二酸化炭素ガス分圧のことで、肺胞での換気の良否を反映し、呼吸性因子の指標となる。低酸素血症、過換気症候群などでは、CO_2ガスの肺からの排出が増加し、動脈血二酸化炭素ガス分圧は低下して呼吸性アルカローシスとなる。肺胞低換気になる慢性肺疾患では、上昇して呼吸

性アシドーシスとなる

C. HCO₃⁻　　基準値：22 ～ 26mmol/L

不揮発性酸より生じた H⁺が、腎臓で排泄されずに体内に蓄積すると HCO₃⁻を消費するため、HCO₃⁻量で塩基過剰の程度（BE；base excess）を示すことができる。

⑦金属・鉄代謝

A. 亜鉛（Zn）　　基準値：65 ～ 110 μ g/dL

体内に蓄積できないため、毎日必要量（成人 6 ～ 10mg）を摂取する必要がある。核酸・タンパク質合成や免疫機能に関係する。欠乏すると下痢、皮膚病変、食欲低下、免疫力低下が起こる。また、味蕾細胞の新生に必須の金属であるため、低下により味覚障害が生じる。基準値内であっても、80 μ g/dL 未満では味覚に要注意である。長期の経静脈栄養、経腸栄養などで摂取不足になるほか、ストレスや飲酒により消費され、低下する。

B. 銅（Cu）　　基準値：66 ～ 130 μ g/dL

ノルアドレナリン、ドーパミンの代謝に関係しており、不足するとうつ症状が出る。Zn と Cu はイオン化になったときの状態が似ているため、お互いの吸収を阻害してしまうため、銅が多いと亜鉛の吸収が少なくなる。味覚障害に対して亜鉛を投与する場合には、銅の変動も参考になる。

C. 鉄（Fe）　　基準値：成人男性 70 ～ 180 μ g/dL、成人女性 50 ～ 160 μ g/dL

摂取された鉄は、十二指腸から吸収されて毛細血管に入り、タンパク質の一種であるトランスフェリンに結合して輸送される。その後、2/3 はヘモグロビンと結合したヘム鉄として赤芽球に取り込まれ、残りの 1/3 は肝臓や脾臓に運ばれて貯蔵鉄となる。貯蔵鉄は、水溶性のタンパク質であるフェリチンとフェリチンが変性して不溶性になったヘモジデリンとして貯蔵されている。

測定される鉄は、トランスフェリンに結合した血清鉄である。したがって、Fe 測定値が低くても貯蔵鉄は反映されていないので、必ずしも体内の鉄が欠乏しているとは限らない。フェリチンと合わせて診断する必要がある。

D. 総鉄結合能（TIBC）　　基準値：成人男性 253 ～ 365 μ g/dL、成人女性 246 ～ 410 μ g/dL

血漿中において、鉄と結合しているトランスフェリンと結合していないトランスフェリンを合わせた総量である。肝臓におけるトランスフェリン産生は、鉄欠乏状態で亢進し、感染、炎症、悪性腫瘍などで抑制される。

E. 不飽和鉄結合能（UIBC）　　基準値：150 ～ 336 μ g/dL

鉄と結合していない（不飽和）トランスフェリンの量であり、UIBC ＝ TIBC －血清鉄となる。健常では全トランスフェリン量 TIBC の 2/3 程度が UIBC である。トランスフェリンの量が一定な場合に血清鉄が増加すれば UIBC は減少し、逆に減少すれば UIBC は増加する。

F. フェリチン　　基準値：男性 24.3 ～ 166.1ng/mL、女性 6.4 ～ 144.4ng/mL

貯蔵鉄は水溶性のタンパク質であるフェリチンとして、肝臓や脾臓に蓄えられるが、水溶性のため一部は一定の割合で血液中に存在している。そのため、血清フェリチンを測定することで、貯蔵されているフェリチン量を推定できる。測定されたフェリチン 1ng/mL が貯蔵鉄 8 ～ 10mg/mL に相当する。鉄欠乏状態では低値を示し、過剰状態で高値を示す。

鉄が不足した際には、フェリチン内の鉄が赤芽球に取り込まれ、ヘモグロビンの合成に利用される。また、鉄の摂取が過剰になった際には、フェリチンに合成されて貯蔵される。鉄欠乏性貧血では、まずフェリチンが減少するので、ヘモグロビンや血清鉄が正常でも貧血になる可能性が

予測できる。

⑧酵素・色素

A．アスパラギン酸アミノ基転移酵素（AST）　　基準値：10 〜 35U/L

以前は GOT と呼ばれた細胞の逸脱酵素で、高い濃度順に肝臓、心臓、骨格筋、腎、脳、膵、肺、白血球、赤血球と多くの細胞に含まれている。ALT と同時に測定し、AST/ALT ＞ 0.87 ではアルコール性肝障害、進行した肝硬変などを疑い、比が 0.87 未満の場合は中程度以下の慢性肝炎や非アルコール性脂肪性肝疾患を疑う。

B．アラニンアミノ基転移酵素（ALT）　　基準値：5 〜 40U/L

細胞の破壊等で血液中に流出する逸脱酵素で、以前は GPT と呼ばれていた。肝臓に多く含まれており、AST に比べて肝臓特異性が高い。

C．乳酸脱水素酵素（LDH）　　基準値：119 〜 229U/L

ほとんどすべての細胞に存在するが、特に肝臓、心臓、骨格筋、赤血球に含有量が多い酵素で、これらの臓器障害により血液中に逸脱する。急性・慢性肝炎、心筋障害、多発性筋炎、筋ジストロフィー、血液疾患、各種固形がんで高値を示す。激しい運動後は高値となるほか、採決時の溶血によっても誤差を生じるので留意する。

D．アルカリフォスファターゼ（ALP）　　基準値：115 〜 359U/L

至適 pH がアルカリ側にある酵素群の総称。胆汁うっ滞や肝疾患、骨代謝の亢進状態を判断するためのスクリーニング検査として用いられる。基準値上限の 3 倍以上の高値は、腫瘍の骨転移等を含む骨疾患、胆管閉鎖でみられる。また、健常小児でも骨の成長により成人の 3 〜 4 倍高値となり、妊娠後期にも 2 〜 3 倍となるが、分娩 3 週間後には正常化する。

E．γ - グルタミルトランスフェラーゼ（γ - GT）　　基準値：成人男性 50U/L 以下、成人女性 30U/L 以下

肝臓の解毒作用に関係している逸脱酵素で、以前は γ - グルタミルトランスペプチダーゼ（γ -GTP）とも言われた。胆汁うっ滞、長期過剰飲酒、アルコール性肝障害で高値を示す。その他の肝障害でも異常値をとるが、疾患特異性は低い。アルコール性肝障害の診断基準として、禁酒開始から 4 週間後の値が正常値の 1.5 倍以下あるいは前値の 40％以下に低下することが、診断基準の一つになる。エストロゲンが肝における γ-GT の産生や、細胞膜からの遊離に抑制的に働くため、女性では低い値となる。

F．コリンエステラーゼ（ChE）　　基準値：214 〜 466U/L

肝臓で合成され、コリンエステルをコリンと有機酸に分解する酵素で、神経組織や赤血球などに存在するアセチルコリンのみを加水分解するアセチルコリンエステラーゼ（真性 ChE）と、肝臓や血清などに存在するブチリルコリンエステラーゼ（偽性 ChE）の 2 種類があり、血液検査では後者を測定している。血中半減期がアルブミンよりも短く、酵素活性で測定できるため、ほかの肝機能検査に比べて鋭敏で、いち早く異常値を示す。慢性肝炎や肝硬変などで低値を示し、高栄養状態で上昇するため、脂肪肝や糖尿病、ネフローゼ症候群等で高値を示す。

G．クレアチンキナーゼ（CK）　　基準値：男性 60 〜 270U/L、女性 40 〜 150U/L

クレアチンフォスフォキナーゼ（CPK）とも呼ばれ、ATP とクレアチンを生成して筋肉のエネルギー代謝に関与する。骨格筋、心筋、神経に含まれており、これらの組織の破壊により血液中に逸脱する。急性心筋梗塞、心筋炎、悪性高熱等で高度に上昇する。筋肉運動、筋肉注射などで

も上昇するので留意する。4種類のアイソザイムがあり、急性の心筋障害を診断する際には、心筋型アイソザイム（CK-MB）の上昇を確認することが有用である。

H. アミラーゼ（AMY）　　基準値：39～115IU/L

でんぷんをマルトース（麦芽糖）に分解する消化酵素で、唾液腺から分泌されるS型と膵臓から分泌されるP型がある。健常時には唾液や膵液中に存在し、血液中にはごく少量しかない。しかし、膵臓癌や膵炎が起こると、膵臓組織内にあるアミラーゼが血液中に流れ出し高値になる。同様に、唾液腺炎や唾石症などによる炎症や閉塞によっても血中に流出する。急性膵炎の診断の感度は91.7～100％、特異度は71.6～97.6％と高い。

I. 総ビリルビン（T-Bil）　　基準値：0.2～1.2mg/dL

赤血球崩壊により生じるヘモグロビンのなかのヘムの最終産物であり、胆汁中の黄色色素である。生成されたビリルビンはアルブミンと結合して血液中を流れ、肝臓でグルクロン酸抱合されて抱合型ビリルビンとなる。肝臓で抱合処理される前の非抱合型ビリルビンを間接ビリルビン、抱合処理後を直接ビリルビンという。肝胆道疾患全般や黄疸で高値を示すほか、溶血性貧血などで赤血球が破壊された場合などでも、間接ビリルビンの上昇により高値になる。

J. 直接ビリルビン（D-Bil）　　基準値：0.4mg/dL以下

肝臓で抱合された直接ビリルビンは、大部分が胆汁から小腸に排泄されるが、一部は血液中に遊出し尿中に排泄される。この血中直接ビリルビンを測定したものである。肝胆道疾患全般や黄疸のみで高値を示し、溶血性貧血などでは高くならない。

⑨ビタミン

炭水化物、タンパク質、脂質以外の有機化合物の栄養素の総称をビタミンという。ヒトで13種類が認められており、ほとんどの場合、生体内で合成することができない。ビタミンが不足すると、ビタミンを補酵素として利用する酵素が関与する代謝の機能不全が起こる（**表7**）。

＊基準値は、臨床検査を行う施設や測定方法により異なる。

（依田哲也）

表7　主なビタミンの血液中基準値と作用

ビタミン名	基準値	作用等	主な低値疾患、病態
ビタミンA（レチノール）	40～100μg/dL	視覚、小児の発育、生殖機能維持	夜盲症、成長障害
ビタミンB$_1$（チアミン）	28～56ng/mL	糖代謝やタンパク代謝の補酵素	脚気
ビタミンB$_2$（リボフラビン）	10～50μg/dL	TCAサイクルでのATP産生。脂肪酸の酸化と合成	口内炎、舌炎、皮膚炎
ビタミンB$_9$（葉酸）	6.0ng/mL以上	核酸合成、赤血球造血	巨赤芽球性貧血
ビタミンB$_{12}$（コバラミン）	200pg/mL以上	正常な造血に関与	悪性貧血、平滑舌
ビタミンC（アスコルビン酸）	0.70～1.38mg/dL	補酵素、鉄原子の還元、抗酸化物質	壊血病（出血性歯肉炎など）
1,25（OH）$_2$ビタミンD	20～60pg/mL	活性型ビタミンDで、小腸のカルシウム吸収を促進し、骨の石灰化を賦活	くる病、骨粗鬆症
25（OH）ビタミンD	7～41ng/mL	ビタミンD栄養不足の指標	吸収不良、摂取不足

【参考文献】
1) 中原一彦監修：パーフェクトガイド検査値事典. 第2版, 総合医学社, 東京, 2014.
2) 依田哲也監修・編：すぐわかるカード式 歯科治療に必須の全身リスク診断と対応. 医歯薬出版, 東京, 2012.
3) 宮地勇人：検査値ベーシックレクチャー. 第2版, 67-73, 文光堂, 東京, 2015.

（4）免疫血清学検査

①炎症全般に関連するもの

A．C反応性タンパク

C反応性タンパク（C-reactive protein；CRP）は炎症マーカーの一つで、急性炎症が生じると数時間以内に血中濃度が上昇し、消炎すれば2～3日後には減少する。そのため、炎症の早期診断や経過観察における重要な指標である。また、心筋梗塞や悪性腫瘍などにより、組織破壊がある場合にも上昇する。

B．抗体（免疫グロブリン）

血清を電気泳動するとアルブミンとグロブリンに分けられ、グロブリンはさらにα_1、α_2、β、γに分けられる。抗体（antibody）は免疫グロブリン（immunoglobulin；Ig）とも呼ばれ、βからγ領域に含まれている。抗体分子は2本の重鎖（heavy chain）と2本の軽鎖（light chain）がヘテロダイマーを形成してY字型となり、Y字の2つの上端部がそれぞれ抗原（antigen）に結合する。重鎖にはγ、α、μ、δ、εの5種類あり、それらにより、それぞれIgG、IgA、IgM、IgD、IgEの5つのクラスに分類される。IgGとIgAはさらにサブクラスに分類され、前者にはIgG1、IgG2a、IgG2b、IgG3、IgG4が、後者にはIgA1とIgA2がある。このように分類された抗体の種類は、アイソタイプ（isotype）と呼ばれる。

IgG、IgA、IgMは、感染症、自己免疫疾患、腫瘍などに伴って量的ないしは質的異常がみられ、IgEはアレルギー疾患や寄生虫疾患の際に上昇する。さらに、ウイルスや細菌の感染症では、病原体に特異的な抗体の有無、量、クラスを調べることにより、過去の感染の有無や現在の免疫状態などがわかる。自己免疫疾患の場合には、各種自己抗体の有無や量を調べることにより、診断や重症度の判定ができる。アレルギー疾患の場合には、特異的IgEの有無や量を調べることにより、原因となる抗原の同定や重症度の判定の一助となる。

C．補体（complement）

補体とは、病原微生物などに対する生体防衛機構のなかで、種々の免疫反応やアレルギー反応の媒介物質として重要な役割を果たしている約20種類の血清タンパク質の総称である。血清中では不活性の状態で存在するが、抗原抗体複合物や凝集したγグロブリンとの結合で始まる古典経路（C1～C9）、細菌や動物の細胞膜などの表面で始まる第二経路、古典経路と相同のレクチン経路によって活性化され、溶血反応、溶菌反応、貪食作用や、炎症の促進など種々の生物活性を示すようになる。血清補体価（CH50）は、活性化を受けずに残っているC1～C9の総合的な活性を示す指標であり、さまざまな病態における補体系の関与を推察するために用いられる。

血清補体価は、急性感染症、炎症、腫瘍で非特異的に上昇することがあるが、臨床的に重要なのは減少する場合で、膠原病を中心とした自己免疫疾患、腎疾患、悪性腫瘍補体系の関与が推測される易感染性疾患などがある。これらの病態では、過剰な補体系の活性化が生じ、補体成分は

分解、消費されてしまい、その結果として補体価は低下する。また、慢性肝疾患による産生低下やネフローゼ症候群などによる排泄増加に伴って低下することもある。

② ウイルス感染症に関連するもの

A. 単純ヘルペス（疱疹）（herpes simplex）

単純ヘルペス（疱疹）は、単純ヘルペスウイルス（herpes simplex virus；HSV）の感染症であるが、初感染の場合はヘルペス性口内炎（疱疹性口内炎）（herpetic stomatitis）を、再発の場合は口唇ヘルペス（疱疹）（herpes labialis）を生じる。診断はほぼ臨床症状からなされるが、血清中の抗HSV抗体価を調べることで確定できる。その際、IgM（初感染時のみにIgGに先行して上昇し、1か月程度の短期間に消失）とIgG（初感染時にIgMに遅れて上昇し、その後は長期間持続し、再発時には早期に再上昇）のクラス別に調べたり、type 1（HSV-1）とtype 2（HSV-2）のどちらの感染かを調べたりすることも可能である。一般に、急性期（発症後早期）と回復期（発症後14〜21日）のペア血清の抗体価が4倍以上上昇した場合を有意と判断する。

また、潰瘍底や水疱内容液からHSVの検出・分離によって確定することもできる。

B. 水痘・帯状疱疹（chickenpox・herpes zoster）

水痘・帯状疱疹ウイルス（varicella-zoster virus；VZV）は、初感染では水痘を、再発の場合は帯状疱疹を生じる。単純ヘルペスと同様に、診断はほぼ臨床症状からなされるが、血清中の抗VZV抗体価を調べることで確定でき、IgMとIgGとを区別して調べれば、初感染か再発かを判断することも可能である。

また、潰瘍底や水疱内容液からVZVの検出・分離を行うこともある。

C. 流行性耳下腺炎（mumps）

ムンプスウイルス（mumps virus；MuV）は、伝染性に流行性耳下腺炎を生じる。診断は臨床症状からなされるが、抗MuV抗体が上昇していれば確定できる。

D. 伝染性単核（球）症（infectious mononucleosis）

Epstein-Barrウイルス（Epstein-Barr virus；EBV）は、Burkittリンパ腫から発見されたウイルスであるが、成人のほとんどが唾液などを介して感染しており、ときに伝染性単核（球）症を発症することがある。感染後は潜伏し、ときどき再活性化して維持・拡大し、終生にわたって完全に排除されることはない。悪性リンパ腫だけでなく、慢性活動性にさまざまな症状を示すことがある。

EBV感染に関しては、従来は異好抗体であるPaul-Bannell抗体を用いたPaul-Bannell反応が一般的検査であったが、現在は血清学的診断が発達し、抗EBV EA-IgG抗体、抗EBV VCA-IgM抗体、抗EBV VCA-IgG抗体、抗EBNA-IgG抗体をすべて測定することにより、総合的に判断するようになった。つまり、初感染では、抗EBV EA-IgG抗体偽陰性、抗VCA-IgM抗体またはIgG抗体陽性、抗EBNA抗体陰性のパターンが多いが、抗EBV EA-IgG抗体陽性であれば急性感染の可能性が高い。一方、既感染では抗EBNA抗体陽性であるが、他の抗体は通常は陰性である（抗VCA-IgG抗体は検出されることはあるが、低値である）。

E. その他のウイルス感染による全身疾患

B型肝炎ウイルス（hepatitis B virus；HBV）はB型肝炎の原因ウイルスであるが、院内感染対策で問題となるHBVキャリアの存在、再活性化B型肝炎の発症の問題、さらにはワクチン接種の普及などにより、EBVと同様に血清学的診断が発達した。さらに、抗原やウイルスDNA

の同定も可能であり、HBs抗原、HBs抗体、HBc-IgM抗体、HBc-IgG抗体、HBe抗原、HBe抗体、HBV-DNAを測定して、感染状態を総合的に判断する。急性感染症における各種抗体と、抗原、DNAの一般的な推移を**図2**に示すが、HBV感染後の潜伏期（1〜6か月）にはHBs抗原、HBe抗原、HBV-DNAが陽性になり、肝炎期（1〜6か月）の早期にはまずHBc-IgM抗体が陽性になり、次にHBc-IgG抗体が陽性になるとともにHBV-DNAは陰性化するが、HBe抗原が陽性の間は感染性が強い危険な状況である。晩期にはHBe抗体が陽性になるとともにHBe抗原は陰性化する。この時期の状態をセロコンバージョンと呼び、宿主の免疫機構がHBVの活動を押さえ込んだ状態であり、B型肝炎は鎮静化したと判断する。回復期になるとHBs抗原は陰性化し、臨床的治癒の状態になるとHBe抗体は徐々に陰性化し、HBc-IgG抗体とHBs抗体は陽性のまま経過する。その後、HBs抗体が陽性であれば治癒しているとみなすが、HBs抗原が陽性であれば**HBVキャリア**の状態である。HBVキャリアの状態が長く続く持続感染症における推移を**図3**に示すが、HBe抗原陽性の無症候性キャリア期から肝炎を生じてセロコンバージョンになり、その後はHBe抗体陽性の無症候性キャリア期から離脱期へと推移する例である。血清中のHBV-DNA量の測定は、慢性炎症の病態把握、予後の推定、抗ウイルス薬の効果判定などに有用である。

　C型肝炎ウイルス（hepatitis C virus；**HCV**）は**C型肝炎**の原因ウイルスであり、主な感染経路は輸血などの血液を介するもので、母子感染や一般感染の危険性はHBVよりも弱い。ただし、容易に遷延化、慢性化し、肝硬変、さらには肝癌へと進展する。抗HCV抗体検査はHCVキャリアをほぼ検出でき、陽性の場合は過去ならびに現在の感染状態を意味する。ただし、感染後に4〜8週を経過しないと陽性にはならないので注意を要する。また、HCV-RNAとHCVコア抗原を定量することによりウイルス量を測定することができ、慢性炎症の病態把握ならびに抗ウイルス薬の効果判定に有用である。

　ヒト免疫不全ウイルス（human immunodeficiency virus；**HIV**）は、**後天性免疫不全症候群**（acquired immunodeficiency syndrome；**AIDS**）の原因ウイルスであり、HIV抗原を検出する検査法は確立されたものがなく、HIV感染症ならびにAIDSのモニタリングには抗HIV抗体の測定が一般的である。ただし、HIVに感染をしたかどうかを調べる際、感染後に8〜12週を経過し

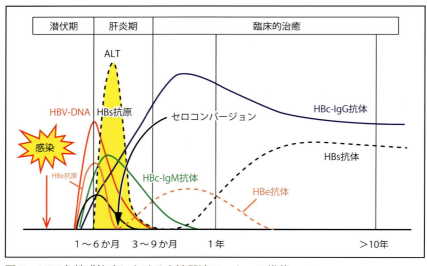

図2　HBV急性感染症における血清関連マーカーの推移

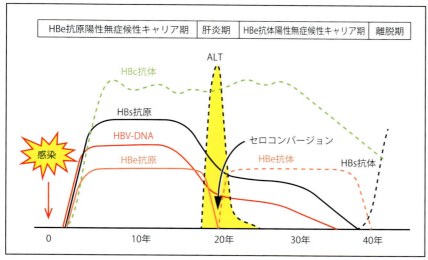

図3 HBV持続感染症における血清関連マーカーの推移

ないと陽性にはならないので注意を要する。

ヒトT細胞白血病ウイルス（human T-cell leukemia virus type 1；HTLV-1）は、成人T細胞白血病（adult T cell leukemia；ATL）の原因ウイルスであるが、感染力は高くはなく、多くは母子感染とされている。ただし、いったん感染すると、HTLV-1は生涯を通じて体内に留まって持続感染状態となり、抗HTLV-1抗体が陽性のHTLV-1キャリアとなる。また、ATL以外にも、HTLV-1関連脊髄症（HTLV-1-associated myelopathy；HAM）などの自己免疫疾患に類似したHTLV-1関連疾患を発症することも知られている。プロバイラルDNAを測定することにより、疾患活動性を把握する一助となる。

③細菌感染症に関連するもの

A. 一般細菌

細菌感染症の場合には、血清学検査は頻繁に行われるものではないが、抗ストレプトリジン-O（ASO）とエンドトキシンは臨床的に有用な検査である。

ASOは、β溶血性連鎖球菌（溶連菌）のうち、A群、C群、G群が産生する毒素であるストレプトリジン-Oに対する抗体のことで、溶連菌感染症で上昇する。特にA群溶連菌（化膿性連鎖球菌 *Streptococcus pyogenes*）感染症の初期症状は猩紅熱とも呼ばれ、特徴は高熱（猩紅熱）と強い喉の痛みであり、急性咽頭炎ないしは急性扁桃炎を生じて、舌はいわゆる苺舌（strawberry tongue）を呈する。溶連菌感染症は感染力が強く、悪化させると急性腎炎やリウマチ熱などを併発したりするので、疑えば検査をすべきである。

エンドトキシンは、グラム陰性菌の細胞壁の最も外側にある外膜を構成する成分で、内毒素とも呼ばれる。全身性炎症反応症候群（systemic inflammatory response syndrome；SIRS）は、細菌感染以外のさまざまな侵襲に対して産生される炎症性サイトカインによって引き起こされる全身性の急性炎症反応であるが、細菌感染の場合には敗血症、重症敗血症、敗血症性ショック、さらには多臓器不全などの重篤な病態の引き金になる。このようなときに、グラム陰性菌の感染症を疑えば測定すべきである。

B. 梅毒 (syphilis)

　梅毒では梅毒トレポネーマ (*Treponema pallidum*；TP) の梅毒血清反応検査で感染状態を調べるが、脂質抗原に対する抗体（リン脂質抗体）を検出する血清梅毒反応 (serologic test for syphilis；STS) がその一つで、rapid plasma regain (RPR) 法、ガラス板法、緒方法などがある。もう一つは、菌体あるいは菌体成分を抗原として抗トレポネーマ抗体を検出する TP 抗原法で、蛍光トレポネーマ抗体吸着 (fluorescent treponemal antibody-absorption；FTA-ABS) 法や、TP 感作赤血球凝集反応 (*Treponema pallidum* hemagglutination test；TPHA) などの検査がある。まずは定性検査を行い、陽性の場合は定量検査を行う。STS と TP 抗原法の両方が陰性であれば、感染していないか感染初期（1〜2週）であり、TP 抗原法の結果にかかわらず STS 陽性の場合は感染していると判断し、STS 陰性でも TP 抗原法陽性であれば感染して時間が経過したことを示す。つまり、STS は治癒後に陰性化するが、TP 抗原法は陰性化しない。

C. 結核 (tuberculosis)

　結核が考えられる場合には、一般にはツベルクリン検査とともに、抗酸菌染色や抗酸菌培養により結核菌 (*Mycobacterium tuberculosis*) を同定して確定診断をつける。ツベルクリン検査（いわゆるツ反）は、結核菌に対する遅延型反応を調べるために、精製ツベルクリン (purified protein derivative of tuberculin；PPD) を皮内注射して 48 時間後に反応を調べる。近年では、BCG には含まれない特異抗原で末梢血リンパ球を刺激して、インターフェロン γ 産生を測定するクォンティフェロン (QuantiFERON；QFT) 検査が行われる。

④真菌感染症に関連するもの

　口腔領域との関わりがある真菌感染症としては、カンジダとアスペルギルスが挙げられるが、β-D- グルカンは菌糸型接合筋を除くすべての真菌の細胞壁に共通して存在する多糖体である。真菌の破壊により血中濃度が上昇するため、真菌感染症、特に深在性真菌感染症のスクリーニングに有用な検査である。

⑤自己免疫疾患に関連するもの

A. 天疱瘡 (pemphigus)

　口腔内に発症するのは主に尋常性天疱瘡で、上皮細胞間を結合するデスモソームの構成分子であるデスモグレイン 1 (desmoglein 1；Dsg1) およびデスモグレイン 3 (desmoglein 3；Dsg3) に対する IgG 自己抗体に起因する。自己抗体は血清中に検出でき、尋常性天疱瘡では抗 Dsg3 抗体が必ず存在し、抗 Dsg1 抗体と Dsg3 抗体の両方が存在すれば全身の皮膚にも弛緩性の水疱が生じる粘膜皮膚型、抗 Dsg3 抗体のみが存在する場合は粘膜優位型となる。

B. 類天疱瘡 (pemphigoid)

　類天疱瘡は、基底膜に存在する接着分子であるヘミデスモゾームの構成タンパクに対する自己抗体に起因し、自己抗体は IgG あるいは IgA である。水疱性類天疱瘡では BP180 と BP230、粘膜類天疱瘡では BP180 とラミニン 332（ラミニン 5、エピリグリン）、後天性表皮水疱症ではⅦ型コラーゲン、妊娠性疱疹では BP180 に対する自己抗体が検出される。

C. Sjögren 症候群 (Sjögren syndrome)

　Sjögren 症候群は膠原病の一つであり、抗 SS-A 抗体と抗 SS-B 抗体は疾患特異性が高く、1999（平成 11）年に改訂された旧厚生省のシェーグレン症候群改訂診断基準に含まれている。また、2012（平成 24）年に発表されたアメリカリウマチ学会 (American College of Rheumatology；

ACR）の診断基準には、抗SS-A抗体と抗SS-B抗体に加えて、抗核抗体とリウマトイド因子も含まれている。さらに、診断基準には含まれていないものの、過半数の患者で血中のγグロブリンやCRPが高値を示す。

D. 全身性エリテマトーデス（systemic lupus erythematosus；SLE）

1997（平成9）年に改訂されたACRの診断基準には、抗核抗体、抗dsDNA抗体、抗Sm抗体、抗リン脂質抗体が含まれており、診断基準には含まれていないものの、リウマトイド因子とLE細胞（ヘマトキシリン体を貪食した好中球）も高率にみられる。

E. 関節リウマチ（rheumatoid arthritis）

2010（平成22）年に発表されたACRとヨーロッパリウマチ学会（European League Against Rheumatism；EULAR）の診断基準には、リウマトイド因子、抗CCP（cyclic citrullinated peptide）抗体、CRPが含まれている。

⑥アレルギー性疾患に関連するもの

Ⅰ型アレルギーの場合には血清IgEが高値であることが多いので、スクリーニングとして総IgE量が測定される。また、多くの抗原に対して、抗原特異的IgEを測定することが可能になっている。薬剤アレルギーの場合には、末梢血単核球を薬剤とともに培養してリンパ球の増殖を測定する薬剤誘発性リンパ球刺激試験（drug-induced lymphocyte stimulation test；DLST）が有用で、特にリンパ球が抗原と反応するⅣ型アレルギーの場合に陽性反応がみられる。

皮膚反応によってアレルギーの有無を調べることが可能で、スクラッチテスト、プリックテスト、皮内テスト、パッチテスト（皮膚貼付試験）がある。パッチテストは主にⅣ型アレルギーの判定に用いられ、金属アレルギーの原因精査のためにも行われる。

⑦悪性腫瘍に関連するもの

血清中には悪性腫瘍の存在を推定できる腫瘍マーカーが含まれており、腫瘍の早期発見、診断、さらには経過観察の際に有用である。

A. 口腔扁平上皮癌（oral squamous cell carcinoma）

口腔扁平上皮癌の場合には、癌胎児性抗原（carcinoembryonic antigen；CEA）、扁平上皮癌（squamous cell carcinoma；SCC）抗原、サイトケラチン19フラグメント（cytokeratin 19 fragment；CYFRA）、α-フェトプロテイン（α-fetoprotein；AFP）が腫瘍マーカーとされているが、原発巣の早期発見が可能なほどは感度が高くはないが、術後などで特に発見が難しい場合や化学放射線療法を行う場合の治療効果判定に有用である。

B. その他

口腔領域でみられるその他の悪性腫瘍のなかでは、悪性リンパ腫におけるLDHと可溶性インターロイキン2受容体（soluble interleukin-2 receptor；sIL-2R）、悪性黒色種におけるメラニン代謝産物である5-S-cysteinyldopa（5-SCD）などがある。

（中村誠司）

（5）微生物学検査

①目的と種類

細菌感染を受けた臓器・組織の分泌液や血液などから、疾患の原因細菌を検出するために行う検

査で、疾患の治療のために重要である。すなわち、どのような菌が原因で病気を起こしているのか
を塗抹・培養検査で、どのような治療薬が有効かを同定検査と薬剤感受性検査によって明らかにする。

塗抹検査は、患者から採取した検査材料（穿刺採取液、膿汁、剥離採取物など）中に存在する細
菌を染色液で染色し、顕微鏡で拡大（多くの場合は 1,000 倍）して観察する。細菌・感染の有無
を把握できる。さらに原因菌を推定して、抗菌薬を選択する際の判断材料になる。数十分で判定で
きる迅速性に優れた検査である。

培養検査は検査材料中に存在する細菌の種類を特定する検査で、塗抹検査で存在が確認された細
菌を、さらにどのような細菌なのかを判定するために実施する。細菌は培養すると増殖し、肉眼で
も観察可能な集落「コロニー」を形成する。「培養検査」で細菌に集落を形成させ、さらに「同定検査」
でコロニーの性状を確認し、どのような細菌かを決定する。判定には 24 時間程度が必要である。

検体としては以下のものが採取される。

- 膿汁：口腔領域歯性感染症では膿瘍腔からの穿刺液
- 血液（静脈血ときに動脈血）：敗血症、感染性心内膜症、腸チフス、パラチフス、グラム陰性
  桿菌感染症
- 痰：肺炎、気管支炎、肺結核
- 鼻汁：鼻炎や副鼻腔炎
- 耳漏：外耳道炎や中耳炎
- 胃液（胃管採取）：結核やアニサキス症
- 胆汁（胃管採取）：胆嚢炎、胆管炎、膵炎
- 髄液（脊髄穿刺）：髄膜炎
- 尿道や膣の分泌液：尿道や膣から分泌する液を採取する。尿道炎、膀胱炎、膣炎、子宮頸管炎、
  子宮内膜症、性行為感染症（淋菌、クラミジア、トリコモナス、カンジダなどによる性感染症）

②実施上の注意点

検体の採取と取り扱い：抗菌療法開始前に採取することが原則である。抗菌療法中では 24 時間
投薬を注意して採取することがのぞましい。中止が不可能なときは、投薬直前に採取する。血液培
養は有熱時に施行すると菌の検出率が高い。

原因菌の検出率を高めるためには、検体の採取が複数回必要な場合がある。

穿刺して検体を採取する場合は、常在菌の混入を防ぐために、皮膚穿刺では皮膚をイソジン液に
て消毒後実施する。表皮ブドウ球菌やプロピオニバクテリウムが検出されたときは、皮膚常在菌の
混入の可能性が高い。口腔粘膜を穿刺して検体を採取する際は、完全消毒は不可能であるが、うが
い後、イソジンやヒビテンで穿刺部を消毒する。開放性膿瘍では、消毒後に、滅菌綿棒や輸送用培
地付き綿棒で膿汁または分泌物をぬぐい取って検体を採取する。ただし、口腔や咽頭の表在病変か
ら検体を採取する場合は、消毒を行わず直接採取する。

尿検査では初尿を捨て、中間尿またはカテーテル尿を採取するのが原則である。

採取した検体は、ただちに検査部門か検査施設に送付して検査を実施する。検体を室温に放置しな
い。ただちに検査できない場合は冷蔵庫に保管する。尿検体は、2 時間以上室温にて放置した場合は
雑菌が繁殖する。淋菌や髄膜炎菌感染を疑う場合は、低温に弱いので孵卵器に保管する必要がある。

嫌気性菌検査が必要な場合は、検体を空気に触れさせないことが重要で、穿刺注射筒内の空気を
抜くことや、注射針の先にゴム栓をすることで空気と遮断する。検体は嫌気ポーターを使用して輸

送する。

③検査法

塗抹検査：**塗抹染色法**と**新鮮無染色標本検査法**とがある。塗抹染色法ではガラス板状に検体を塗抹し、乾燥・固定・染色・垂線・乾燥後検鏡する。染色法には、単染色（メチレンブルー）、グラム染色、特殊染色がある。新鮮無染色標本検査法は、生きたままの細菌の形態・運動性の有無を観察でき、紡錘菌やスピロヘータの観察で行われる。顕微鏡には、運動性や内部の微細構造の観察のために位相差顕微鏡が、また微細構造の立体像観察に微分干渉顕微鏡が使用される。

培養検査：塗抹標本を観察して細菌が認められない場合や細菌数が少ない場合に、目的に応じた液体培地で増菌培養が行われる。また、塗抹標本で多数の細菌を認める場合には、平板培地へ塗抹して分離培養を行う。分離培養によって集落が認められたら、集落の大きさと形、表面性状、辺縁性状、色調、隆起などを観察する。さらに、孤立集落の一部を採取して、グラム染色して細菌の形態と染色状況を観察する。また、異なる形態と考えられた集落は純培養を行って、細菌を同定する。

④**薬物感受性試験**

病原菌に対する薬剤の抗菌力を明らかにし、最も適した薬剤を選択するために行う試験である。抗菌療法の開始時、経験的治療中に臨床症状が悪化したとき、あるいは適切な抗菌療法を行ったにもかかわらず、臨床的効果が得られず耐性菌の存在が疑われる場合に実施する。

迅速な結果が必要な場合は、塗抹標本にて観察する直接法と、分離培養した細菌に対して間接法として行う場合がある。

試験方法は**希釈法**と**拡散法**がある。希釈法は検査する薬剤ごとに段階希釈した薬剤を含む培地を作り、これに一定量の被験菌を接種して培養し、細菌の発育阻止程度を観察する定量的測定法である。種々の濃度に希釈された薬剤を含む一連の寒天培地を使用すれば、**最低発育阻止濃度**（minimal inhibitory concentoration；MIC）を測定することができる。拡散法は、あらかじめ被験菌を混合した培地に薬剤溶液を接触させて培養し、培地内で薬剤が拡散することを利用する検査で、薬剤が拡散した部位で被験菌の発育が阻止されるため、その発育阻止帯の程度によって被験菌の感受性を測定する。よく行われる方法は簡便な濾紙円板法で、1濃度ディスク法と3濃度ディスク法がある。

（嶋田　淳）

2 >> 生体機能検査（検体検査を除く）

（1）呼吸機能検査

呼吸の構成要素は、呼吸中枢、気管支・肺胞、胸郭・横隔膜、そしてガス運搬に関わる肺循環である。呼吸機能検査は、換気機能検査とガス交換機能検査の諸検査から成り立っており、肺機能状態を数量的、客観的に把握するために行われる[1]。歯科領域においても、全身麻酔施行例や精神鎮静法を用いる症例に行う基本検査項目の一つである[2]。有意識下の歯科治療時においても、呼吸器疾患の急性増悪、呼吸困難や咳などによる治療中止の可能性を知る判断基準となるため、重要な検査である[2]。

①換気機能に関する検査[1-4]

A. スパイロメトリー

　換気機能検査において、最も基本的で重要な検査である。測定する機器をスパイロメータ、記録された曲線をスパイログラム（**図4**）という。**スパイロメトリー**では、安静呼吸と努力呼吸の検査を行い、肺活量、努力肺活量、1秒量・1秒率を求める。肺活量の減少は、胸郭縮小、変形、運動障害、進展性制限などによって起こる拘束性障害を表す。肺活量の基準は、年齢・性別・身長を考慮した予測値を求め、それに対する%で表す方法（%VCや%FVC）が一般的である。正常値は80%以上であり、それ未満は**拘束性換気障害**と診断する。努力呼吸の検査では、1秒間で吐けた1秒量と、それと同時に測定できる努力肺活量に対する百分率で1秒率が求められる。70%以上が正常であり、それ未満は**閉塞性換気障害**と診断する（**図5**）。

　また、努力性肺活量を測定した際に、気流速度と気流量を連続的にプロットしたものをフローボリューム曲線という。この結果から、太い気道（気管や太い気管支）と細い気道（細気管支などの末梢気道）のどちらかに閉塞があるのかを判別できる。

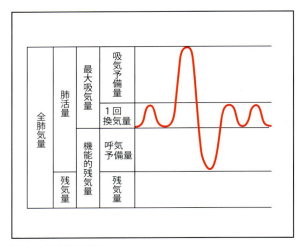

図4　肺気量分画

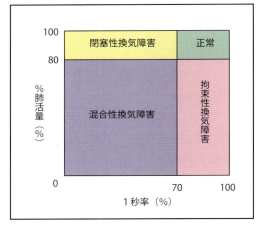

図5　スパイログラムによる換気障害の分類

B. 気道抵抗および呼吸抵抗

　気道抵抗は、気管支の閉塞による機能障害を直接検査する方法であり、ボディプレチスモグラフィ法が一般的である。このボディプレチスモグラフ箱には、気流量計、差圧式圧トランスデューサと肺気量測定のためのシャッターが装備されている。気道抵抗（airway resistance；Raw）は、肺胞内圧（Palv）と口腔内圧（Pm）の差（⊿Palv：Palv － Pm）、および気管支を流れる気流速度（V）から、

　　Raw ＝ ⊿Palv/V（単位：cmH$_2$O/L/秒）

の式で算出される。基準値は 0.2～2.5cmH$_2$O/L/秒である。

　Raw の測定は専用の大型機器を必要とするため、臨床的には簡易的にオッシレーション法により測定される呼吸抵抗で代用することが多い。呼吸抵抗の基準値は 4cmH$_2$O/L/秒以下である。

C. 肺コンプライアンス

　肺の膨らみやすさを示し、小さな圧力で肺がよく膨らめば、**肺コンプライアンス**が大きいという。肺コンプライアンス（C）は、食道内圧の測定値を代用した圧力の変化（⊿P）と、スパイロメー

タまたはボディプレチスモグラフィにて測定して求めた肺気量の変化 ($\varDelta$ V) から、

C $= \varDelta$ V/ $\varDelta$ P（単位：L/cmH$_2$O）

で求められる。正常値は 0.2L/cmH$_2$O である。

D. クロージングボリューム

肺気管支から肺胞にいたる末梢気道に起こる閉塞現象を認めた際の肺気量をいう。末梢気道閉塞の早期発見に有効である。呼出時の N$_2$ 濃度を連続的にモニターする N$_2$-resident 法がある。正常値は肺活量の 15 ～ 20％である。

②ガス交換機能に関する検査 [1-4]

A. 肺拡散能検査

肺胞に達した酸素がどの程度血液中に拡散するかを評価する。実際には、ヘモグロビン反応が酸素に似た性質をもつ一酸化炭素を吸入させ、呼気中に残存する一酸化炭素濃度を測定する。この濃度が少ないほど肺拡散能力は高い。

B. 動脈血ガス分析

動脈血（採血部位：前腕動脈、橈骨動脈、大腿動脈）の**酸素分圧（PaO$_2$）**、**二酸化炭素分圧（PaCO$_2$）**、**酸素飽和度（SaO$_2$）** を電極法により測定し、呼吸不全の評価を行う。SaO$_2$ はヘモグロビンに結合する O$_2$ の割合を表す。SaO$_2$ は PaO$_2$ に依存し、これがいわゆる S 字型の酸素解離曲線で表される。正常値は PaO$_2$：90 ～ 100mmHg、PaCO$_2$：40 ± 5mmHg、SaO$_2$：95％以上である。

動脈血ガス分析は、pH や酸塩基平衡を調べる目的にも利用される。酸塩基平衡の異常には呼吸性と代謝性があり、4 つのパターンを以下に示す。正常値は pH：7.4 ± 0.05 である。酸塩基調節に関わる重炭酸イオン（HCO$_3$$^-$）は、CO$_2$ の一部が水と反応して形成された炭酸（H$_2$CO$_3$）が体液中で分離し、塩基として働く。正常値は 22 ～ 26mmol/L である。

- **呼吸性アシドーシス**（pH 低下、PaCO$_2$ 増加）
- **呼吸性アルカローシス**（pH 上昇、PaCO$_2$ 低下）
- **代謝性アシドーシス**（pH 低下、HCO$_3$$^-$ 低下）
- **代謝性アルカローシス**（pH 上昇、HCO$_3$$^-$ 増加）

C. パルスオキシメータ

非観血的かつ連続的に酸素飽和度を測定できる。**パルスオキシメータ**によって得られた酸素飽和度は **SpO$_2$** とし、動脈血ガス分析で得られた SaO$_2$ と区別している。睡眠時無呼吸症候群の検査では睡眠時の SpO$_2$ を記録し、評価する。

（大木秀郎）

【参考文献】
1) 高木 康，山田俊幸編：標準臨床検査医学. 第 4 版，336-352，医学書院，東京，2013.
2) 道 健一，古屋英毅，作田正義，久保木芳徳編：検査・検査値・全身疾患. 第 1 版，82-84，デンタルダイヤモンド社，東京，1995.
3) 吉澤靖之編：呼吸器系マニュアル. 第 2 版，134-183，羊土社，東京，2005.
4) 日本呼吸器学会肺生理専門委員会編：臨床呼吸機能検査. 第 7 版，3-111，メディカルレビュー社，東京，2008.

（2）心機能検査（heart function test）

　心臓の機能は、全身に血液を送るためのポンプ作用である。この作用を維持するための心臓の働きを評価する検査を心機能検査といい、通常以下のものが実施される。

①心電図（electrocardiogram；ECG）

　心臓が正常な（ポンプ）機能を発揮するためには、先行して規則的な電気的興奮（興奮伝導）が必要である。この活動電位を体表面で記録するのが心電図である。興奮伝導は、右心房の洞房結節 → 心房 → 房室結節 → ヒス束 → 心室中隔上部 → 左右の脚 → プルキンエ線維（Purkinje fiber）→ 左右心室筋へと広がる（図6）。

　心電図により、心房拡大・心室肥大、伝導障害（房室ブロック、脚ブロック）、冠動脈疾患（狭心症、心筋梗塞）、不整脈（徐脈性、頻脈性、期外収縮）、薬剤の影響（アドレナリン、β遮断薬、ジギタリス、抗不整脈薬）、電解質異常（高カリウム血症、低カリウム血症、高カルシウム血症、低カルシウム血症）、慢性肺性心などの診断が可能である。

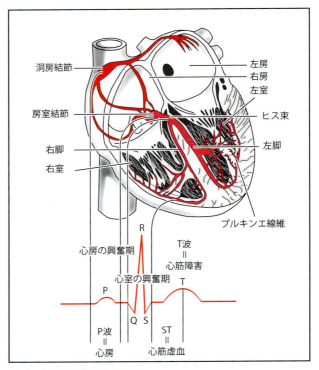

図6　刺激伝導系と心電図

A．心電図の種類と誘導法

a．標準12誘導心電図（12誘導心電図）

　これには四肢誘導法と胸部誘導法がある。四肢誘導法には、双極肢誘導（第Ⅰ誘導、第Ⅱ誘導、第Ⅲ誘導）と単極肢誘導（aV_R、aV_L、aV_F）があり、胸部誘導法にはV_1～V_6がある。四肢誘導法は、前額面断上で心臓の電気的興奮を記録し、胸部誘導法は水平面上で記録する（図7 a,b）。

b．Holter心電図

　携帯型心電計を用いて24時間連続で記録する。発作時にしか記録できない虚血性心疾患や、突発型不整脈の検出に用いられる。

c．運動負荷心電図

　運動負荷による虚血性心疾患などの心電図変化を捉えるために行われる。負荷方法によって、マスター法（2段の階段昇降）、トレッドミル法（ベルトコンベヤー上での歩行）、エルゴメーター法（ペダルこぎ）がある。

d．モニター誘導法

　処置中の心電図モニターには、簡易的に胸部に貼付する電極（1極はアース）から誘導する心電図が用いられる。種類としては、第Ⅱ誘導（心臓の下面をみる）、MCL1誘導（不整脈の判定）、MCL5誘導（T、STの変化を捉える）、NASA誘導（筋電図の混入が最も少ない。不

整脈の判定）などがあり、モニターしたい部位、目的に応じて選択する（**図8**）。

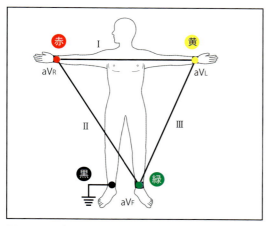

図7a　四肢誘導法

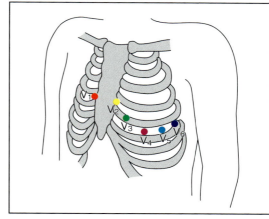

図7b　胸部誘導法

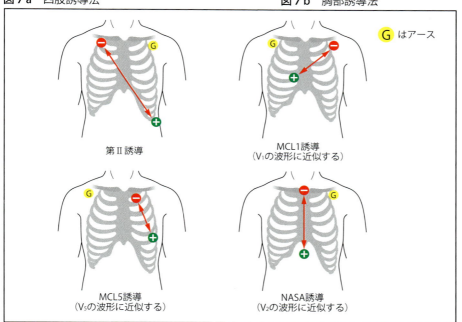

図8　モニター心電図（3点誘導法）

B. 心電図の読み方

a. 基本波形と各要素の間隔（時間）（図9）

- P波：両心房の脱分極を表す。0.08〜0.10秒が正常範囲。
- QRS波：両心室の脱分極を表す。0.06〜0.10秒が正常範囲。
- T波：両心室の再分極を示す。0.10〜0.25秒が正常範囲。
- U波：プルキンエ線維の再分極波ともいわれている。

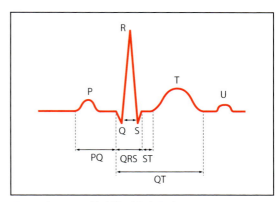

図9　心電図の基本波形と各要素

- RR 間隔：心室興奮の間隔をいう。1500 ÷ RR 間隔（距離：mm）＝ 60 秒 ÷ RR 間隔（時間：秒）＝心拍数 となる。例えば、RR 間隔が 20mm（0.8 秒）であれば、心拍数は 75 回 / 分となる。
- PQ 間隔：房室伝導時間を表す。0.12 〜 0.20 秒（3 〜 4mm）が正常。
- QT 間隔：心室の収縮時間を表す。0.36 〜 0.48 秒（9 〜 12mm）が正常。QT 時間は、心拍数によって影響を受けるため、RR 間隔で補正して評価されることがある（QTc ＝ QT〈秒〉/ √ RR 間隔〈秒〉）。
- 基線：T（U）波の終わりから P 波の始まりまで。

b．波形の異常
- P 波の異常：増高、拡幅、陰性化により、心房の拡大（圧負荷増大）を意味する。
- QRS 波：増高により左室肥大、拡幅により心室内伝導障害（脚ブロック）、Q は増幅により心筋梗塞を意味する。
- T 波：増高は高カリウム血症、心筋梗塞初期、陰性化は心筋虚血、左室肥大（圧負荷増大）、心室内伝導障害、冠性 T は心筋梗塞を意味する。
- RR 間隔：増幅（＞ 1.2 秒、30mm）では徐脈、短縮（＜ 0.6 秒、15mm）では頻脈を意味する。間隔が不規則なものは不整脈である。
- PQ 間隔：延長は房室ブロック（第 I 度）、短縮は早期興奮症候群（WPW 症候群など）を意味する。
- QT 間隔：延長は電解質異常（低カリウム血症、低カルシウム血症、低マグネシウム血症）、QT 延長症候群などでみられ、心筋収縮力の低下を意味する。短縮は QT 短縮症候群（先天性、二次性）でみられる。
- ST 部分：低下は狭心症、上昇は心筋梗塞と異型狭心症でみられる。突発的な心室細動を引き起こす可能性のある Brugada 症候群では、V$_1$-V$_2$ に凸型の ST 上昇がみられる。

c．電気軸の読み方と意義
- 心臓電気軸（frontal axis）：前額面上に投射した心室の興奮ベクトルの方向（角度）。正常範囲は 0°〜＋ 90°で、− 30°より小さい場合を左軸偏位、＋ 110°より大きい場合を右軸偏位という。左軸偏位を呈する疾患としては、左室肥大、左脚前放線ブロック、肺気腫、心筋症、下壁梗塞などがある。右軸偏位を呈する疾患には、右室肥大、急性肺性心、左脚後放線ブロックなどがある。
- 心臓回転：胸部誘導から求める水平面上の心臓軸の回転をいう。胸部誘導で R 波と S 波が等しくなる誘導を移行帯といい、通常は V$_3$ と V$_4$ の間にある。移行帯が V$_1$ 側に移動していることを反時計方向回転とし、逆に V$_6$ 側に移動している場合は時計方向回転という。反時計方向回転を呈する疾患には左室肥大、時計方向回転では右室肥大がある。

②心音図（図 10）、心機図
　心音図とは、心音を電気信号に変えて記録したものである。心音は、I 音（主に僧帽弁閉鎖音、大動脈弁開放音）、II 音（主に大動脈弁閉鎖音〈II a〉と肺動脈弁閉鎖音〈II b〉）、III 音（心室拡張終期の心室筋の伸展による音）、IV 音（心房収縮による血液が心室に流入する音）、OS（僧帽弁開放音）の 5 つの音から構成される。心音の異常はさまざまな心疾患でみられるが、特に心臓弁疾患（狭窄症、閉鎖不全）で顕著にみられる。
　心機図とは、心電図、心音図とともに心尖拍動、頸動脈波、頸静脈波を圧トランスデューサで同

時記録したものをいう。これにより、心臓の電気的的変化、心音、心拍出による脈圧の三者から心機能を有機的に評価できる。最近では、心エコー図検査の普及により行われなくなっている。

③胸部エックス線

直接的な心機能の評価は困難であるが、心機能の破綻により生じる二次的な変化（心不全など）を検知することができる。立位での

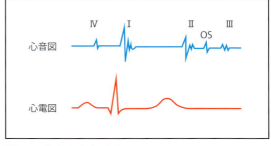

図10　心音図と心電図

正面像が一般的であるが、必要に応じて側面像、(右・左)斜位も撮影される。心胸郭比（cardiothoracic ratio；CTR）は心臓の大きさを評価する指標で、正常では50％未満である。50％以上は心臓が拡大しているとされ、精査が必要である（図11）。

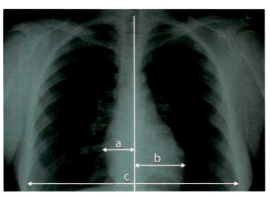

$$CTR = \frac{a+b}{c} \times 100\ (\%)$$

図11　心胸郭比（CTR）

④心エコー図（心臓超音波検査）

心エコー図（ultrasoudcardiogram；UCG）とは、高周波の超音波を心臓に当て、反射してくる波を画像化して心臓の形態、動き、機能、血流を評価する検査である。断層法（Bモード）とMモード、ドプラー法があり、ドプラー法にはカラードプラー法、パルスドプラー法、連続波ドプラー法がある。それぞれ測定目的に応じて使用する。シンエコーズ検査法は放射線被曝の恐れもなく、非侵襲的検査であるので、心機能の評価によく用いられる。

A．心エコー図検査の結果の評価

通常、結果は英（略）語で報告されることが多い。

- LVDd（left ventricular end-diastolic dimension）：左室拡張末期径。左室の拡張終期における径。正常範囲は40～55mm。
- LVSd（left ventricular systoric dimension）：左室収縮末期径。左室の収縮終期における径。正常範囲は30～45mm。
- EF（ejection fraction）：駆出率。左室拡張末期容容積（LVEDV）に対する1回拍出量（SV）の比。正常範囲は60～80％。50％以下は収縮不全（心不全）。
- ％FS（fractional shortening％）：左室内径短縮率。LVDdに対する（LVDd－LVDs）の比率。正常範囲は30～50％。

- 壁運動異常：normal（正常）、hypokinesis（低収縮）、akinesis（無収縮）、dyskinesis（奇異性収縮）
- 壁運動異常の部位：focal（前壁）、posterior（後壁）、lateral（側壁）、apex（心先部）、antero-septal；A-S（前壁中隔）、diffuse（広範性）
- 弁の逆流：trivial（ごくわずか、異常なし）、mild（わずか）、moderate（中程度）、severe（大量）

⑤心臓カテーテル検査

末梢動脈または末梢静脈から心腔や冠動脈にカテーテルを挿入し、大血管、心臓の内腔圧を測定するほか、心臓、冠血管の造影など行うのに行われる。以下の方法がある。

A．右心カテーテル法

Swan-Ganz カテーテルを末梢静脈から挿入し、大肺動脈末梢へと進め、圧を測定することができる。左室拡張終期圧（left ventricular end-diastolic pressure；LVEDP）を反映するという肺動脈楔入圧を測定できる。基準範囲は4〜12（平均9）mmHg である。また、心拍出量の測定もできる。

B．左心カテーテル法

末梢大動脈から pig tail カテーテルを大動脈を通って左室に進める方法である。冠動脈の造影（coronary angiography；CAG）に用いられる。

そのほか心臓の機能評価には、⑥ CT、MRI、⑦核医学検査なども行われる。

（3）消化管機能検査

消化管の働きや異常を検知するための検査で、以下のものがある。

①上部消化管エックス線造影検査

一般にいうバリウム検査のことで、造影剤（硫酸バリウムの乳化剤）を飲んで、食道、胃、十二指腸までの消化管を造影し、エックス線透視下で観察して病変を診断する。同時に発泡剤を飲んで、胃を膨らませることによりバリウムが胃内壁に張り付く状態となる。その形状の変化により、胃壁などに生じた病変を早期から発見することができる（二重造影法）。食道癌、胃癌、胃・十二指腸潰瘍などの診断が可能である。

異常がある場合は、エックス線造影による再検査、上部消化管内視鏡検査（胃カメラ）、生検、腫瘍マーカー（CEA）検査などでさらに詳しく検査が必要である。

②上部消化管内視鏡検査

一般にいう胃カメラといわれるもので、ファイバースコープ法と近年開発された電子内視鏡がある。電子内視鏡は細い内視鏡の先端に CCD カメラを装着したもので、テレビモニターに映しながら観察が可能で、現在はこれが主流となっている。近年では、鼻から内視鏡を挿入する経鼻内視鏡検査が行われるようになり、経口内視鏡に比べ咽頭部への刺激が少なく、嘔吐反射が少ないため患者への負担を減少できる。

上部消化管内視鏡検査では、粘膜を直接観察が可能なため、病変の大きさ、形、色、出血の有無などが確認でき、確定診断に有効である。さらに5mm 以下の病変も発見でき、また病理標本の採取（生検）も同時に可能である。

③胃液分泌機能検査

胃液は、塩酸（胃酸）、ペプシン、粘液（ムチン）、内因子（糖タンパク質）などから構成され、1日の分泌量は約1〜2Lで、神経性調節（迷走神経）と体液性調節（ガストリンなど）により調節される。胃液分泌のメカニズムは、脳相（刺激）、胃相（刺激）、腸相（抑制）の3相に分けられる。すなわち、食物による臭覚、味覚刺激により大脳皮質〜延髄にある胃液分泌中枢の迷走神経核を介して壁細胞とG細胞（ガストリン分泌細胞）が刺激され、壁細胞からは塩酸、G細胞からはガストリンが分泌されて、胃液の分泌が促進する（脳相）。次に食物が胃内に入ると、物理的刺激により壁細胞を、化学的刺激（タンパク質、ペプトン、アミノ酸など）によりG細胞を刺激し、胃液の分泌が促進する（胃相）。このとき、塩酸の分泌量は基礎分泌量の10〜20倍に達し、その状態が3〜4時間続く。さらに、食物が十二指腸に入ると、十二指腸壁のS細胞からセクレチン、K細胞からGIP（glucose-dependent insulinotoropic polypeptide）、I細胞からCCK（コレシストキニン）が分泌されて、ガストリンと塩酸の分泌を抑制する（腸相）。

胃液分泌機能検査は、空腹時に口または鼻から胃ゾンデを胃の中まで挿入して、まず胃の基礎分泌液を採取する。次に胃液分泌刺激薬を投与して10分ごとに胃液を採取し、その量、色、pH、匂いなどを観察する。基準値は、pH1.5〜2.0、基礎分泌量30〜100mL/時、最高分泌量80〜200mL/時、基礎酸分泌量0〜8mEq/時、最高酸分泌量5〜20mEq/時である。

胃液の分泌量が多い場合は、幽門部の狭窄による胃の排泄障害、少ない場合は、胃癌や慢性胃炎が疑われる。胃液の色が黒ずんでいれば胃癌、血が混ざっている場合は胃潰瘍が疑われる。胃液の匂いは、酸味臭がある場合は胃潰瘍や胃炎、悪臭の場合は胃癌や幽門狭窄が疑われる。胃酸の分泌量が多い場合は胃潰瘍、十二指腸潰瘍、Zollinger-Ellison症候群が疑われる。

④超音波内視鏡検査

内視鏡に超音波プローブが付いたもの（EUS）で、消化管内腔から観察する。腹部エコーに比べ、空気や脂肪、骨による画像障害が少なく、高い分解能の画像を得ることができる。食道、胃・十二指腸、大腸、胆嚢、膵臓などの腫瘍の詳細な情報（位置、大きさ、浸潤度、リンパ節など）を得ることができる。膵臓や胆嚢の腫瘍の良性・悪性の診断鑑別など、膵臓・胆道系疾患の検出、診断に有効である。

⑤便潜血反応検査

従来は採取した便に、ヘモグロビンに反応して青色に変色する試験紙をつけて判定していた（化学的潜血反応）。しかし、摂取した肉や野菜の成分にも反応するため偽陽性の判定となることがあるので、食事制限などが必要であった。現在は、人のヘモグロビンだけに反応する抗体を用いた免疫学的潜血反応が行われ、偽陽性の判定は減少した。大腸癌のスクリーニング検査として広く用いられており、連続する2日間の検査では、進行癌で90%、早期癌で50%検出できるといわれている。

消化管からの出血を検出し、食道・胃の静脈瘤、食道癌、胃潰瘍、大腸癌、直腸癌、膵臓癌などの可能性を指摘できる。確定診断には、さらに詳細な検査が必要である。

⑥注腸エックス線検査（下部消化管エックス線検査）

大腸に造影剤を注入し、エックス線撮影して検査する。前日から下剤により腸を空にし、さらに検査前には観察しやすいように抗コリン薬を投与して腸の蠕動を抑える。抗コリン薬を使用できない患者（緑内障、前立腺肥大症、不整脈などのある患者）には、内視鏡検査に切り替える。

大腸癌のほか、大腸ポリープ、クローン病、大腸憩室、潰瘍性大腸炎などの診断に有効である。

⑦大腸内視鏡（下部消化管内視鏡検査）

　肛門から内視鏡を挿入し、直腸から盲腸までの病変を直接観察する。管腔内の形態異常（炎症、潰瘍、ポリープ、がん、憩室など）を観察できるほか、同時に生検やポリープの切除などもできる。検査にあたっては、前日までは通常に摂食させ、検査当日に下剤の代わりに電解質液を飲ませ、大腸内を洗浄してから検査する。場合によっては、蠕動運動を抑制するため抗コリン薬を投与することもある。

　検出疾患は注腸エックス線検査と同様であるが、疾患の色、形状、大きさ、出血の有無などの詳細を観察できる。

　上記以外にも消化管機能検査があるが、必要に応じていくつかの検査を組み合わせ、確定診断がされる。

（城　茂治）

（4）肝・胆道機能検査

①肝臓の機能 [1,2,3]

　肝臓は右側肋骨の内側で、横隔膜の下にあり、重さは男性で約 1,400g、女性で約 1,200g であり、内臓のなかで最も大きな臓器である。肝臓は沈黙の臓器といわれ、再生能力・代償能力に優れ、傷害を受けても残った正常細胞が余分に働き、機能を維持する特徴を有している。これを肝再生という。しかし、反面、異常があっても気付かず、気付いたときには病状が進んでいることがある。

　肝臓の 60％は肝細胞で構成され、肝鎌状間膜によって大きく右葉と左葉に分けられる。下部に門脈、肝動脈、胆管が出入りしている。小腸で吸収された栄養素のほとんどが、門脈を通り肝臓に運ばれ、肝細胞内の働きにより合成、分解、貯蔵、解毒される。必要なものは貯蔵され、不要または有害物質は胆汁中に分泌し、腸管に送り排泄される。

A．栄養素の代謝

肝臓に送られてきた栄養素の代謝に働く。

　a．炭水化物の代謝

　　門脈により送られてきた**グルコース**から**グリコーゲン**を合成し、肝臓や筋肉に蓄えられる。血中グルコースが不足すると、グリコーゲンをグルコースに分解して血中に放出される。肝細胞には、アミノ酸や脂肪からグリコーゲンを合成する機能もある。

　b．タンパク質の代謝

　　肝細胞は、血漿タンパク質の**アルブミン**や血液凝固因子の**フィブリノゲン**を生成する。肝機能障害では、血漿アルブミンやフィブリノゲンが減少する。また、不要なアミノ酸やアンモニアを分解して尿素を作成して腎臓から排泄する。

　c．脂肪の代謝

　　脂肪酸を分解して、コレステロールやケトン体を生成する。

B．胆汁の生成

　胆汁は肝細胞で産生され、胆嚢を経由して十二指腸に分泌される。脂肪を乳化して脂質分解酵素リパーゼの作用を補助し、脂溶性ビタミン（A・D・E・K）、鉄、カルシウムの吸収に働く胆汁酸を含んでいる。不要な**ビリルビン**（ヘモグロビンの代謝産物）、コレステロール、胆汁酸の排

泄に関与する。このため、糞便の色はこのビリルビンの色である。

C．薬物の分解と解毒

血液中の有毒物質を分解あるいは**グルクロン酸抱合**で無毒化して、胆汁に排泄する。アルコール代謝は、酵素によってアセトアルデヒドから酢酸に、最終的には水と二酸化炭素に分解される。

D．血液凝固因子の生成

ビタミンKは、肝細胞における血液凝固因子Ⅰ（フィブリノゲン）、Ⅱ（プロトロンビン）、Ⅶ、Ⅸ、Ⅹが合成に不可欠とされている。

E．造血

骨髄を刺激して赤血球成熟を助ける**ビタミンB$_{12}$**を蓄える。ヘモグロビンの材料となる鉄を蓄える。肝機能障害による貧血の成因として、出血、赤血球寿命の短縮すなわち**溶血**、葉酸代謝障害などのアルコールによる造血障害などがある。

②**肝機能障害** [4,5,6]

A．肝炎ウイルス感染症（viral hepatitis）

肝炎ウイルス感染症は、その起因ウイルスによって大きく経過が異なる。わが国では、A、B、Cの3つの肝炎ウイルスが大部分であり、B（HBV）型、C（HCV）型の持続感染の一部では、病変が進行して慢性肝炎、肝硬変に至る。C型では自然軽快はなく、持続感染では高率に肝細胞癌の発症をみる。医療従事者には、**B型肝炎ウイルスワクチン**の接種が必要である。

わが国でのHBVキャリア率は、1％程度である。一方、HCVは、感染した年齢に関係なく、70～80％に持続感染が起こり、肝硬変へ進展した症例での肝細胞癌の合併症は7％である。全体として、HCV抗体の保有率は1.2％程度である。肝炎ウイルスの血清診断には、HBVではHBs抗原検査、HCVではHCV抗体検査、HCV-RNA検査が用いられる。

B．急性肝炎（acute hepatitis）

急性に生じる肝臓の炎症である。原因はウイルス（A型・B型・C型）、薬物、アルコール、自己免疫が挙げられる。全身倦怠感、発熱、食欲不振、悪心、腹痛を伴って発症する。AST（GOT）、ALT（GPT）が著明に上昇する。直接型ビリルビンの上昇に伴い、黄疸が出現する。自覚症状が強いと重症化し、劇症化への可能性もあり、経過を慎重に観察する。肝硬変への進展も危惧する。アルコール性肝炎では、γ-GTP、クレアチニンホスホキナーゼ(CPK)が高値となる。超音波エコー検査などが行われる。

C．慢性肝炎（chronic hepatitis）

慢性肝炎とは、臨床的に6か月以上の肝機能検査の異常値とウイルス感染症が持続している状態をいう。肝炎ウイルスの持続感染による肝細胞の壊死・炎症、線維化が生じる。超音波エコー検査、CTで肝腫大、肝表面性状、肝実質の状態を評価するが、確定診断には、肝生検、腹腔鏡検査が行われる。

D．肝硬変（liver cirrhosis）

肝炎ウイルス、アルコール性肝障害などによって長期の炎症が持続すると、増生した線維の間に肝細胞が再増殖される結果、門脈枝、肝動脈枝、胆管などの位置関係が元とは全く異なる構造に再生されて、肝臓の小葉構造が失われる。このような状態を肝硬変という。

門脈圧亢進により脾静脈血流障害を生じ、脾臓の腫大から脾機能が亢進する。脾臓での血球成分（赤血球・白血球・血小板）の破壊が進み、貧血、易感染状態、出血傾向を生じる。食道静脈

への血流も増大するために静脈瘤が形成され、食道静脈瘤が破裂すると大量出血により死亡することもある。さらに、側副血行路形成により、窒素含有分解産物（アンモニア・フェノール・アミンなど）が肝臓で解毒されず、脳循環に入ることにより肝性脳症を生じ、意識障害・昏睡を伴うようになる。また、血液中の水分が血管外に漏出し、さらに肝臓でのタンパク合成能の低下から生じる低アルブミン血症などが原因で、浮腫・腹水を併発する。

肝機能不全により、タンパク合成能、解毒能が低下する。アルブミンは正常の50％以下になる。膠質浸透圧の低下により、浮腫は全身に及ぶ。さらに、創傷治癒の遅延、易感染状態を招来する。同様に、コリンエステラーゼも低下する。解毒機能もアルブミン低下により障害され、薬理学的に活性な遊離型薬物の濃度が高くなり、薬剤効果の上昇、副作用が出現する。凝固因子（I・II・IV・VII・IX・X）は肝臓で合成されるので、肝機能の低下により凝固機能に障害をきたす。ヘパプラスチン・テスト、プロトロンビン時間が延長する。原発性肝癌に移行すると、90％以上にα-フェトプロテイン（AFP）が高値となる。

E. 薬物性肝障害（drug induced hepatitis）

薬物による肝障害の機序には、直接的作用の中毒性、過敏性反応、蓄積性によるものが最も多い。臨床的には抗菌薬によるものが最も多く、エリスロマイシン、クロラムフェニコールなどが代表的である。薬物服用開始2か月以内に80％が発症し、発熱、黄疸、発疹、消化器症状がみられる。しかし、無症状の症例も少なくない。

F. 体質性黄疸（constitutional jaundice）

明らかな溶血機序、肝細胞障害、胆道閉塞のみられない高ビリルビン血症を体質性黄疸という。Gilbert 症候群、Dubin-Johnson 症候群、Crigler-Najjar 症候群などがある。

G. 脂肪肝（fatty liver）

無症状であることが多く、肥満、糖尿病、アルコール多飲により中性脂肪が肝細胞に蓄積する病態である。AST、ALT、コリンエステラーゼ値、中性脂肪、血糖値などが高値となる。

H. アルコール性肝障害（alcoholic dysfunction of liver）

常習飲酒または大量飲酒による肝障害である。ALT、AST、γ-GTP が高値となる。

（5）膵機能検査

①膵臓の機能 [7,8]

膵臓は消化器系の付属機関で、胃の直下に位置する。膵臓の頭部はC字形をした十二指腸の凹面側に、尾部は腹腔の左上部にある脾臓に接する。主膵管は膵臓の全長にわたって走行し、十二指腸乳頭で総胆管に合流する。膵管は消化酵素を膵臓から十二指腸に排泄する。膵臓は内分泌腺と外分泌腺の2つの腺がある。

A. 外分泌腺

外分泌腺の分泌物は消化酵素とアルカリ性液を含み、膵液は1日1,400〜1,500mL分泌される。膵臓から分泌される消化酵素は、炭水化物（糖質）・タンパク質・脂質の三大栄養素を消化する強力な膵酵素である。消化酵素のなかでも最も重要である。膵臓の腺細胞から不活性な形で分泌され、主膵管を通り十二指腸に排泄され、そこで活性化される。

アミラーゼは多糖類を二糖類へ、リパーゼは脂肪を脂肪酸とグリセロールへ、プロテアーゼはタンパク質をペプチドとアミノ酸へ代謝消化する。

B．内分泌腺

内分泌腺は**ランゲルハンス島**から成り、α細胞（A細胞）から分泌されるホルモンをグルカゴン、β細胞（B細胞）から分泌されるホルモンを**インスリン**という。両ホルモンは、化学的にはポリペプチドである。ごくわずかδ細胞（D細胞）から分泌されるソマトスタチンは、インスリンとグルカゴンの分泌を抑制する。

食事により血糖値が上昇すると、α細胞からインスリンが分泌され、ブドウ糖を体内の細胞に送り込みエネルギー源に変換したり、脂肪に変えて脂肪組織に蓄えたり、グリコーゲンに変えて肝臓に蓄積する。また、骨格筋や脂肪組織でのタンパク質合成を促進し、血糖を下げる作用がある。

α細胞から分泌される**グルカゴン**は、血糖値が下がったときに、肝臓のグリコーゲンをブドウ糖に変えて放出する。

②膵臓機能障害 [9,10]

A．急性膵炎（acute pancreatitis）

急性膵炎は致死的となる重症膵炎を除き、一般的には可逆的である。臨床症状回復後6か月には、膵臓は機能的・形態的にも回復する。膵臓は種々の消化酵素を合成・分泌する。生理的条件下では、リパーゼとアミラーゼは活性化された状態で存在するが、**トリプシン**は非活性型のトリプシノーゲンとして存在し、十二指腸でトリプシンへと活性化され、タンパク分解酵素として作用する。膵腺細胞で分泌され膵液中に分泌される**トリプシンインヒビター**と、**血中α₂-マイクログルブリン**などの内因性プロテアーゼインヒビターも、種々のプロテアーゼに結合してその活性を阻害するなど、膵炎発症に対する防御機構がある。この防御機構が破綻、または防御機能以上のトリプシンが活性化されると、急性膵炎が発症する。原因は、アルコール多飲が最も多く、特発性、胆石性の順である。

男性が女性の2倍以上で、アルコール性の95％以上は男性であるが、胆石性は女性に多い。激烈な腹痛が心窩部から左季肋部に生じ、腹痛は前屈位で軽減することがある。悪心、嘔吐、発熱、黄疸、腹水などがみられる。血中アミラーゼ、リパーゼ、尿アミラーゼ、CRPが高値となる。

B．慢性膵炎（chronic pancreatitis）

膵臓に線維化、炎症所見などの慢性変化を生じ、膵機能低下を伴う状態である。アルコール性が最も多く、次いで特発性、胆石性がある。初発症状は、腹痛、背部痛、体重減少である。急性増悪時には、急性膵炎に準じて血・尿アミラーゼ高値を認められるが、病変の進行と同調しないこともある。

C．膵腫瘍（tumor of pancreas）

悪性腫瘍では、膵管上皮より発生する膵管癌が最も多く、予後は不良である。主症状は腹痛、黄疸であり、食欲不振、全身倦怠感、体重減少がみられる。内分泌腫瘍では、**インスリノーマ**が最も多く、ほとんどが良性である。本腫瘍は、やや女性に多く、β細胞からインスリン分泌過剰を生じるため、低血糖症状が主症状である。高インスリン血症を呈し、空腹時低血糖発作を起こす。

（鈴木正二）

【参考文献】
1）石川　隆監修：カラー図解 生理学の基本がわかる事典．第3版，68-71，西東社，東京，2015．
2）島田達生，小林邦彦，他監訳：ロス＆ウィルソン 健康と病気のしくみがわかる解剖生理学．329-341，西村書

店，東京，2000.

3）片桐康雄，飯島治之，他監訳：ヒューマンボディー からだの不思議がわかる解剖生理学．第3版，470-482，エルゼビア・ジャパン，東京，2008.
4）寺野　彰，菅谷　仁，他編：シンプル内科学．315-351，南江堂，東京，2008.
5）宮澤章久，米山彰子監修：最新検査・画像診断事典．第8版，45-74，医学通信社，東京，2011.
6）門脇　孝，永井良三編：カラー版 内科学．904-950，西村書店，東京，2012.
7）石川　隆監修：カラー図解 生理学の基本がわかる事典．第3版，56-59，西東社，東京，2015.
8）島田達生，小林邦彦，他監訳：ロス＆ウィルソン 健康と病気のしくみがわかる解剖生理学．328-329，西村書店，東京，2000.
9）寺野　彰，菅谷　仁，他編：シンプル内科学．360-368，南江堂，東京，2008.
10）門脇　孝，永井良三編：カラー版 内科学．968-974，西村書店，東京，2012.

（6）内分泌・代謝機能検査

　内分泌検査は、血液中のホルモンを測定することで、内分泌臓器（脳の視床下部、脳下垂体、甲状腺、副甲状腺、膵臓、副腎、腎臓、腸管、性腺等）の異常をチェックする検査である。

　下垂体は脳の底にある線で、前葉と後葉からホルモンを分泌し、生体の機能を司っている。

①下垂体機能検査

A．甲状腺刺激ホルモン（thyroid stimulating hormone；TSH）（基準値：0.2 ～ 4.0 μ U/mL）

　TSH は甲状腺を刺激し、甲状腺自身の発育も促進する。高値は視床下部機能異常、甲状腺機能低下症など、低値は下垂体機能低下、甲状腺機能亢進症などを現す。

B．副腎皮質刺激ホルモン（adrenocorticotropic hormone；ACTH）（基準値：7.4 ～ 55.7pg/mL）

　ACTH は副腎皮質を刺激し、コルチゾール、アルドステロンの一部などの分泌を調節する。高値は Cushing 病、Addison 病など、低値は視床下部、下垂体の機能低下などを現す。

C．成長ホルモン（growth hormone；GH）（基準値：0.11 ～ 3.90ng/mL）

　GH は発育遅滞や低身長、思春期早発症などの診断に用いられる。高値は下垂体性巨人症、先端肥大症、栄養失調など、低値は下垂体性小人症、甲状腺機能低下症、肝硬変などを現す。

　甲状腺は食物中のヨウ素を材料に、甲状腺ホルモンをつくり、血液中に分泌する。体の発育を促進し、新陳代謝を促進する。副甲状腺は甲状腺の左右両葉の裏に 4 個あり、カルシウム代謝の仲立ちをする副甲状腺ホルモンを分泌する。

②甲状腺・副甲状腺機能検査

　主に甲状腺の機能をみるものである。甲状腺ホルモンには、サイロキシン：T_3 とトリヨードサイロニン：T_4 がある。血漿タンパクと結合しない少量の T_3 および T_4 を FT_3、FT_4 という。

A．遊離型サイロキシン（FT_4）（基準値：0.81 ～ 2.13ng/dL）

　高値は甲状腺機能亢進症などでみられ、甲状腺機能低下症、橋本病などで低下する。

B．遊離型トリヨードサイロニン（FT_3）（基準値：2.4 ～ 4.5pg/mL）

　現在の甲状腺機能の高低を直接評価するためには重要。

C．副甲状腺ホルモン（parathyroid hormone；PTH）（0.8ng/mL 以下）

　高値は副甲状腺機能亢進症、骨粗鬆症で、低下は骨転移、術後性副甲状腺機能低下症で生じる。

　副腎は腎臓上部にあり、血圧、水分などの体内循環のコントロールに関連するホルモンを分泌する。

③副腎機能検査

皮質からはコルチゾールなどのステロイドホルモン、髄質からはカテコラミンが分泌される。

A．コルチゾール（基準値：3.8 〜 18.4 μ g/dL）

ACTH の作用で副腎から分泌される、炎症や免疫に重要なホルモン。ストレス、Cushing 病、肥満の一部などで増加し、ショック、急性肝炎、ネフローゼ症候群などで低下する。

B．カテコラミン

自律神経の機能を司るホルモン。高値は本態性高血圧症、ストレス、心臓病などで現れる。低値は Addison 病、特発性起立性低血圧症などでみられる。

④代謝機能検査

A．インスリン（immunoreactive insulin；IRI）（基準値：13 μ U/mL 以下）

膵臓のランゲルハンス島 β 細胞から分泌されるホルモン。生体内で血糖値を降下させる唯一のホルモンである。甲状腺機能亢進症、肥満などで上昇し、糖尿病、膵炎などで低下する。

（7）基礎代謝機能検査

体内で消費されるエネルギー量は運動量、ホルモンや神経の作用等で変化する。そこで、消費エネルギーを測定することで、代謝調節機構の異常の有無を診断することが可能となる。基礎代謝（basal metabolism）量は、代謝状態が最低となる状態、つまり生命維持に必要な最低のエネルギー状態にしたときのエネルギー量のことである。早期空腹時に快適な室内において、安静仰臥位・覚醒状態で測定される。

①基礎代謝基準値

基礎代謝基準値は、厚生労働省「日本人の食事摂取基準（2015 年度版）」[3] に発表されている。この基礎代謝基準値は、参照体重において推定値と実測値が一致するように決定されている（**表8**）。

表8 参照体重における基礎代謝量

性別	男性			女性		
年齢（歳）	基礎代謝基準値（kcal/kg/ 日）	参照体重（kg）	基礎代謝量（kcal/ 日）	基礎代謝基準値（kcal/kg/ 日）	参照体重（kg）	基礎代謝量（kcal/ 日）
1〜2	61.0	11.5	700	59.7	11.0	660
3〜5	54.8	16.5	900	52.2	16.1	840
6〜7	44.3	22.2	980	41.9	21.9	920
8〜9	40.8	28.0	1,140	38.3	27.4	1,060
10〜11	37.4	35.6	1,330	34.8	36.3	1,260
12〜14	31.0	49.0	1,520	29.6	47.5	1,410
15〜17	27.0	59.7	1,610	25.3	51.9	1,310
18〜29	24.0	63.2	1,520	22.1	50.0	1,110
30〜49	22.3	68.5	1,530	21.7	53.1	1,150
50〜69	21.5	65.3	1,400	20.7	53.0	1,100
70 以上	21.5	60.0	1,290	20.7	49.5	1,020

厚生労働省：「日本人の食事摂取基準（2015 年版）策定検討会」報告書. 66，2015.

②基礎代謝の測定方法

生体の熱量を測定するには、直接熱量測定法、間接熱量測定法[4]およびインピーダンス法等があるが、実際の臨床の場では直接法は用いられない。間接熱量測定法は、呼気ガスを採取して、基礎代謝を間接的に測定する方法である。現在は、簡便に呼吸代謝測定装置で測定する[4]。また、インピーダンス法は体脂肪を測定し、除脂肪量に基づいて基礎代謝量を測定する[5]。さらに、基礎代謝基準値から求める方法や、性、年齢、身長等を用いて推定する試みも数多く行われているが、なかでも国立健康・栄養研究所の式は全年齢階級において比較的妥当性が高い[6]。

A．基礎代謝基準値から求める式

基礎代謝量＝体重（kg）×基礎代謝基準値（kcal/kg/ 日）

B．国立健康・栄養研究所の式

基礎代謝量＝〔0.0481 ×体重（kg）＋ 0.0234 ×身長（cm）− 0.0138 ×年齢（歳）−定数（男性：0.4235、女性：0.9708）〕× 1,000/4.186

③基礎代謝に異常値を示す疾患

基礎代謝は、年齢、性別、身長、体重などにより差が出る。体表面積あたりの基礎代謝量は、2歳前後が最も高く、20 歳前後まで急激に下がる。性別では男性のほうが女性より高い。また、薬物の影響としては、甲状腺ホルモン薬、カフェインなどは基礎代謝を亢進させる。しかし、麻薬やバルビタールなどの鎮静薬は基礎代謝を減少させる。病的要因としては、甲状腺機能亢進症、Cushing 症候群、本態性高血圧症、発熱などで亢進する。一方、甲状腺機能低下症、Addison 病、下垂体機能低下症、低栄養状態、重症貧血などで低下する。

（岡　俊一）

【参考文献】

1) 兒島淳之介，松永　隆監修：日常診療での検査がわかる．改訂版，113-119，医薬ジャーナル社，大阪，2005.
2) 道　健一，古屋英毅，作田正義，久保木芳徳編：検査・検査値・全身疾患．254-255，デンタルダイヤモンド社，東京，1995.
3) 厚生労働省：「日本人の食事摂取基準（2015年版）策定検討会」報告書．45-66，2015.
4) 丈達知子，他：総論 間接熱量計によるエネルギー消費量と基質代謝の測定．静脈経腸栄養 24：1021-1025，2009.
5) Cunningham JJ：Body composition as a determinant of energy expenditure_a synthetic review and a proposed general prediction equation. Am J Clin Nutr 54：963-9, 1991.
6) Ganpule AA, Tanaka S, et al：Interindividual variability in sleeping metabolic rate in Japanese subjects. Eur J Clin Nutr 61：1256-1261，2007.

（8）腎機能検査

①腎臓の機能ついて

腎臓は、血液の濾過や老廃物の排泄で下記の 5 つの機能がある。

　①血液の濾過を行い、体内の老化物を尿として排泄

　②塩分と水分の排泄量の調節による血圧調整

　③体液量や電解質の調節による体内へのミネラル摂取調整

　④造血ホルモンであるエリスロポエチンの生成

⑤ビタミンの生成による骨生成の補助

②腎機能検査

上記の機能から、基本的な検査は尿検査と血液検査となる。さらに近年、**慢性腎臓病（chronic kidney discase；CKD）**の早期発見と早期治療の指標として、クレアチニン値から算出される**推算糸球体濾過量（eGFR）**が重要とされている（**図12**）。

原疾患			タンパク尿区分		A1	A2	A3
糖尿病			尿アルブミン定量（mg/ 日） 尿アルブミン /Cr 比（mg/gCr）		正常	微量アルブミン尿	顕性アルブミン尿
					30 未満	30 〜 299	300 以上
高血圧 腎炎 多発性嚢胞腎 移植腎 不明 その他			尿タンパク定量（g/ 日） 尿タンパク /Cr 比（g/gCr）		正常	軽度タンパク尿	高度タンパク尿
					0.15 未満	0.15 〜 0.49	0.50 以上
GFR 区分 （mL/ 分 /1.73m^2）	G1	正常または高値		≧ 90			
	G2	正常または軽度低下		60 〜 89			
	G3a	軽度〜中等度低下		45 〜 59			
	G3b	中等度〜高度低下		30 〜 44			
	G4	高度低下		15 〜 29			
	G5	末期腎不全（ESKD）		< 15			

図12 CKD の重症度分類
腎機能は他の疾患と総合的に判断し、その重症度を把握して歯科臨床に役立てるとよい。赤とオレンジ色に入る患者は要注意である。
（日本腎臓病学会編：CKD 診療ガイド 2012. 3，東京医学社，東京，2012. より引用改変）

A. 尿検査

a. 尿タンパク定性検査および尿潜血定性検査

血液中のタンパク質は、糸球体で濾過され尿中に出るが、尿細管で再吸収される。健康状態でもごく微量は排泄されるが、定性検査ではマイナスが正常値である。赤血球も同様で、健康状態でもごく微量は排泄されるが、定性検査ではマイナスが正常値である。

- 正常値（−）
- 異常値（＋）→尿細管の障害の可能性あり→追加検査：尿タンパク定量、尿タンパク /Cr 比

b. 尿鮮血定性検査

- 正常値（−）
- 異常値（＋）→膀胱炎、腎臓や尿管の結石の可能性あり。

B. 血液検査

a. 血清クレアチニン値（Cr）

筋肉内のエネルギー代謝でアミノ酸の一種であるクレアチン使用され、その代謝産物がク

レアチニンである。健康状態であれば糸球体で濾過され、尿細管でほとんど再吸収されないので、尿中に排泄される。腎臓機能の低下とともに尿中に排泄されない結果、血中濃度が上がり、検査値は上がる。

- 基準値：男性　0.6 〜 1.1mg/dL
　　　　　女性　0.4 〜 0.8mg/dL
- クレアチニン基準値以下：妊娠、糖尿病の初期、長期臥床、尿崩症、筋ジストロフィー、多発性筋炎、筋萎縮性側索硬化症の可能性
- クレアチニン値軽度上昇（≧ 2.0mg/dL）：脱水、心不全、ショック、糸球体腎炎、間質性腎炎、尿管結石、前立腺肥大、先端巨大症、薬物性腎障害の可能性
- クレアチニン値中高度上昇（2.0mg/dL ≧）：腎不全、おおむね 8.0mg/dL 以上で透析治療の検討

b. 尿素窒素（BUN）

体内の代謝でタンパク質が利用されたあとの代謝産物（老廃物）で、糸球体で濾過され尿中に排泄される。腎臓機能の低下とともに尿中に排泄されない結果、血中濃度が上がり、検査値は上がる。

- 基準値：8 〜 20mg/dL
- 尿素窒素基準値以下：肝不全、低タンパク食、妊娠、多尿
- 尿素窒素軽度上昇（21 〜 30mg/dL）：高タンパク食、絶食、低カロリー食、副腎皮質ステロイド薬使用時、甲状腺機能亢進症、腎機能障害、消化管出血、脱水、心不全、閉塞性尿慮疾患
- 尿素窒素中度上昇（30 〜 60mg/dL）：腎機能障害、消化管出血、脱水、心不全、閉塞性尿慮疾患
- 尿素窒素高度上昇（≧ 60mg/dL）：腎不全、心不全、高度血管内脱水

c. 推算糸球体濾過量（estimated glomerular filtration rate；eGFR）

血清クレアチニン値は、腎機能の判定を行うのに非常に重要な検査値である。しかし、筋肉量によって左右され、筋肉量の少ない女性や高齢者は低値になる傾向がある。また、クレアチニンは、腎機能すなわち糸球体濾過量が 50％に低下するまで上昇しないため、軽度の腎機能障害の判定には適していない。そのため、クレアチニン・クリアランス（下記）の検査を行う。しかしその検査の繁雑性から、今日では血清クレアチニン値と年齢および性別の 3 つの要素で算出する。推算糸球体濾過量（eGFR）と他の項目で総合的に判定して、腎機能障害の指標としている。≧ 90mL/ 分 /1.73m^2 が正常となる（**図 12**）。

- 推算糸球体濾過量（eGFR）の算出式
　　男性の eGFR ＝ 194 ×血清クレアチニン [mg/dL]$^{-1.094}$ ×年齢 [歳]$^{-0.287}$
　　女性の eGFR ＝男性の eGFR × 0.739
- クレアチニン・クリアランス値の算出式
　　クレアチニン・クリアランス Ccr（mL/ 分）＝ U × V/S × 1.73/A
　　　U：尿中クレアチニン濃度（mg/dL）
　　　V：1 分間尿量（mL/ 分）
　　　S：血清中クレアチニン濃度（mg/dL）

A：体表面積（m^2）

1.73：日本人の平均体表面積

基準値：男性　90 ～ 120mL/ 分

　　　　女性　80 ～ 110mL/ 分

（中村仁也）

【参考文献】
1）日本腎臓病学会編：CKD診療ガイド2012．東京医学社，東京，2012．
2）高久史麿監修：臨床検査データブック 2015-2016．医学書院，東京，2015．

（9）皮膚検査（有病者の病態把握に必要なもののみ）

食物、薬剤、金属などに対して**アレルギー**を発症、または疑われる場合には、その原因となるアレルゲン（抗原）を特定する必要がある。

検査は、Ⅰ型アレルギー（即時型）とⅣ型アレルギー（遅延型）が対象となるが、一般的な検査方法としては両者に対して行うことがあるのが**皮内テスト**、前者に対してはスクラッチテスト、**プリックテスト**、後者に対しては**パッチテスト**が行われる。

いずれの検査法も新しい感作を起こす可能性があるので、検査前に十分に説明をしておかなければならない。

①皮内テスト

皮内テストは、薬剤使用前の予備的な目的と、**アナフィラキシー**発症後の原因物質確認のための目的で行われる。以前、抗生物質投与前に行っていた予備皮内反応テストは、現在あまり行われない。次に示すのは、即時型に対する方法と判定基準であるが、**アナフィラキシーショック**を起こす可能性があるので、スクラッチテストまたはプリックテストを行い、反応の確認をしてから実施することが望ましいとされる。ただし、過去にアナフィラキシーショック既往歴のある患者では、スクラッチテストまたはプリックテストでもショックを引き起こす可能性があるので、注意が必要である。

- 方法：抗原液を皮内に 0.02mL 注入する。
- 判定：15 ～ 30 分後に、発赤径 20mm 以上または膨疹径 9mm 以上を陽性とする。

②スクラッチテスト

- 方法：前腕皮膚に抗原液を 1 滴滴下して、その部の皮膚を注射針で出血しない程度に掻爬する。
- 判定：15 ～ 30 分後に、膨疹径 5 mm 以上または発赤径 15mm 以上を陽性とする。

③プリックテスト

- 方法：前腕皮膚に抗原液を 1 滴滴下して、その部の皮膚を専用のランセットを用いて出血しない程度に単刺する。
- 判定：15 ～ 30 分後に、膨疹径 5 mm 以上または発赤径 15mm 以上を陽性とする。

④パッチテスト

- 方法：試薬を健常皮膚に貼付することで起こる皮膚反応で判定を行う。貼布部位は通常背部に行うが、試薬数が少ない場合は上腕で行うこともある。

- 判定：一般的には、貼付後2日後、3日後、7日後の3回判定を行う。判定は、International Contact Dermatitis Research Group（ICDRG）の基準が用いられることが多い（**表9**）。

判定結果と原因アレルゲンとの一致率については、陽性一致率、陰性一致率とも約90％前後とされている。皮膚炎がある部位では非特異的刺激反応が起こりやすいため、避けるべきである。また、副腎皮質ステロイド薬の内服または注射を行っている場合は、その作用機序から反応が抑制される可能性があるため、原則として2日前から内服や注射は避けたほうがよい。

表9　ICDRGの判定基準

ICDRG基準	反応
−	反応なし
+?	紅斑のみ
+	紅斑＋浸潤、丘疹
++	紅斑＋浸潤＋丘疹＋小水疱
+++	大水疱
IR	刺激反応
NT	施行せず

+以上を陽性反応とする。

（石垣佳希）

【参考文献】
1) 清水　宏：あたらしい皮膚科学. 第2版, 74-77, 中山書店, 東京, 2005.
2) 髙山かおる, 横関博雄, 他：接触性皮膚炎診療ガイドライン. 日皮会誌 119：1757-1793, 2009.

（10）摂食嚥下機能

①はじめに

摂食嚥下機能は、加齢や疾患によって障害される（「第2章4-16）摂食嚥下障害」p.97参照）。摂食嚥下障害は、低栄養や誤嚥性肺炎など重篤な合併症の原因となり、経口摂取の中止や食事形態の変更、液体へのトロミ調整食品の使用などによって、QOL低下にもつながる。摂食嚥下障害の精密検査には、口腔、咽頭腔内を可視化する診断機器が必要となる。摂食嚥下障害の精密検査には、嚥下内視鏡検査（video endoscopic evaluation of swallowing；VE）と嚥下造影検査（video fluoroscopic examination of swallowing；VF）が頻用される。VE、VFともに一長一短あるため、それぞれの利点を活かした検査を行うことが望ましい。本項では、摂食嚥下障害のスクリーニングテストと精密検査について説明していく。

②栄養評価

摂食嚥下障害は、低栄養を引き起こしやすい。低栄養状態にあると、感染症に罹患しやすくなり、また、筋力低下から要介護状態に陥りやすくなる。合併症予防の観点からも、摂食嚥下障害患者の栄養評価は重要である。栄養アセスメントには、主観的評価法と客観的評価法（objective data assessment；ODA）がある。主観的評価法には、主観的包括評価（subjective global assessment；SGA）や、mini nutritional assessment；MNAがある。SGAは、簡単な問診と診察だけで栄養障害を評価することができ、さらなる栄養療法が必要か、栄養サポートチーム（nutrition support team；NST）の介入が必要かを評価できる。MNAは、高齢者の栄養評価用に開発された評価用紙で、6項目の簡単な問診項目をスコア化し、その加算点で栄養評価を行う（www.mna-elderly.com）。ODAの指標としては、**表10**に示すような身体計測、生化学検査などの客観的データが用いられる。

栄養評価では、患者の栄養摂取方法と摂取カロリーなども評価する。経口摂取の有無を評価し、

非経口摂取の場合、点滴栄養か経管栄養か確認する。経口栄養摂取している場合、主食、主菜、副菜をどのような食事形態で摂取しているか聴取する。食事の形態のほかにも、食事時間、摂取量、食事姿勢、耐久性などもあわせて評価する。

表10　客観的栄養評価（ODA）の評価項目

身体計測	身長 体重 上腕三頭筋皮下脂肪厚（triceps skinfold thickness；TSF） 上腕周囲（arm circumference；AC） 上腕筋囲（arm muscle circumference；AMC）
血液生化学データ	アルブミン（Alb） トランスサイレチン（TTR） クレアチニン（Cre）

③スクリーニングテスト

摂食嚥下障害は、患者本人や家族、介護者が知らないうちに進行していることが多いため、症状が重篤化する前に気づくことが重要である。摂食嚥下障害の評価では、初めに簡便なスクリーニングテストを実施し、必要があれば精密検査を行う流れとなる。ここでは、代表的なスクリーニングテストを紹介する。

A. 10-item Eating Assessment Tool（EAT-10）[1]

10-item Eating Assessment Tool（EAT-10）という簡易型の質問用紙では、10項目の質問に対して、0点（問題なし）から4点（ひどく問題あり）の5段階で点数をつける。全部の合計得点が3点以上の場合には、嚥下障害の疑いがあるので、専門家にかかったほうがよいとされる。

B. 反復唾液嚥下テスト（repetitive saliva swallowing test；RSST）[2]

唾液を嚥下した回数によって摂食嚥下障害の有無を判定する簡便なテストである。食物や水分を使用しないので、食物の誤嚥の心配もない。30秒間にできるだけ唾液を嚥下してもらい、そのときの喉頭挙上を触診にて確認する（図13）。30秒間で嚥下回数3回未満で、摂食嚥下障害ありと判定する。

C. 改訂水飲みテスト（modified water swallowing test；MWST）

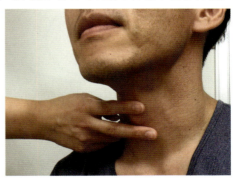

図13　反復唾液嚥下テスト（repetitive saliva swallowing test；RSST）

スクリーニングテストとしての水飲みテストは、負荷量によっていくつかあるが、現在、一般的なのが、水を3mL使用するMWSTである[3]。MWSTでは、3mLの冷水を患者の舌下部に入れ、嚥下してもらい、嚥下後に発声してもらう。嚥下後にムセがなく、湿性嗄声がなければ直接訓練開始可能と判定する。3mLという少量であることから、軽度の摂食嚥下障害の検出は難しい。また、不顕性誤嚥（ムセない誤嚥）の検出は困難である。

D. 頸部聴診

聴診器の接触子を頸部の側方で輪状軟骨の外側付近に設置し、安静時の呼吸音、嚥下後の呼吸音、嚥下音を聴診し、摂食嚥下障害の有無を判定する。呼吸音の聴取では、湿性音（wet sound）

や嗽音（gargling sound）がないか注意する。これらの音が聞こえた場合には、安静時では、唾液や痰の喉頭付近での貯留、嚥下後では、嚥下した被験食品の咽頭残留や誤嚥が疑われる。また、嚥下時にムセによる喀出音が聴取された場合には、誤嚥を疑う。頸部聴診は、聴診によって嚥下と呼吸状態を簡便に評価できるが、ある程度の経験が必要である[4]。

④嚥下内視鏡検査（video endoscopic evaluation of swallowing；VE）

　VEでは、経鼻内視鏡で咽頭腔を観察し、普段の咽頭の状態や食後の誤嚥の有無などを評価する。ポータブルのファイバースコープを使用することで、病棟、在宅や施設での訪問歯科診療でもVEが実施できる（図14）。VEでは、患者の普段の食事場面を評価できるので、日常の食事にフィードバックしやすい。

　VEは、咽頭腔のみを観察しており、口腔内の咀嚼運動を見ることはできない。しかし、咽頭へと送り込まれた食物が、咀嚼されているか、食塊形成されているかを観察することができる（図15）。また、嚥下中は、鼻咽腔が閉鎖してしまうため、嚥下中の咽頭腔の収縮や喉頭の閉鎖、嚥下中の誤嚥を観察できないが、嚥下後に咽頭残留や誤嚥を評価することができる。

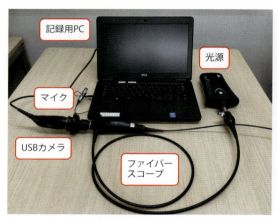

図14　嚥下内視鏡検査（VE）用機器

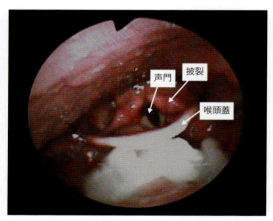

図15　VEによる映像
咀嚼された米飯が咽頭へと送り込まれている様子が観察できる。

⑤嚥下造影検査（video fluoroscopic examination of swallowing；VF）

　VFでは、エックス線造影撮影装置を使用し、造影剤や被験食物にバリウムなどの造影剤を混ぜたものを被験者が食べ、飲み込むところを撮影、記録する（図16）。食物の誤嚥や咽頭残留の有無を評価し、嚥下関連諸器官の運動が障害されているかを診断する検査である。VFでは、口腔から食道、胃まで送り込まれる食物の動きや、その食物を咽頭へと送り込むまでの咀嚼運動や、それに伴う舌や軟口蓋の運動を観察できる。嚥下咽頭期中の喉頭挙上や気道防御の有無、食道入口部の開大なども観察できる。

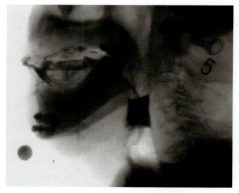

図16　嚥下造影検査（VF）側面像
咽頭へと食物が送り込まれているところ。

VFでは、この利点を活用して、口腔期から食道期にかけての総合的な摂食嚥下機能評価を行える。また、検査中に、安全な摂食姿勢や食事形態を評価することができ、その検査結果から、摂食嚥下障害の病態にあった訓練プログラムを立案することができる。しかし、VFは透視装置を使用するために、検査は装置が設置されている施設に限定されてしまう。また、エックス線を使用するため、検査時間に配慮する必要がある。

（松尾浩一郎）

【参考文献】

1）若林秀隆，栢下　淳: 摂食嚥下障害スクリーニング質問紙票EAT-10の日本語版作成と信頼性・妥当性の検証. 静脈経腸栄養 29：871-876，2014.

2）小口和代, 才藤栄一，他：機能的嚥下障害スクリーニングテスト「反復唾液嚥下テスト」（the Repetitive Saliva Swallowing Test；RSST）の検討（2）妥当性の検討. リハビリテーション医学 37．383-388，2000.

3）Tohara H, Saitoh E, et al：Three tests for predicting aspiration without videofluorography. Dysphagia 18：126-34, 2003.

4）Leslie P, Drinnan MJ, et al：Reliability and validity of cervical auscultation；a controlled comparison using videofluoroscopy. Dysphagia 19：231-40, 2004.

4 　全身の症候

1 >> 体重減少

　BMI（body mass index）＝体重（kg）／身長m^{2}が18.5以下を低体重という[1]。また、半年以内に5％以上の体重減少を認めた場合は、何らかの全身疾患が隠れている可能性がある。体重減少はカロリー消費が摂取を上回ることで生じるため、若年者では糖尿病、甲状腺機能亢進症、摂食障害、感染症、高齢者では悪性腫瘍、消化管疾患、うつ病が原因となることが多い。医療面接ではいつからどのくらい体重が減ったか、環境の変化があったか、悪心・嘔吐、下痢、便秘などの消化器症状があるか、常用薬の有無と種類などについて問診する。

　表1に、体重減少をきたす疾患のうち歯科治療時に注意すべきものを示す。全身所見の特徴として、皮膚の乾燥、眼球の陥凹、浮腫、徐脈、低体温、低血圧などを認めるが、甲状腺機能亢進症では頻脈、眼球突出を呈する。これらの患者に、アドレナリン添加2％リドカイン塩酸塩（オーラ注歯科用カートリッジ®、歯科用キシロカインカートリッジ®など）を投与すると不整脈を起こすことがある。したがって、局所麻酔が必要な場合は、フェリプレシン添加3％プロピトカイン（シタネストオクタプレシン®）あるいは3％メピバカイン（スキャンドネスト®）を選択するとよい。糖尿病患者に体重減少を認める場合は、グルコースの利用障害により脂肪、タンパク質の分解が生じていることを意味しており、偶発症予防のために循環動態をモニターし、口腔内の清掃状態や抗菌薬投与にも配慮することが必要である。

表1　体重減少をきたす疾患のうち歯科治療時に注意が必要なもの

・摂食障害
・うつ病
・消化管悪性腫瘍
・肝炎、肝硬変
・糖尿病
・AIDS
・甲状腺機能亢進症

2 >> 体重増加

　BMIが25以上の場合を肥満と呼ぶ[1]。内分泌疾患、遺伝生疾患で生じることもあるが、原因のほとんどは過食である。歯科治療では体重増加そのものより、循環器疾患の合併が問題となる。表2に、体重増加に伴って生じる循環器疾患のうち、歯科治療時に注意すべきものを示す。これらの患者では、全身の血管に動脈硬化が生じており血圧や心拍数が急激に変化するため、ストレスフリーの診療を心がけなければならない。また、アドレナリン添加2％リドカイン塩酸塩を避け、フェリプレシン含有プロピトカイン、メピバカインなどの局所麻酔薬を選択する。ただし、疼痛刺激は循環変動の原因となるため、無痛的な処置を心がけることが重要である。さらに、

表2　体重増加に伴って生じる循環器疾患のうち歯科治療時に注意すべきもの

・高血圧
・虚血性心疾患
・脳血管障害
・心房細動

循環器疾患患者の中には、**抗血小板薬のアスピリン（バイアスピリン®）、クロピトグレル（プラビックス®）、チクロピジン（パナルジン®）、シロスタゾール（プレタール®）、抗凝固薬のワルファリン（ワーファリン®）、ダビガトラン（プラザキサ®）、アピキサバン（エリキュース®）、リバーロキサバン（イクザレルト®）、エドキサバン（リクシアナ®）** が処方されている（「第4章2-2）-（1）抗血栓薬の種類」p.210参照）。これらの患者では止血困難となることがあり、局所止血薬を併用した十分な縫合や止血シーネで対応する[2]。

（砂田勝久）

【参考文献】
1) 片岡邦三：肥満の判定と肥満症の診断基準について. 肥満研究 9：3-4, 2003.
2) 日本有病者歯科医療学会, 日本口腔外科学会, 日本老年歯科医学会編：科学的根拠に基づく抗血栓療法患者の抜歯に関するガイドライン 2015年改訂版. 12-17,26-31,37-38,49-51, 学術社, 東京, 2015.

3 ≫ 発熱、全身倦怠感

（1）発熱

　恒温動物の体温は外的因子の影響を受けることが少なく、中枢、末梢の体温調節機構によって一定に保たれている[1]。発熱とは、視床下部の体温調節中枢における体温設定温度が高く設定されたことにより起こる、体温の異常上昇である[2]。発熱の程度で分類すると、一般に 37.0 ～ 37.9℃を**微熱**、38.0 ～ 38.9℃を**中等熱**、39.0℃以上を**高熱**と呼ぶ。また、体温が 36.0℃以下を示すと低体温症を疑うことになる[1]。発熱の期間で分類すると、短期間（多くは 4.5 日、通常は 2 週間以内）と長期間（2 週間以上）の発熱に分類でき、前者は感染症が原因であることが多く、後者は悪性腫瘍などの可能性が高くなる[3]。発熱現症は疾患あるいは病期を示す一症状であって、疾患を特定するものではない。しかし、その熱型から疾患を大別推定することが可能である[1]。

　①稽留熱：日内変動か 1℃以内で、38℃以上が続く。
　②弛緩熱：日内変動が 1℃以上で、37℃以下にはならない。
　③間歇熱：日内変動が 1℃以上で、高熱期と低熱期（37℃以下）が交互に現れる。
　④波状熱：不規則な発熱を繰り返す。
　付）熱型と脈拍の交差（**死の十字**）[1,4]：末期患者において、体温が下降し頻脈を呈することで、体温と脈拍曲線が交差する状態。口腔癌末期患者にもみられる。

　発熱を起こす疾患は多岐にわたるが、感染性疾患、悪性腫瘍、膠原病が三大発熱疾患であり、そのうち感染性疾患が最も多く 30 ～ 40％を占める[2,3]。感染性疾患においては、微生物の産生毒素が直接発熱物質として作用したり、感染成立後に単球やマクロファージなどの免疫細胞を刺激し、インターロイキン 1（IL-1）、腫瘍壊死因子（TNF）、インターロイキン 6（IL-6）、インターフェロン（IFN）などの発熱性サイトカインを産生する。非感染性疾患においては、炎症や悪性腫瘍、免疫複合体（IC）などが発熱性サイトカインの産生を誘導する[2]。

　発熱の主な原因を以下に挙げる[1,4]。

　①体温調節中枢の障害：脳腫瘍、脳出血、脳梗塞、脳外傷など

②熱産生の異常増大：甲状腺機能亢進症など

③熱放散の障害：先天性心疾患、異常高温環境など

④組織障害による発熱：感染性疾患、外傷、手術、腫瘍性疾患、血液疾患、自己免疫疾患、脱水、失血など

発熱性疾患の診断は、医療面接、バイタルサイン、身体所見、スクリーニング検査（血液検査、尿検査など）に基づき、感染性疾患であるのか、非感染性疾患であるのかを見極めるとともに、病巣部位を決定する必要がある。

（2）全身倦怠感

全身倦怠感とは、身体的、精神的に「だるい」と感じる自覚症状を指し、疲労感、易疲労感などとほぼ同義に用いられる。倦怠感、疲労感のような自覚症状は個人によって差があるため、評価は慎重に行う必要がある。休息をとれば自然と回復するものは生理的疲労と呼ばれ、休んでも回復しない場合、あるいは特に労働をしていない場合は病的な倦怠感と考える[2]。患者が疲労感を訴える場合、肉体的な原因があるのか精神的な疲労なのかをまず考える。

肉体的な疲労は、組織の低酸素、低血圧、老廃物蓄積、ホルモン分泌不全、低栄養などによる細胞レベルでの代謝活動の障害が原因となる。精神的な疲労は異常な精神活動が原因となるもので、うつ病や神経症が基礎疾患となる。全身倦怠感を訴える患者のうち、30 ～ 40％が精神的疲労、生理的疲労が20％、器質性疾患による疲労が30 ～ 40％程度である。2週間以上にわたって全身倦怠感が続く患者は25％程度であり、これらは器質性疾患に基づくことが多い[2]。

以下に原因疾患の主なものを挙げる[1]。

①全身的要因：糖尿病、ホルモン異常、代謝性疾患、低血圧、低栄養、ビタミン不足、発熱、感染症、貧血、電解質異常、脱水、薬物、腫瘍、過労、その他

②精神的要因：ストレス、ヒステリー、心労、不眠、脳神経障害

③臓器障害：心・循環器疾患、肝疾患、腎疾患、呼吸器疾患、内分泌疾患、その他

全身倦怠感の原因は、精神的なものも多く含まれる。しかし、肝疾患や悪性腫瘍など器質的疾患の初期症状であることも少なくない。先入観にとらわれずに判断し、重篤な疾患を見落とさないように注意する必要がある。

4 ▶▶ ショック

ショックとは、急激な全身性循環障害であり、組織が低酸素状態に陥り細胞代謝が障害された状態と定義される。その結果、重要臓器の機能低下や**アシドーシス**による種々の異常が出現する。早期に適切な対応を行わないと、不可逆的な**臓器不全**を生じ、致命的な経過を辿ることもある[5-7]。

血液循環には体循環と肺循環があり、いずれも心臓のポンプ作用により排出された血液が組織を灌流し心臓に戻る現象で、心臓、血液、血管の3要素で構成される。この3要素のいずれかの異常または組み合わせによりショックが発生する。

ショックの分類にはいくつか種類がある[6-8]。

（1）循環障害の発生要因による分類

①循環血液量減少性ショック

外傷、大動脈瘤破裂、消化管出血、術後出血などが原因となる**出血性ショック**のほか、広範囲熱傷、腸閉塞、重症下痢、熱中症などの細胞外液あるいは体液全体の喪失によってもショックを起こす。

②心原性ショック

急性心筋梗塞や拡張型心筋症では、心筋機能障害から心不全となり、心原性ショックを起こす。一方、僧帽弁閉鎖不全症、心室中隔欠損症、大動脈弁狭窄症などでは、心臓の機械的障害からショックが発生する。また、心筋異常や機械的障害がなくても、重度の不整脈から心拍出量が減少しショックとなる場合もある。

③血管分布異常性ショック

A．感染性ショック

敗血症、髄膜炎、外傷・熱傷後創感染、ガス壊疽などに起因する。

B．アナフィラキシーショック

Ⅰ型アレルギーによるショックで、薬物投与や虫刺され、食物アレルギーが原因となる。特に薬物では、投与方法によってアナフィラキシー発症の時間が異なり、静脈内投与では5分以内、経口摂取では数分〜数時間で生じる。

C．神経原性ショック

脊髄麻酔や脊髄損傷で起こる。激しい驚愕や疼痛、頸部の打撲でも生じることがある。

④心外閉塞・拘束性ショック

心タンポナーデ、収縮性心膜炎、重症肺塞栓症、緊張性気胸などにより起こる。

（2）進行過程による分類

①可逆性ショック
②不可逆性ショック

（3）発生過程による分類

①一次性ショック：外傷直後に起こる神経原性ショック。
②二次性ショック：大量出血後などに起こる循環血液量減少性ショック。

ショックの症状は多岐にわたる。初期では、脳血流量減少に伴い意識レベルは低下する。ショックが進行すると傾眠、昏睡となる。循環器系の症状としては、血圧低下、脈圧減少、心拍数増加がみられ、脈拍は微弱となる。血圧低下はショックと診断する際の必須条件であり、収縮期血圧が90mmHg以下を基準とする。また、ショック初期では多呼吸であるが、意識障害が進行すると呼吸は弱くなり、舌根沈下により気道閉塞が起こることもある。ショック末期では下顎呼吸から無呼吸へ移行する。特にアナフィラキシーショックでは、初期から著明な呼吸困難症状を呈する。その他、皮膚は蒼白となり発汗する。尿量は減少し濃縮尿となり、ショック進行とともに乏尿・無尿となる[6]。

ショックの治療は、種類や発生時期により異なる。しかし、緊急処置とショックの原因の診断がその基本である[6]。

緊急処置のなかでも、特に気道確保は最優先事項となる。ショック患者における**気道閉塞**の原因

は、①脳虚血による舌根沈下、②吐物、痰などによる閉塞、③アナフィラキシーショックによる喉頭浮腫や気管支収縮である。舌根沈下に対しては、頭部後屈や下顎挙上あるいはエアウェイ挿入を行うが、高度の意識障害を伴う患者では気管挿管を必要とする。アナフィラキシーショックの喉頭浮腫で窒息状態にある場合は、挿管困難であれば**緊急気管切開**や穿刺により気道の確保を行う。

　また、アナフィラキシーショックでは、緊急処置として希釈したアドレナリンを0.1mgずつ静注する。神経原性ショックにおいても、緊急処置として血管収縮薬を筋注または緩徐に静注する。

　従来、ショック時の脳血流量を増加させるため、Trendelenburg体位が推奨されてきたが、頭部を下げることにより嘔吐の誘発や呼吸運動を障害するため、輸血が間に合わない重症の出血性ショック以外では用いない。ショック体位の原則は、水平の仰臥位とする。

（金子忠良）

【参考文献】
1) 深谷昌彦，工藤逸郎，野間裕康監修：図説 歯科診療と患者のからだ．158-165，医歯薬出版，東京，1990.
2) 福井次屋，奈良信雄編：内科診断学．第2版，199-208，医学書院，東京，2008.
3) 日本救急医学会監修：標準救急医学．第4版，292-295，医学書院，東京，2009.
4) 白砂兼光，古郷幹彦編：口腔外科学．第3版，16-18，医歯薬出版，東京，2010.
5) 福井次屋，奈良信雄編：内科診断学．第2版，482-489，医学書院，東京，2008.
6) 日本救急医学会監修：標準救急医学．第4版，194-212，医学書院，東京，2009.
7) 深谷昌彦，工藤逸郎，野間裕康監修：図説 歯科診療と患者のからだ．304-314，医歯薬出版，東京，1990.
8) 清水敬樹編：ICU実践ハンドブック　病態ごとの治療・管理の進め方．128-130，羊土社，東京，2013.

5 ▶▶ 意識障害・失神疾患

（1）意識障害

　意識障害とは、意識の明るさ（覚醒度）の低下、または、その内容（思考、判断、記憶などの能力）の障害された状態を指す。脳に一次的な原因を有する場合と、脳以外に原因があり二次的に脳機能が障害される場合とがある[1]。

　意識障害は、時間的経過により急性と慢性に分けられる。以下に急性意識障害の程度を表す用語を示す[1,2]。

　①昏睡：覚醒状態の完全な消失。患者は目を閉じたまま、いかなる外的刺激にも反応しない状態。
　②半昏睡：ときどき自動的な体動や開眼がみられる以外は睡眠状態にあり、外的刺激には反応しない状態。
　③昏迷：強い刺激でかろうじて開眼、払いのけるなどの反応は示すが、十分には覚醒させることができない状態。
　④傾眠：患者は放置すると眠ってばかりいるが、大声で呼びかけるなどの刺激で短時間は目覚めることができる状態。

　また、その障害の程度は、Japan Coma Scale（JCS）（**表3**）やGlasgow Coma Scale（GCS）などを用いて評価を行う[3]。

表3　Japan Coma Scale による意識レベル分類法

Ⅰ：刺激しなくても覚醒している
1　意識清明とはいえない
2　見当識障害がある
3　自分の名前、生年月日が言えない
Ⅱ：刺激すると覚醒する
10　普通の呼びかけに容易に開眼する
20　大声や痛み刺激で開眼
30　痛み刺激および呼びかけでかろうじて開眼
Ⅲ：刺激をしても覚醒しない
100　痛み刺激に対し払いのける動作がある
200　痛み刺激に対し手足を動かしたり顔をしかめる
300　痛み刺激に反応しない

意識障害の原因疾患は以下に挙げるようなものがある[1-3]。

①頭部外傷

②脳血管障害：片麻痺や失語症、視野障害などの症状や、脳ヘルニア症状を有することが多い。

③ショック：感染性ショック、神経原性ショックなどにより末梢循環不全に陥り、脳血流量が低下することによる。

④中毒：特に向精神薬の中毒では、意識障害を合併する可能性が高い。

⑤感染症：特に髄膜炎や脳炎では、しばしば意識障害を合併する。

⑥脳症：**高血圧性脳症**は、自動調節能が破綻することで頭蓋内圧が亢進して意識障害をきたす。

⑦飲酒：意識障害に加えて低体温や血圧低下をきたす場合があり、注意が必要である。

⑧糖尿病性昏睡：高血糖による**糖尿病性ケトアシドーシス**と高浸透圧性非ケトン性昏睡、低血糖に分けられる。

⑨呼吸障害、呼吸不全：低酸素血症、高 CO_2 血症、低 CO_2 血症（**過換気症候群**）がある。

⑩精神疾患：統合失調症における拘禁状態、心因反応、せん妄、意識障害を伴う。

（2）失神疾患

　失神とは、全身の脱力を伴う一過性の**意識障害**であり、数分後には自然に神経学的欠落症状を残さずに完全に元の状態に戻るものと定義する[2]。心血管性失神、血管迷走神経反射性失神、起立性失神、その他に大きく分けられ、血管迷走神経反射性失神が一番多い。意識の消失は脳幹網様体、または両側大脳への血流障害によって起こり、同時に全身の骨格筋緊張が消失する。新白質量が減少する血流低下でも、両側大脳の低循環が生じる。

　失神の原因となる主要な疾患を以下に挙げる[2]。

①心血管性失神

- 心筋梗塞、狭心症
- 大血管疾患：急性大動脈解離など
- 肺循環障害
- 不整脈
- その他心疾患

②血管迷走神経反射性失神などの神経調整性疾患

- 血管迷走神経性失神：痛み、怒り、驚愕、長時間起立
- 状況失神：排便、排尿、咳
- 頸動脈洞過敏症：高齢男性、髭剃り、首の進展
- 自律神経失調症：Parkinson 病、多発性硬化症

③起立性失神

- 起立性低血圧：立位になって数分後に出現する脳血流低下、出血に伴う貧血、脱水など
- その他：糖尿病、アルコール、脊髄障害、感染症など

④その他

- 薬剤性疾患：降圧薬、睡眠薬、向精神薬、亜硝酸製剤、抗不整脈薬、抗うつ薬
- その他：一過性脳虚血発作、くも膜下出血、低血糖、パニック障害、過換気症候群など

6 ≫ 脱水、浮腫

　生命維持に必要な細胞内化学反応を円滑に機能させるために、生体は体液量、電解質濃度、酸塩基平衡を一定の範囲内に調節維持している。体液調節には腎臓が最も重要な臓器であり、この調節系には循環、各種ホルモン活性、血管内・外液量とその性状、尿量とその性状など、多数の因子が関与している[4]。

　健常者では、摂取量と同量の水分を尿、便および不感蒸泄として排泄して、体液量を一定の範囲内に維持している。不感蒸泄は、呼気や汗による水分喪失であり、健康成人は 1 日約 15mL/kg である。尿量は 1 日 800 ～ 1,500mL であり、体液量調節に最も大きな役割を果たしている[4]。

（1）脱水

　脱水とは、臨床的に体液量、すなわち細胞外液量が減少した状態を指し、体液の主要成分である水と電解質（主に Na）の喪失をきたす状態である。脱水は以下の 3 つに分類される[4,5]。

①等張性脱水（混合性脱水）

- 病態：水分と電解質が、正常体液組成と同じ割合で失われた状態。
- 原因：大量出血、熱傷、大量嘔吐、下痢、消化管瘻孔などによる細胞外液の急速な喪失。
- 症状：めまい、たちくらみ、脱力感、倦怠感など。
- 治療：等張性輸液で補給。

②高張性脱水（水分欠乏性脱水）

- 病態：水分が電解質よりも多く失われた状態。
- 原因：水分補給の不足、高齢者や幼児に起こりやすい。
- 症状：軽症（体重の 2 ％前後の脱水）では口渇のみ。
  中等症（体重の 6 ％前後の脱水）では口渇がさらに亢進。
  重症（体重の 8 ～ 14％の脱水）では興奮、幻覚、妄想、指南力低下、昏睡などの精神症状。
- 治療：水分補給

③低張性脱水（Na 欠乏性脱水）

- 病態：電解質が水分より多く失われた状態。
- 原因：医原性に生じやすく、水分のみが補給された場合に生じることが多い。
- 症状：軽症（NaCl 0.5g/kg 以下の欠乏）では立ちくらみ、倦怠感、脱力感、頭痛など。
  中等症（NaCl 0.5 〜 0.75g/kg の欠乏）ではめまい、失神発作、悪心・嘔吐。
  重症（NaCl 0.75 〜 1.25g/kg の欠乏）では無関心、無欲状態、傾眠、昏睡などの意識障害。
- 治療：高張性輸液で補給。

　高度の脱水は、生体にきわめて重大な影響を及ぼす。まずバイタルサインをチェックし、意識障害を伴う場合は迅速な治療が必要となる。体液欠乏量の補正は 1 日輸液総量を以下のように定め、原則として 2 〜 3 日かけて補正を行う[5]。

　維持輸液量＋水分欠乏量×安全係数（1/2 〜 1/3）

　　※維持輸液量＝予測尿量＋不感蒸泄量＋予測体液喪失量－代謝水（200mL）

（2）浮腫

　浮腫とは、細胞外液のうち組織間液が異常に増加し、体表面から腫脹してみえる状態である。浮腫は次の 2 つに大別される[5]。

①局所性浮腫

　局所の炎症あるいは静脈やリンパ管のうっ滞などが原因となり、毛細血管領域での濾過、吸収、リンパ管排泄のバランスが崩れて生じる。炎症性浮腫の場合は、同時にその部位に発赤や疼痛、熱感を伴う。発作的または一過性に出現する限局性の浮腫の一つに Quincke 浮腫がある。これは、血管神経性の毛細血管透過性亢進により起こると考えられている[6]。

②全身性浮腫

　原因により、以下のように分けられる。

- 心性：うっ血性心不全
- 肝性：肝硬変など
- 腎性：腎不全、腎炎など
- 内分泌性：甲状腺機能低下症、Cushing 症候群など
- 栄養障害：低タンパク血症（6.0g/dL 以下）、悪液質など
- 妊娠性
- 薬剤性：副腎皮質ステロイド薬、降圧薬、非ステロイド性抗炎症薬など
- 特発性：器質的疾患を認めず、若年から中年にわたる女性に多い。

　浮腫は、皮膚圧痕の存在により確認される。緊急処置を必要とするものとしては、血管神経性浮腫による喉頭浮腫で呼吸困難に陥った場合であり、気道確保を必要とすることがある[5]。

（大木秀郎、金子忠良）

【参考文献】
1）福井次屋，奈良信雄編：内科診断学．第 2 版，235-245，医学書院，東京，2008.
2）日本救急医学会監修：標準救急医学．第 4 版，296-298,305-306，医学書院，東京，2009.
3）清水敬樹編：ICU実践ハンドブック 病態ごとの治療・管理の進め方．255-261，羊土社，東京，2013.
4）日本救急医学会監修：標準救急医学．第 4 版，266-268，医学書院，東京，2009.

5）福井次屋，奈良信雄編：内科診断学．第2版，491-495,518-522，医学書院，東京，2008.
6）泉廣次，工藤逸郎監修：口腔外科学．第4版，22，学建書院，東京，2011.

7 痙攣

（1）痙攣

　全身的あるいは部分的に起こる急激な筋肉の不随意収縮現象をいう症候名である。痙攣のパターンはさまざまであるが、持続的に収縮する強直性と収縮・弛緩を繰り返す間代性の場合がある。ほとんどは一過性で数分以内に治まり、呼吸抑制もない。そのため、痙攣そのものにより生命に関わる事態になることは少ない。しかし、意識障害を伴うことが多く、転倒・転落による外傷の原因となる。痙攣が持続すると呼吸抑制と骨格筋の酸素消費量増大で低酸素血症をきたす。脳細胞の過度の興奮が続くと脳血流と脳代謝が増加し、脳圧亢進、脳浮腫による不可逆的な脳障害を起こす。

（2）原因

　中枢神経細胞の興奮性の亢進で一斉に起こる大脳ニューロンの過剰放電や、脊髄・末梢神経の興奮が原因となる。これらの興奮はてんかん、発熱、過換気症候群、低酸素脳症、感染症、電解質異常、低血糖、薬物中毒（局所麻酔薬・テオフィリン）、頭蓋内病変（腫瘍、外傷など）などにより誘発される。既往がある患者の内服薬中断や減量も広義の痙攣の原因として含まれ、その頻度が高い[1]。意識障害を伴うときは、中枢神経や電解質異常が原因の痙攣と循環器疾患が原因の失神とで対応が異なるため、鑑別が必要となる。痙攣時の意識障害は回復が遅く、発作後も朦朧状態が続く。また、痙攣では失禁や前兆（悪心・感覚異常）、筋収縮による咬傷や代謝性アシドーシスが存在する。

（3）注意が必要な痙攣

　ほとんどの痙攣は呼吸抑制もなく数分内におさまるため経過観察でよいが、バイタルサインを確認して重篤な症状か否かを判断する必要がある。注意が必要な痙攣とは、強直痙攣が起こった後に間代痙攣となるもので、呼吸が一時停止しチアノーゼを呈する[2]（図1）。
　特に反復し、30分以上持続するもの（重積発作：SE）は、神経学的後遺症（行動障害、認知機能低下、局所神経障害）や死亡の原因となるため、痙攣を止めることが大事になる。5分待っても止まらない痙攣はSEと診断し、治療が必要と報告されており[3]、日本神経学会てんかん治療ガイドライン[4]もそれを推奨している。痙攣重積発作の発症直後はベンゾジアゼピンが有効であるが、時間経過とともに感受性が急速に低下するため、気道確保後すぐにジアゼパム10mgを静注する。続いて、フェニトイン15〜20mg/kgを50mg/分以下の速度で点滴静注するが、ここまででSEの89％に対応できる[5]。その後は専門科に搬送し、脳障害や生命の危機を避けるために集中治療を受ける（表4）。

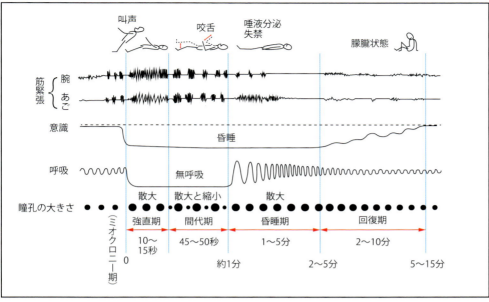

図1 強直間代発作（大発作）の経過
（志水　彰, 井上　健, 他編: 新精神医学入門. 改訂2版, 113, 金芳堂, 京都, 1989. より引用改変）

表4 痙攣重積発作の対応

血圧・心電図・経皮酸素飽和度モニターのもとで、酸素投与・気道確保
①ジアゼパム 10mg を1回静注、5分後に2回目
②ジアゼパムの効果がなければ、フェニトイン 15～20mg/kg を 50mg/分以下の速度で静注*
③上記で効果がないなら、フェノバルビタール 20mg/kg を 10分かけて静注
④なおも持続するなら、集中治療室で脳波モニターのもとで全身麻酔 　a) チオペンタール 3～5mg/kg を静注後、3～5mg/kg/時で持続投与 　b) プロポフォール 1～2mg/kg を静注後、2～5mg/kg/時で持続投与

*静注：フェニトインはブドウ糖と混合すると沈殿を生じるため、投与前と投与後とに十分量の生理食塩水でフラッシュ。
（日本神経学会監修：てんかん治療ガイドライン 2010. 74, 医学書院, 東京, 2010. を参考に作成）

8　めまい

（1）めまい

　自身の身体と周囲との相互関係が乱れていると感じる異常感覚を示す症候名である。一過性のものから持続性のものまでさまざまで、自然発生する自発性めまい、頭を動かしたときに発生する頭位性めまい、起立時や歩行時に発生する動作性めまいがある。症候により、回転や一定方向への運動感がある回転性めまい、動揺・浮遊感がある不動性めまい、眼前暗黒感や沈降感がある立ちくらみに分けられる。また、悪心、嘔吐、しびれ、運動麻痺、難聴、耳鳴りといった症状を伴うことが多い。

（2）原因

　視覚、前庭感覚（三半規管、耳石器、前庭神経）、深部感覚からの情報を平衡中枢（脳幹、小脳）で制御するフィードバック機能の不統合がめまいの原因で、どの部位が障害されても起こる。他疾患とも関連し、訴えも多彩なため原因は特定しづらいが、障害部位から**末梢性前庭障害**、中枢性障害、循環器障害に大別される（**表5**）[6]。

表5　障害部位別めまいの発生率と関連疾患

めまいの発生率	関連疾患
末梢性前庭障害 （65%）	良性発作性頭位めまい（32%）、メニエール病（12%）、遅発性リンパ水腫、前庭神経炎、中耳炎由来の内耳障害、めまいを伴う突発性難聴、突発性難聴、外リンパ瘻、Hunt症候群、突発性めまい
中枢性障害 （7%）	椎骨脳底動脈循環不全、脳幹梗塞、聴神経腫瘍、小脳梗塞、神経血管圧迫症候群、脊髄小脳変性症、小脳腫瘍、小脳萎縮症
循環器障害他 （7%）	血圧調節異常、心因性、視覚依存性めまい、循環器疾患、糖尿病性末梢神経障害

（　）は発生率内訳、疾患は発生数の多いものから並べた。
（関根和教，佐藤　豪，他：大学病院におけるめまい症例の統計的検討とめまい疾患の診断基準の問題点．日本耳鼻咽喉科学会会報 108（9）：845，2005．より引用改変）

①末梢性前庭障害

　高頻度に発生する良性発作性頭位めまいは、耳石が三半規管に侵入し一過性の回転性めまいが出現する。メニエール病は内耳を満たす内リンパ液が過剰（内リンパ腫）となり起こる、数十分から数時間持続する回転性めまいで、耳鳴りと難聴を伴う。中耳炎が内耳に及ぶと耳鳴り・難聴を伴う、前庭神経炎では悪心・嘔吐などを伴う回転性めまいが感染後数日～数週間で出現する。

②中枢性障害

　脳幹や小脳の脳卒中では、頭痛や四肢麻痺や言語障害を伴うめまいが発症する。小脳の障害では、回転性めまいに運動麻痺を伴わない歩行障害が出現する。椎骨脳底動脈循環不全では、体位変換時や首を回したときの一過性脳虚血で回転性めまいや立ちくらみが出現し、痺れ、筋脱力、複視を伴う。小脳・橋・聴神経に腫瘍があると、耳鳴りや難聴を伴う不動性めまいが顔面違和感や頭痛とともに出現する。

③循環器障害

　起立性低血圧は、糖尿病性末梢神経障害、交感神経切除、長期病臥、降圧薬の副作用により起こる立ちくらみで、数分間持続する。体位性頻脈症候群では起立時の圧反射により血圧は正常に保たれるが、その後、α受容体の機能低下[7]やβ受容体の過剰反応[8]による静脈還流量の異常減少と心拍数の異常増加から脳貧血を起こし、極度の疲労、運動不耐性、認知障害、失神前駆症状を示す。他に疼痛、不安時の血管運動神経スパズムによる小脳動脈収縮と末梢血管抵抗の低下（血管低緊張）、Adams-Stokes症候群や頸動脈洞症候群による徐脈、心因性、薬物（抗不安薬の過量投与・アミノグリコシド系抗菌薬・アルコールなど）によるめまいがある。

（3）注意が必要なめまい

　リスク評価として、めまいの原因について問診する。発作の症候、時期や誘因、慢性的か突発的か、自律神経症状、低血圧の有無、服用薬剤に注意しながら関連疾患を含め検討する（**表6**）[9]。

表6　末梢性と中枢性めまいの特徴

	末梢性	中枢性
障害部位	前庭迷路、前庭神経	前庭神経核、小脳、前庭皮質
発症・経過	急性発症・単発・反復発作性	急性発症または慢性発症
誘因	頭位変換、髄液圧・中耳腔圧上昇	時に頸部捻転
背景疾患	特になし	血管危険因子
めまいの性状	回転性＞浮動性	回転性＜浮動性
めまいの強さ	強い	軽いことが多い
めまい持続	短い＞長い	短い＜長い
眼振	一方向性 水平（回旋混合性）	注視方向性 垂直性、回旋性
蝸牛症状	時に伴う	通常ない
中枢神経症状	ない	ある（頭痛、脳神経症状、運動失調）
悪心・嘔吐	重篤	中等度

（日本神経治療学会：標準的神経治療：めまい. 神経治療 28（2）：196，2011．より引用改変）

　末梢性前庭障害であれば、生命に関わるめまいではない。一方、めまいの既往がないのに突然発作が起こった場合は、重篤な中枢神経障害を頭に入れ、激しい頭痛や複視、四肢麻痺や言語障害、意識消失などの異常所見を伴う場合には、生命の危機を伴う脳血管障害などの可能性があるため、専門医（脳神経外科、耳鼻科）の診察が必要となる。

（岡田芳幸）

【参考文献】
1）DeLorenzo RJ, Hauser WA, et al：A prospective, population-based epidemiologic study of status epilepticus in Richmond, VirginiA.　Neurology 46：1029-1035, 1996.
2）志村　彰，井上　健，他編：新精神医学入門. 改訂2版，106-127，金芳堂，京都，1989.
3）Alldredge BK, Gleb AM, et al：A comparison of lorazepam, diazepam, and placebo for the treatment of out-of-hospital status epilepticus. N Engl J Med 345（9）：631-637, 2001.
4）日本神経学会監修：てんかん治療ガイドライン2010. 72-85，医学書院，東京，2010.
5）Brevood JC, Joosten KF, et al：Status epilepticus：clinical analysis of a treatment protocol based on midazolam and phenytoin. J Child Neurol 20（6）：476-81, 2005.
6）関根和教，佐藤　豪，他：大学病院におけるめまい症例の統計的検討とめまい疾患の診断基準の問題点．日本耳鼻咽喉科学会会報 108（9）：842-849，2005．
7）Streeten DH：Pathogenesis of hyperadrenergic orthostatic hypotension：evidence of disordered venous innervation exclusively in the lower limbs. J Clin Invest 86：1582-1588, 1990.
8）Frohlich ED, Dustan HP et al：Hyperdynamic beta-adrenergic circulatory statE.　Arch Intern Med 117：614-619, 1966.
9）日本神経治療学会：標準的神経治療：めまい. 神経治療 28（2）：183-212，2011．

9 ≫ 咳、喀痰、喘鳴

（1）咳

①咳の発生機序と分類

　咳（咳嗽）は、咽頭や喉頭、気管、気管支にほこり、ウイルス、食べ物などの外部からの異物の

侵入に対して、肺や気管を守るための防御反応である。気道粘膜のほか、咽頭、喉頭、胸膜、縦隔、心膜などに存在する咳の受容体に、異物による物理的刺激や化学的刺激、温度変化、炎症によって求心性の刺激が加わると、迷走神経を介して咳中枢に伝えられ咳が生じる。発生原因は気管や気管支などの下気道由来が最も多いが、咽頭、喉頭、鼻などの上気道のほかにも胸膜刺激も一因となる。また、後鼻漏による咳も原因として多い。薬剤性ではACE（アンギオテンシン変換酵素）阻害薬で誘発されることがある。

咳の持続期間としては、3週間未満の急性咳嗽、3週間以上8週間未満の遷延性咳嗽、8週間以上続く慢性咳嗽があり、痰を伴うものを湿性咳嗽、伴わないものを乾性咳嗽という。

②咳の疾患と検査

咳は風邪、気管支喘息、間質性肺炎や慢性閉塞性肺疾患（COPD）、結核などの呼吸器系疾患のほかに、逆流性食道炎などの食道疾患、心不全、アレルギー、喫煙、薬剤性、心因性があり、さまざまな疾患の指標となりうる（表7、8）。慢性咳嗽の日本での三大原因は、咳喘息、アトピー咳嗽、副鼻腔気管支症候群となっているが、欧米では喘息、後鼻漏、胃食道逆流が三大原因であり、わが国とは異なる。胃食道逆流による咳は、食道下部の迷走神経受容体を刺激することにより引き起こされるものと、逆流物が咽頭・喉頭に直接刺激するものとがある。胃食道逆流による咳は、欧米に比べ頻度が少ないものの、1990年代からわが国でも胃食道逆流が増加しているため、今後は増加していく可能性がある。咳中枢は大脳皮質においてもコントロールされるため、心因性ストレスでも咳が生じる。小児では、咳の大半が鼻炎や鼻咽頭炎などの上気道ウイルス感染が原因である。

咳の原因は、数日で自然治癒する感冒から、肺気腫や肺癌などの重篤な疾患まで多岐にわたり、その病態は複雑である。病的な咳嗽反応としては、咳嗽反応の更新と低下がある。前者は頻回な咳により精神的、肉体的苦痛があり、後者は生体防御の働きがなくなってしまう。咳の続く期間、痰などの随伴症状の有無、咳の出る時間帯を知ることによって、さまざまな疾患を指標となる。特に、咳がどの時間帯に出るかは、原因の特定に有用である。

咳が主症状の場合、胸部エックス線診と聴診を行い、急性咳嗽では肺癌や肺塞栓症などの重篤な疾患を除外することから始める。咳の期間が長くなるにつれて感染症の原因が低下し、アレルギーなどの非感染性が増加する。

（2）喀痰

①喀痰の発生機序と分類

喀痰は、咳とともに呼吸器疾患の症状として頻度の高いものであり、病因に関する多くの情報が得られるため、呼吸器疾患の診断・治療のうえで重要である。

気道の粘膜には線毛があり、細胞から出てくる気道分泌液で表面が覆われ、気道の粘膜を保護している。細菌やウイルスによる感染が生じると気道分泌物が増加し、死滅した細菌やウイルスを含んだ粘性の強い分泌物になり、これを痰と呼ぶ。気道内分泌物は生体防御のうえで重要な役割を果たすが、分泌物量の増加は気道感染の助長や換気障害につながってしまう。気道分泌液には、分泌型IgA、リゾチーム、ラクトフェリンなどの抗菌作用のある物質が含まれており、細菌の付着や増殖抑制にも働いている。漿液性や粘液性は正常でも産生され、通常はそのまま嚥下されている。細菌やウイルス感染によって白血球などの炎症性細胞を含んだ粘性があり、着色したものになると咳とともに排出されるようになっている。

表7　急性咳嗽の疾患

1. 胸部エックス線で異常を認める疾患
   1) 心臓血管系疾患：肺血栓塞栓症、うっ血性心不全
   2) 感染症：肺炎、胸膜炎、肺結核
   3) 悪性腫瘍：原発性・転移性肺腫瘍
   4) 免疫アレルギー的機序：間質性肺疾患
   5) 気胸

2. 胸部エックス線で異常を認めない場合のある感染性疾患
   普通感冒、急性気管支炎、マイコプラズマ肺炎、百日咳、インフルエンザウイルス感染症、急性副鼻腔炎、慢性起動疾患の急性増悪　など

3. 遷延性・慢性咳嗽の初発期
   気管支喘息、咳喘息、アトピー咳嗽、副鼻腔炎、胃食道逆流、ACE 阻害薬

4. まれな疾患
   誤嚥、気道内異物

（日本呼吸器学会咳嗽に関するガイドライン作成委員会編：咳嗽に関するガイドライン．9，日本呼吸器学会，東京，2005．より引用）

表8　疾患による咳の性状と持続性

疾患	咳嗽の性状	持続性
感染後咳嗽	乾性	遷延性〜慢性
咳喘息	乾性	急性〜慢性
アトピー咳嗽	乾性	急性〜慢性
副鼻腔気管支症候群	湿性	急性〜慢性
亜急性細菌性副鼻腔炎	咳払い	急性〜遷延性
百日咳	乾性	急性〜遷延性
肺炎クラミジア	乾性〜湿性	急性〜遷延性
肺炎マイコプラズマ	乾性〜湿性	急性〜遷延性
胃食道逆流	乾性	急性〜慢性
心因性・習慣性	乾性	急性〜慢性
薬剤性	乾性	急性〜慢性
慢性気管支炎	湿性	急性〜慢性
後鼻漏	咳払い	急性〜慢性
気管・気管支の腫瘍	不定	急性〜慢性
気管・気管支の結核	不定	急性〜慢性
気道内異物	不定	急性〜慢性
間質性肺炎	乾性	急性〜慢性

（日本呼吸器学会咳嗽に関するガイドライン作成委員会編：咳嗽に関するガイドライン．10，日本呼吸器学会，東京，2005．より引用）

②喀痰の疾患と検査

　喀痰は肉眼的に分類されており、性状や色調により疾患を鑑別している。その性状から、**漿液性痰**、**粘液性痰**、**膿性痰**に分類される。気道からの出血が混ざったものを血痰という。粘液性痰の増加は気道粘膜の炎症によることが多く、膿性痰は細菌感染によるところが多い。痰が無色であれば、ウイルス性や喫煙、食物の侵入などを考え、有色膿性痰であれば細菌感染を考える。喀痰はその性状（色、濃度、血の有無など）と量を確認することが重要で、**グラム染色**や**細胞診**により評価される。また、その他の臨床症状（発熱、胸痛、呼吸困難など）をあわせて疾患を特定していく。通常、痰は咳とともに気管から排出されるが、咳反射は**サブスタンスP** が放出されることによって生じるため、加齢によるサブスタンスP の減少により、高齢者では咳によって排出することが困難となる。

（3）喘鳴

①喘鳴の発生機序と分類

　喘鳴は、気道が何らかの原因によって部分的に狭窄することによって、気道狭窄部位を中心とした気道壁の振動によって発生する。気管の狭窄により生じるヒューヒューといったような音をいい、**吸気性喘鳴**と**呼気性喘鳴**がある。吸気性喘鳴では鼻から上気道まで、呼気性喘鳴では下気道の圧迫や狭窄を疑う。また、高音性は末梢側で、低音性は中枢側で発生するとされている。喘鳴の原因として、喘息のほかに喉頭や気管支の狭窄、浮腫、腫瘍、軟化、気管支や気管壁に分泌物、痰、膿などの存在、気管の攣縮や腫脹による狭小化や声帯麻痺、気管支炎、肺気腫などでも生じる。喘鳴は、気管支喘息や慢性閉塞性肺疾患などの診断に重要な臨床症状である（**表9**）。

②喘鳴の疾患と検査

　喘鳴は、気道の狭窄部位で発生するため、鑑別診断を行ううえではどこが狭窄しているかを見つけることが大切である。原因箇所を見つけるために、最も大きく聞こえる場所はどこか、吸気と呼気のどちらで聞こえるかを聴診する。吸気性喘鳴では、鼻アデノイド、喉頭や口蓋扁桃の肥大、腫瘍、舌根沈下、喉頭炎、喉頭クループ、喉頭浮腫、喉頭軟化症、声帯麻痺、声帯麻痺、反回神経麻痺などがあり、呼気性喘鳴では、気管支喘息、気管支炎、COPD、気管支拡張症などがある。

表9　喘鳴の原因と疾患

原因	疾患
気管支攣縮	気管支喘息、過敏性肺炎、急性肺血栓塞栓症など
気道粘膜浮腫	喉頭浮腫、急性気管支炎、気管支喘息、Churg-Strauss症候群、刺激物質（タバコ、粉塵など）吸入、急性左心不全、肺水腫など
解剖学的狭小化	腫瘍、アデノイド、気道異物、気管支結核、圧排性気道狭窄など
気道壁の脆弱化	声帯麻痺、気管軟化症、気管支拡張症など
気道内分泌液	慢性気管支炎、気管支拡張症、肺炎など
肺弾性収縮力の低下	肺気腫
その他	声帯の随意的収縮

（樫山鉄矢編:呼吸器内科必修マニュアル. 50, 羊土社, 東京, 2005. より引用改変）

（野本たかと）

【参考文献】

1）日本呼吸器学会咳嗽に関するガイドライン作成委員会編：咳嗽に関するガイドライン. 日本呼吸器学会，東京，2005.
2）日本呼吸器学会編：咳嗽に関するガイドライン. 第2版，日本呼吸器学会，2012.
3）高久史麿監修：図説病態内科講座 第7巻呼吸器1. 2-13,31-37，メジカルビュー社，東京，1994.
4）村川裕二監修：新・病態生理できった内科学. 第2版，23-26，医学教育出版社，東京，2010.
5）樫山鉄矢編：呼吸器内科必修マニュアル. 30-53，羊土社，東京，2005.

10 チアノーゼ、胸痛、呼吸困難（息切れ）

（1）チアノーゼ

　皮膚、粘膜などが、血液中の酸素含有量の低下によって暗紫色を呈した状態をいう。口唇、爪床などに表れやすい。一般的には、毛細血管血液中の還元ヘモグロビン（酸素を解離したヘモグロビン）が 5 g/dL 以上でチアノーゼとなる。熟練した者では、還元ヘモグロビン 3.5g/dL 以上で発見することが可能とされている。

　チアノーゼの発生は、還元ヘモグロビンの相対値ではなく絶対値に左右される。そのため、貧血患者では、血液中のヘモグロビン濃度が低くなっているため還元ヘモグロビンが 5 g/dL 以上になりにくく、チアノーゼを発生しにくい。一方、赤血球数が増加しヘモグロビン濃度が高くなっている多血症患者では、チアノーゼを発生しやすくなる。

　チアノーゼは、全身の皮膚、粘膜にみられる中枢性チアノーゼと、四肢の末梢にみられる末梢性チアノーゼに大別される。

　中枢性チアノーゼは、血液が心臓から体循環へ駆出される段階で、すでに血液中の還元ヘモグロビンが増大しているときにみられる。肺水腫や肺炎などの呼吸器疾患や、不適切な人工呼吸などによる換気障害、右→左シャントのある先天性心奇形で肺での血液酸素化が十分に行われないもの（例：Fallot 四徴症）、ヘモグロビンが酸素と結合できない状態となっているもの（例：メトヘモグロビン血症）などにみられる。

　末梢性チアノーゼは、心臓から体循環へ血液が駆出される段階では血液中の還元ヘモグロビンは増大していないものの、末梢循環不全によって血液中のヘモグロビンから組織への酸素移行が進み、結果として毛細血管内の還元ヘモグロビンが増加するためにみられる。心拍出量の低下、寒冷による末梢血管収縮などによって、四肢の末梢で還元ヘモグロビンが増大したときにみられる。

（2）胸痛

　胸痛は、心臓や大血管の疾患、肺や胸膜の疾患、神経・筋・骨の疾患、消化器の疾患、心因性の疾患などさまざまな疾患が原因で生じる（**表10**）。

　胸痛の原因を鑑別するためには、以下のような症状や事項を確認する。

　①種類：刺すような痛み、鈍い痛み、電撃痛、締め付けるような痛み
　②部位：前胸部、背部、左胸部から左肩・左腕・頸部・腹部などへの放散
　③持続時間：瞬間的、数分、数十分
　④随伴する症状：呼吸困難、発熱、冷汗、悪心・嘔吐
　⑤痛みを生じる状況：労作時、安静時、体位変換時、食事、入浴時
　⑥既往歴：**表10** に示す疾患の既往

表10 胸痛を生じる疾患と特徴

	疾患	特徴
心臓や大血管の疾患	急性心筋梗塞	焼けつくような死を意識するような激しい胸痛、30分以上持続、前胸部から胸骨下、左上腕、頸部などへの放散痛
	狭心症	前胸部に締めつけられる感じや圧迫感のある胸痛、数分から20分程度で痛みは消失、労作時だけでなく安静時に生じることもある
	大動脈解離	突然の前胸部や背部の裂けるような激しい痛み、解離が進むと腹痛や腰痛も生じる
肺や胸膜の疾患	気胸	突然の胸痛、呼吸困難、咳
	肺血栓塞栓症	突然の胸痛、呼吸困難、頻呼吸
	胸膜炎	深呼吸や咳で増悪する胸痛
神経・筋・骨の疾患	帯状疱疹	肋間神経の走行に痛み、痛みの出現から数日して疱疹の出現
	肋骨骨折	骨折部位に一致した痛み、呼吸運動による痛みの増強
消化器の疾患	逆流性食道炎	胸が締め付けられるような痛み、胸やけ
	腹部臓器の疾患	胆嚢疾患、急性膵炎などで胸部に痛みのあることがある
心因性の疾患	過換気症候群	腹痛を伴うこともある。過呼吸、四肢テタニー、助産師様手つき
	心臓神経症	精神的なストレスから生じる。動悸、息切れ、呼吸困難などを伴う

（3）呼吸困難（息切れ）

　呼吸困難（息切れ）は、主観的な呼吸の際の苦しさを表す自覚症状である。呼吸困難は、呼吸器の疾患だけでなく、心臓や大血管の疾患、肺や胸膜の疾患、神経・筋の疾患、代謝性の疾患、心因性の疾患などさまざまな疾患が原因で生じる（**表11**）。

　呼吸困難の原因を鑑別するためには、以下のような症状や事項を確認する。

　　①発症様式：慢性、急性、進行性、発作性、反復性

　　②随伴する症状：喘鳴、下肢の浮腫、頸静脈の怒張、ばち状指、四肢の筋力低下、発熱、咳、喀痰

　　③体位による変化：**起坐呼吸**（仰臥位で呼吸困難が増強するため座位となるもの）

　　　　片側臥位呼吸（片側の側臥位で呼吸困難があるが対側ではないもの）

　　③重症度：**Hugh-Jones 分類**（**表12**）による重症度判定

　　④既往歴：**表11** に示す疾患の既往

表11 呼吸困難を生じる主な疾患

呼吸器の疾患	慢性閉塞性肺疾患（COPD）、気管支喘息、肺炎、胸膜炎、肺水腫、間質性肺炎、肺線維症、気胸、塵肺、気管支拡張症
循環器の疾患	心不全、肺高血圧症、肺血栓塞栓症、急性冠症候群、狭心症
神経・筋の疾患	重症筋無力症、進行性筋ジストロフィー、筋萎縮性側索硬化症
代謝性の疾患	糖尿病性ケトアシドーシス、尿毒症性アシドーシス、甲状腺機能亢進症
心因性の疾患	過換気症候群、心身症
その他	上気道閉塞（舌根沈下、喉頭浮腫など）、気道異物

表12　Hugh-Jones 分類

1度	同年齢の健康人と同様に仕事ができ、歩行、坂、階段の昇降も健康人並みにできる
2度	平地では同年齢の健康人と同様に歩行できるが、坂・階段では健康人並みには昇れない
3度	平地でも健康人並みに歩けないが、自分のペースでなら1マイル（1.6km）以上歩ける
4度	休み休み出ないと50ヤード（46m）も歩けない
5度	話したり、衣服を脱いだりしても息切れする、息切れのため外出できない

（河原　博）

11 >> 血圧変動（高血圧、低血圧）

（1）血圧の生理

血圧は主に心拍出量と全末梢血管抵抗によって規定される。心拍出量の増加、全末梢血管抵抗の増大により血圧は上昇し、心拍出量増の減少、全末梢血管抵抗の減少により血圧は下降する。心拍出量は1回拍出量×心拍数により規定される。1回拍出量は主に循環血液量、心筋収縮力に影響を受ける。

全末梢血管抵抗は、細動脈の収縮状態に最も影響される。細動脈の平滑筋が収縮すると全末梢血管抵抗は増大し、弛緩すると減少する。動脈硬化になると細動脈の内径が細くなり、末梢血管抵抗は増大する。カルシウム拮抗薬などにより平滑筋が弛緩すれば、末梢血管抵抗は低下する。血管の弾性、血液の粘性も血圧に影響し、大動脈壁の弾性が低下すれば、血圧は上昇する。また、多血症（赤血球増加症）により血液の粘性が上がると、血流抵抗が大きくなり血圧は上昇する。

血圧は神経性調整と体液調整により調整されている。神経性調整は、圧受容体反射（頸動脈洞と大動脈弓に圧受容体）とベインブリッジ反射（心房内の伸展受容器）がセンサーとなっている。体液性調整は、交感神経－副腎髄質系（アドレナリンとノルアドレナリンの分泌）とレニン・アンジオテンシン系（腎動脈圧の低下によりレニン・アンジオテンシン産生により血圧上昇する）により調整される。

（2）血圧の基礎医学

成人で収縮期血圧120～129mmHgかつ/または拡張期血圧80～84mmHgを正常血圧としている。高血圧にはWHO等により国際的な基準があり、収縮期血圧≧140mmHgかつ/または拡張期血圧≧90mmHgを高血圧としている。

一方、低血圧には明確な基準はないが、仰臥位で収縮期血圧が100mmHg以下の場合を低血圧としている。

（3）高血圧（hypertension）

高血圧は、血圧が持続的に140/90mmHgを超えた状態と規定されている。また、高血圧は血圧値によりⅠ度、Ⅱ度、Ⅲ度に分類されている（図2）。

・Ⅰ度高血圧：収縮期血圧140～159mmHgかつ/または拡張期血圧が90～99mmHg

- Ⅱ度高血圧：収縮期血圧 160 〜 179mmHg かつ / または拡張期血圧が 100 〜 109mmHg
- Ⅲ度高血圧：収縮期血圧 ≧ 180mmHg かつ / または拡張期血圧 ≧ 110mmHg

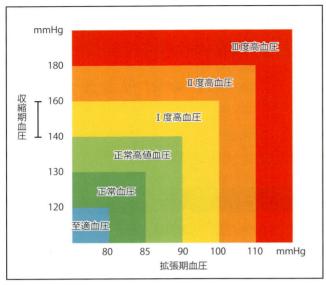

図2　高血圧の分類

①高血圧の原因

高血圧は異常がないのに血圧が高い本態性高血圧と、明らかな原因疾患があって生じる症候性高血圧に分類されている。

A. 本態性高血圧（一次性高血圧）（essential hypertension）

高血圧の多く（約 90％）は本態性高血圧で、その成因は食塩の過剰摂取、肥満、運動不足、ストレスなどの環境因子、遺伝因子が挙げられているが特定の原因がわかっていない高血圧である。

B. 症候性高血圧（二次性高血圧）（secondary hypertension）

原因が特定できる高血圧を症候性高血圧といい、高血圧の約 10％を占める。別の病気や薬の副作用から引き起こされるもので、腎性高血圧、内分泌性高血圧、血管異常による高血圧、脳神経系の異常による高血圧、脳神経系の異常による高血圧、薬剤性高血圧に分類される（**表 13**）。

表13　症候性高血圧の分類と原因疾患

分類	原因疾患
腎性高血圧	腎実質性高血圧、腎炎、腎盂腎炎、腎血管性高血圧など
内分泌性高血圧	原発性アルドステロン症、Cushing 症候群、甲状腺機能異常、褐色細胞腫など
血管異常による高血圧	大動脈狭窄症、高安病など
脳神経系の異常による高血圧	脳腫瘍、脳外傷など
薬剤性高血圧	消炎鎮痛薬、エストロゲン製剤、ステロイド薬、甘草など

②高血圧の臨床症状

　高血圧症は多くの場合、慢性経過をたどる。初期には自覚症状はないが、頭痛、頭重感、肩こり、めまい、耳鳴りなどの症状が出る。また、高血圧が進むと頻脈、呼吸困難、胸痛、浮腫、夜間尿、下肢の疼痛、麻痺感などの症状が出現する。高血圧が持続すると、合併症として、脳出血、脳梗塞、高血圧脳症などの脳血管障害や高血圧性心肥大、狭心症、心筋梗塞などの心疾患、高血圧性腎硬化症などの腎障害を引き起こす（**図3**）。

高血圧分類	正常 高値血圧	Ⅰ度 高血圧	Ⅱ度 高血圧	Ⅲ度 高血圧
リスク第一層 （危険因子なし）	リスクなし	低リスク	中リスク	高リスク
リスク第二層 （糖尿病以外の1～2個の危険因子、メタボリック症候群がある）	中リスク	中リスク	高リスク	高リスク
リスク第三層 （糖尿病、慢性腎臓病、臓器障害、心血管病、3個以上の危険因子）	高リスク	高リスク	高リスク	高リスク

図3　血圧に基づいた脳心血管リスク

（4）低血圧（hypotension）

　低血圧には明確な基準はないが、仰臥位で収縮期血圧が100mmHg以下の場合を指す。低血圧は、慢性持続性低血圧、起立性低血圧、急性低血圧に分類される（**表14**）。

①慢性持続性低血圧（continuous hypotension）

　慢性持続性低血圧は、**本態性低血圧**と**症候性低血圧**に分類される。

　本態性低血圧は、低血圧を引き起こす特定の病気や異常などの明らかな原因がない低血圧である。**自律神経失調**により**副交感神経優位**の状態が続いたり、血管の反応性の低下により低血圧が起きると考えられている。体質や遺

表14　低血圧の分類

低血圧	慢性持続性低血圧	本態性低血圧
		症候性低血圧
	起立性低血圧	症候性起立性低血圧
		突発性起立性低血圧
	急性低血圧	心筋梗塞
		出血性ショック
		薬剤性ショックなど

伝も原因と考えられている。本態性低血圧は、脳、心臓、腎臓などに障害を起こすことはないが、倦怠感や疲れやすさといった全身症状から、めまい・立ちくらみ・不安感・頭痛などの精神・神経症状の不快症状が発現する。

　症候性低血圧は、原因となる疾患により起きた低血圧で、原因として、心拍出量の低下、ホルモン異常、甲状腺機能低下症による交感神経刺激の低下、また副腎機能の低下により発症する。下垂体前葉機能低下症による全身無気力状態でも、血圧は低下する。そのほか、悪性腫瘍、胃・十二指腸潰瘍などによる栄養障害、心臓病や結核などでの寝たきり状態でも血圧は低下する。

②起立性低血圧（orthostatic hypotension）

　起立性低血圧は、急な起立、長時間の起立時に、立ちくらみ、めまいなどを訴えるもので、**症候性起立性低血圧**と、**特発性起立性低血圧**に分類される。

　起立時の血液は、重力の影響で上半身から減少し下半身に増加する傾向があるが、健康な人では自律神経の作用で下半身の血管を収縮させ、血液量を調節している。しかし、この血液循環調節機構に障害が生じると、血圧が低下する。起立時の収縮期血圧が20mmHg以上低下した場合に、起立性低血圧と診断する。

　症候性起立性低血圧症は、糖尿病性神経症などによる自律神経障害、脊髄癆、Parkinson病などの神経疾患、心疾患、ホルモンの分泌異常など原因が特定できる起立性低血圧症である。また、交感神経遮断薬、精神安定薬などによる薬剤性低血圧もこれに含める。

　特発性起立性低血圧は、原因不明の起立性低血圧で、めまい、立ちくらみ、吐き気などの脳症状を起こし、ときに失神することもある。通常は症状も一時的で、仰臥位、側臥位などの体位をとることで血圧は回復する。また、シャイ・ドレーガー症候群では、自律神経症状だけでなく小脳等の広範な運動神経が障害され、起立性低血圧の一般的な症状のほかに、失禁、無汗、眼球運動障害、振戦、筋萎縮などを発症する。40～60歳代の男性に多く発症し、症状は徐々に進行する。

③急性低血圧（ショック症候群）（acute hypotension〈hemorrhagic shock〉）

　急性低血圧は、**心筋梗塞**、**大量出血**、**重症感染症**、**薬剤性ショック**などが原因で急激に血圧が低下した状態である。この場合は、救命処置が必要となり、応急処置が遅れると死に至る可能性が高い。

---

12 >> 不整脈（期外収縮、徐脈、頻脈）

（1）心臓の機能

　心臓は、収縮と拡張を繰り返し、血液を全身に送り出すポンプの役割をもつ器官である。心臓には左右の心房・心室があり、ヒトではそれぞれが心房中隔、心室中隔で区切られている。また、心臓には血液の逆流を防ぐ4つの弁がある。①右心房と右心室間の三尖弁、②右心室と肺動脈間の肺動脈弁、③左心房と左心室間の僧帽弁、④左心室と大動脈間の大動脈弁である。

　以下に血液の大まかな走路を示す（**図4**）。

　　大静脈（上大静脈、下大静脈）→右心房→三尖弁→右心室→肺動脈弁→肺動脈→肺→肺静脈→左心房→僧帽弁→左心室→大動脈弁→大動脈から全身

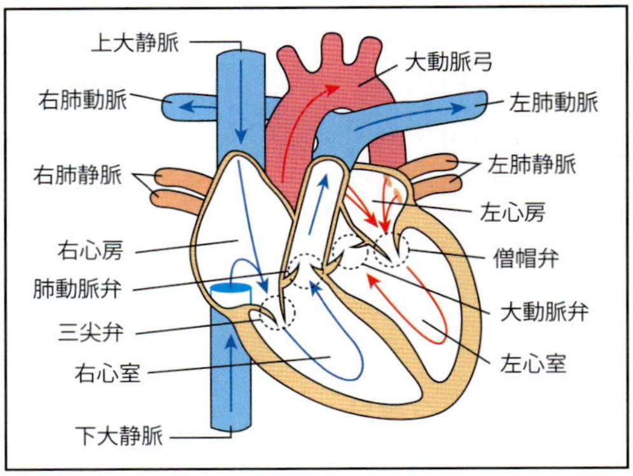

図4　心臓の解剖と血流

①心拍の調整

　心臓は交感神経、副交感神経から支配を受けているが、心臓の活動自体は自律的に行われる。心臓の拍動は、心臓内の特殊な筋肉である**刺激伝導系**によってコントロールされている。リズムは洞

房結節でつくられ、その興奮は刺激伝導系によって周辺の筋肉へと伝わり、心臓全体を同じリズムで拍動させている（**図5**）。洞房結節における電気的興奮の発生頻度は60〜100回/分である。

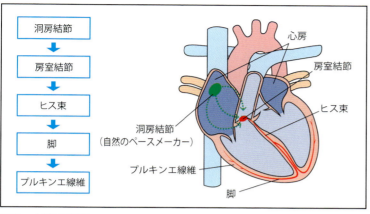

図5　刺激伝導系

（2）不整脈（期外収縮、徐脈、頻脈）（arrhythmia）

①不整脈の病態

不整脈とは、心臓拍動のリズムが不規則であったり、頻度が高かったり、少なかったりする状態である。心臓の拍動は刺激伝導系によって制御され、正常時には血液を一定のリズムで送り出している。不整脈はその刺激伝導系の経路や発生の異常によって起こる。心臓の拍動の変化は生理的反応によっても生じ、運動や体温の上昇で速くなる。また、呼吸と脈拍の関係では、脈拍は吸気時には速く、呼気時には遅くなる。

②不整脈の種類

不整脈は大きく分けて、脈が飛ぶ「**期外収縮（premature contraction）**」、脈が遅くなる「**徐脈（bradycardia）**」、脈が速くなる「**頻脈（tachycardia）**」の3種に分類できる。

期外収縮は、心臓の刺激伝導系において、本来、刺激の生じる箇所以外から早めに刺激が出る現象で、この刺激が出る場所により、**心房性期外収縮**、**心室性期外収縮**に分けられる。**徐脈**は、心拍数が60回/分未満の状態で、刺激伝導系において、刺激が起きなかったり、刺激が途中で停止することで生じる。主な疾患は**洞不全症候群**、**房室ブロック**がある。頻脈は、心拍数が100回/分以上の状態で、刺激伝導系において、刺激が異常に早く起きるか、異常な経路の刺激伝導により生る。主な疾患は、**心房細動**、**発作性上室性頻拍**、**心室頻拍**、**心室細動**、**WPW症候群**がある。

③不整脈を起こす原因

不整脈を引き起こす原因は基礎疾患と関連しているが、健常者においても何らかの誘因によって引き起こされる。

洞徐脈は心筋梗塞の初期、甲状腺機能低下症が、**上室性期外収縮**は高血圧性心疾患、虚血性心疾患、心臓弁膜症、心筋症が、**心房細動**は僧帽弁狭窄症、甲状腺機能亢進症、血性心疾患が、**心室性期外収縮**は急性心筋梗塞、心筋症が、**心室頻脈**や**心室細動**は急性心筋梗塞が、心筋症、**発作性上室性頻拍**はWPW症候群やLGL症候群が原因となる。

不整脈の原因疾患、誘発因子を**表15**に示す。

表15　不整脈の原因疾患と誘発因子

	不整脈の種類	誘因、原因
基礎疾患患者にみられる不整脈	洞頻脈、洞徐脈	原因となる基礎疾患 ・高血圧 ・虚血性心疾患 ・心臓弁膜症 ・心筋症 ・心不全 ・急性心筋梗塞 ・甲状腺疾患 ・WPW症候群 ・その他
	洞不全症候群	
	上室性期外収縮	
	発作性上室性頻拍	
	心房細動	
	心室性期外収縮（多発性、多源性ほか）	
	心室頻拍	
	心室細動	
	房室ブロック	
	右脚ブロック	
	左脚ブロック	
健常者にもみられる不整脈	洞頻脈、洞徐脈、洞性不整脈	健常者における誘発因子 ・精神的ストレス ・疼痛刺激 ・疲労 ・睡眠不足 ・高齢 ・スポーツ ・喫煙 ・飲酒 ・副交感緊張 ・その他
	上室性期外収縮（散発性）	
	発作性上室性頻拍	
	発作性心房細動	
	心室性期外収縮（散発性）	
	洞房ブロック	
	房室ブロック（1度）	
	右脚ブロック	

（岩成進吉）

【参考文献】
1）西田百代監修：知らなかったではすまされない！有病高齢者歯科治療のガイドライン．改訂新版，クインテッセンス出版，東京，2013．
2）高杉嘉弘：歯科診療で知っておきたい全身疾患の知識と対応．学建書院，東京，2013．
3）日本高血圧学会高血圧治療ガイドライン作成委員会編：高血圧治療ガイドライン2014．ライフサイエンス出版，東京，2014．
4）日本循環器学会．不整脈の非薬物治療ガイドライン（2011年改訂版），＜http://www.j-cirC．or.jp/guideline/pdf/JCS2011_okumura_H．pdf＞；2016[accessed 16.11.11]．
5）日本循環器学会．不整脈薬物治療に関するガイドライン（2009年改訂版），＜http://www.j-cirC．or.jp/guideline/pdf/JCS2011_okumura_H．pdf＞；2009[accessed 16.11.11]．

13 ≫ 悪心、嘔吐、下痢

（1）悪心、嘔吐（nausea, vomiting〔emesis〕）

　悪心とは、嘔吐が切迫した状態における不快な感覚であり、嘔気と同義である。一方、嘔吐とは、胃あるいは腸の内容物が口腔を介して排出される現象をいい、逆流とは異なる。本来、悪心・嘔吐は消化管に侵入した毒物などへの防御反応と考えられている。顔面蒼白、冷汗、頻脈、低血圧など

を伴うが、より重篤な脱水、電解質不均衡などを招く場合もあるので注意が必要である。

成人では12か月間に12.5〜50％以上が1回以上の嘔気を、30％以上が嘔吐のエピソードを経験するという[1]。女性は男性よりも悪心・嘔吐の頻度は高い。

悪心・嘔吐の病態生理は十分にわかっていないが、大脳皮質、化学受容器引金帯（chemoreceptor trigger zone；CTZ）、前庭迷路系、末梢などからの入力により、嘔吐中枢が刺激されるためと考えられている[2]。

歯科では、薬剤を原因とするものが問題となりやすい。悪心・嘔吐の原因薬剤（**表16**）には、NSAIDsや抗菌薬が含まれる点に注意が必要である。一方、その

表16　悪心・嘔吐の原因となる薬物

- がん化学療法
- 非ステロイド性抗炎症薬（NSAIDs）
- ジゴキシン（悪心は治療レベルで起こりうる）
- 抗不整脈薬
- 経口抗糖尿病薬（特にメトホルミン）
- 抗菌薬（特にエリスロマイシン、バクトリム）
- スルファサラジン
- ニコチンパッチ
- 麻薬
- 抗Parkinson病薬
- 抗痙攣薬（治療用量での投与を含む）
- 高用量ビタミン

（Metz A, Hebbard G：Nausea and vomiting in adults. Am Fam Physician 36（9）：688–92, 2007. より引用改変）

他の原因として、毒物、マロリーワイス症候群、食道破裂、心筋梗塞など重篤なものもあるため、軽視は禁物である。

①化学療法による悪心・嘔吐（chemotherapy induced nausea and vomiting；CINV）

CINVは、化学療法で最も重要な副作用である。頻度は54〜96％と高い[3]。原因は、がんなどの原疾患、腎不全、電解質障害、麻薬性鎮痛薬などである。リスク因子は、過去のCINV経験、女性、50歳未満、過去の妊娠時嘔吐・乗り物酔い、液体・電解質不均衡、消化管、肝臓または脳の腫瘍、便秘、オピオイド使用、感染症、敗血症、腎臓病患者である。

②放射線治療による悪心・嘔吐（radiation-induced nausea and vomiting；RINV）

RINVは、放射線治療で最も多い副作用である。予防対策なしでは50〜80％に発生する[4]。放射線量が多いほど、照射域が広いほど起きやすいが、胃腸、肝臓、脳への放射線治療で多い。治療終了後30分から数時間に多く発生する。病態生理はCINVに近い。リスク因子には、化学療法併用、年齢、性別、アルコール飲用、不安、過去のRINV・CINVがある。

③術後の悪心・嘔吐（postoperative nausea and vomiting；PONV）

PONVの最も多い原因は、吸入麻酔薬と麻薬性鎮痛薬である。頻度は20〜40％程度で、リスク因子の多い患者では80％以上と高い[5]。日帰り全身麻酔の口腔外科手術において、最も多い合併症であり、顎矯正手術では術後24時間で40.08％に認められたという[6]。PONVのメカニズムも明らかではないが、有意なリスク因子は、女性、非喫煙、過去のPONV・乗り物酔い、50歳以下、揮発性麻酔薬、亜酸化窒素、術後オピオイド、長時間麻酔、腹腔鏡などといわれている（**図6**）。

（2）下痢

非常に水分の多い便や、固形でない便が頻回を増して排泄されることで、一般的に1日200gを超える便がある場合は下痢と考えられる。下痢は、持続期間により急性（14日未満）、持続型（14〜29日）、慢性（30日以上）に分類され、急性が最多である。原因では、ウイルス感染による胃腸炎が最も多いが、それ以外では薬剤による下痢があり、歯科では重要である。急性下痢による死者の83％は65歳以上で、その最も多い原因は*C.difficile*による偽膜性大腸炎（*Clostridium difficile* infection；CDIあるいは*Clostridium difficile*-associated diarrhea；CDAD）である[7]（CDI/CDADについては下記を参照）。最近では、NSAIDsにより、CDI/CDADが起きるというメタ解析も報告され

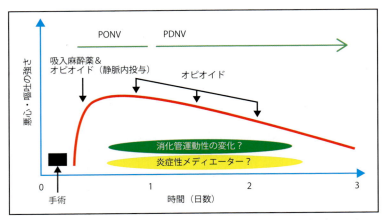

図6 術後悪心・嘔吐（PONV）ならびに退院後悪心・嘔吐（PDNV）の時期と原因

吸入麻酔およびオピオイド（フェンタニルなど）の静脈内投与はPONVの原因となりうる。PDNVは鎮痛薬としてオピオイドを使用した結果と考えられる。PONVならびにPDNVは手術の種類により延長あるいは短縮する。
（Horn CC, Wallisch WJ, Homanics GE, Williams JP：Pathophysiological and neurochemical mechanisms of postoperative nausea and vomitinG. Eur J Pharmacol. 722（1）：55-66, 2014. より引用改変）

ており[8]、注意が必要である。

①抗菌薬による下痢（antibiotic-associated diarrhea；AAD）

抗菌薬による副作用で多いものの一つである。AADは抗菌薬投与中に9.6％[9]、服用中止後数か月までで30％程度に発生するという[10]。広域スペクトルの抗菌薬に多く、アンピシリン、アモキシシリン（＋クランブラン酸）、セファロスポリン、クリンダマイシンに多い。AADのうち、CDI/CDADが最も重篤で死をもたらしうる。CDI/CDADの機序は、抗菌薬による腸内細菌叢変化による*C.difficile*の異常増殖による毒素産生と考えられている。CDI/CDADのリスク因子には、65歳以上、女性、免疫能低下、過去のAADなどがある。

（大渡凡人）

【参考文献】

1) Singh P, Yoon SS, Kuo B：Nausea；a review of pathophysiology and therapeutics. Therap Adv Gastroenterol 9（1）：98-112, 2016.
2) 日本癌治療学会編：制吐薬適正使用ガイドライン. 第2版, 1-112, 金原出版, 東京, 2015.
3) Sheikhi MA, Ebadi A, Talaeizadeh A, Rahmani H：Alternative methods to treat nausea and vomiting from cancer chemotherapy. Chemother Res Pract 2015：818759, 2015.
4) Feyer P, Jahn F, Jordan K：Prophylactic management of radiation-induced nausea and vomitinG. Biomed Res Int 2015, 2015.
5) Stoicea N, Gan TJ, Joseph N, Uribe A, Pandya J, Dalal R, et al：Alternative therapies for the prevention of postoperative nausea and vomitinG. Front Med 2（December）：87, 2015.
6) Silva AC, O'Ryan F, Poor DB：Postoperative nausea and vomiting（PONV）after orthognathic surgery；a retrospective study and literature review. J Oral Maxillofac Surg 64（9）：1385-97, 2006.
7) Hall AJ, Curns AT, Clifford Mcdonald L, Parashar UD, Lopman BA：The roles of *Clostridium difficile* and norovirus among gastroenteritis-associated deaths in the United States,1999-2007. Clin Infect Dis 55（2）：216-23, 2012.
8) Permpalung N, Upala S, Sanguankeo A, Sornprom S：Association between NSAIDs and *Clostridium difficile*-associated diarrhea：A systematic review and meta-analysis. Can J Gastroenterol Hepatol 2016：7431838,

2016.

9) Elseviers MM, Van Camp Y, Nayaert S, Duré K, Annemans L, Tanghe A, et al：Prevalence and management of antibiotic associated diarrhea in general hospitals. BMC Infect Dis 15（1）：129, 2015.

10) Patro-Golab B, Shamir R, Szajewska H：Yogurt for treating antibiotic-associated diarrhea；systematic review and meta-analysis. Nutrition 31（6）：796–800, 2015 Jun.

14 >> 貧血

（1）貧血の定義

貧血とは、末梢血のヘモグロビン（Hb）濃度が、正常下限値より減少した状態をいう[1]。正常下限値は、WHO の基準では成人男性 13g/dL、成人女性 12g/dL とされている。

（2）貧血の分類と臨床・検査所見

貧血の原因は、赤血球産生の低下、赤血球崩壊の亢進（溶血）、赤血球喪失（出血）に大別される。赤血球産生障害では、鉄、ビタミン B_{12}、葉酸などの造血因子の欠乏、造血幹細胞の異常、エリスロポエチンの分泌低下や手術の疾患に伴う二次性貧血がある。赤血球溶血性貧血では、先天性・後天性、赤血球内あるいは血球外の原因によるものなどが存在する。

身体的所見では、蒼白は貧血の徴候であり、眼瞼結膜や口腔粘膜の色調を参考にする。出血点や紫斑を伴っている場合には、血小板減少を合併する重篤な貧血を考える。

検査所見では、Hb、Ht、赤血球から計算される平均赤血球容積（MCV）、平均赤血球ヘモグロビン量（MCH）、平均赤血球ヘモグロビン濃度（MCHC）などの赤血球指数が重要である。

（3）鑑別診断

MCV の増加、正常、減少は、それぞれ、大球性、正球性、小球性の貧血症を表す。

①大球性貧血

通常 MCV が 100fL を越える場合をいう。大球性貧血は、巨赤芽球性貧血と非巨赤芽球性貧血に大別され、前者はビタミン B_{12} や葉酸欠乏に基づき、後者は甲状腺機能低下症、アルコール中毒、肝疾患などに付随する。大球性貧血、血清ビタミン B_{12} 低値、萎縮性胃炎などを呈する疾患は悪性貧血と呼ばれ、舌が赤みを帯びてツルツルした痛みを伴う舌炎を呈する[1]（Hunter 舌炎）。

②正球性貧血

正球性貧血には、溶血性貧血、出血後の貧血、腎性貧血、再生不良性貧血、骨髄異形成症候群などが含まれる。正球性貧血では MCV、MCH、MCHC は正常範囲内にある。

③小球性貧血

小球性貧血には、鉄欠乏性貧血、慢性疾患に伴う二次性貧血、先天性無トランスフェリン欠乏症、サラセミアなどがある。鉄欠乏性貧血は最も頻度が高く、特に女性で多い。鉄供給が不足する原因として、消化管出血、月経過多、血管内溶血などがある。MCV は 80fL 以下で、MCH や MCHC も低下するので、小球性低色素性貧血を呈する。血清鉄は低下、総鉄結合能（TIBC）は逆に増加する。Plummer-Vinson 症候群は、鉄欠乏性貧血に付随して、舌乳頭の萎縮、舌炎、口角炎、嚥下障害を

伴う疾患で（**図7**)、特徴的な匙状爪を呈する[1]。

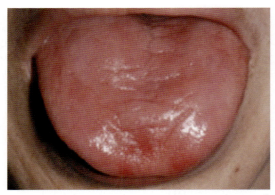

図7　鉄欠乏性貧血の舌乳頭の萎縮
（鹿児島大学病院口腔外科准教授　上川善昭先生 提供）

（4）治療

貧血を招いている基礎疾患の治療が基本である。貧血の程度が重い場合には、輸血が必要となる。

(中村典史)

【参考文献】
1) 杉本恒明，矢崎義雄編：内科学，第9版. 1601-1634，朝倉書店，東京，2008.

15 睡眠障害、頭痛、頭重感

（1）睡眠障害

睡眠障害は、①不眠障害、②睡眠関連呼吸障害群、③中枢性過眠症群、④概日リズム睡眠・覚醒障害群、⑤睡眠関連運動障害群、⑥睡眠時随伴症群に分けられる（睡眠障害国際分類第3版 ICSD-3)。

①不眠障害
適切な睡眠環境下でも夜間の睡眠障害があり、それに伴う日中の機能障害を生じるものである。症状は、床に就いてから眠りに入るまでの時間が延長する入眠困難、入眠した後、翌朝の起床時刻までの間に何度も覚醒してしまう睡眠維持困難、本人の望む起床時刻や通常の覚醒時刻の1〜2時間以上早くに覚醒してしまい、再入眠ができない早朝覚醒がある。

②睡眠関連呼吸障害群
睡眠中に呼吸の停止および低下による睡眠障害で、特に、口腔顎顔面部を構成する要素が密接に関連するものに、閉塞性睡眠時無呼吸（障害）(obstructive sleep apnea；OSA）がある。この疾患群には以下のものがあり、歯科と密接に関連するので詳細に解説する。

A．閉塞性睡眠時無呼吸（障害）(OSA)
睡眠中に舌や気道周囲の筋が弛緩し、落ち込み、気道の閉塞や狭窄が生じて、無呼吸や低呼吸を起こすことにより睡眠が分断され、良質な睡眠がとれないことから日中に強い眠気をまねき、生活、機能障害を起こすものをいう。この無呼吸は、口や鼻での気流の停止が10秒以上続くも

の、低呼吸は 10 秒以上換気量が 50％以下に低下するか、SpO_2 が 3〜4％以上低下するものをいう。無呼吸や低呼吸が続くことにより、体内の酸素は減少し、二酸化炭素が増加する。そのため、睡眠が浅くなり、中途覚醒を起こし、十分な睡眠の深さや時間を得られないため、覚醒時に頭痛、頭重感などの症状が発現、日中に眠気を訴える。OSA までには至らないが、上気道部に鼻閉、扁桃肥大、アデノイド、小顎などによる呼吸抵抗（阻害）要因があり、睡眠障害を訴えるものに上気道抵抗症候群がある。

B．中枢型睡眠時無呼吸低呼吸症候群（CSA）

脳（延髄）の呼吸中枢からの伝達が消失、もしくは減衰して、呼吸努力が消失または減少し、無呼吸や低呼吸を起こすもの。呼吸中枢からの刺激は、動脈血の二酸化炭素分圧により発令されるが、睡眠時は二酸化炭素分圧に対する呼吸中枢の反応が鈍くなるため、低呼吸や無呼吸を起こしやすい。

C．睡眠関連低換気障害群

睡眠時に何らかの原因により、肺胞内で酸素と二酸化炭素との交換が十分にできなくなり、結果として異常な $PaCO_2$ の上昇を引き起こすもの。

D．睡眠関連低酸素血障害

睡眠関連低換気が存在しないが、睡眠中の SpO_2 が成人で 88％以下に低下するもの。

③中枢性過眠症

日中に耐えがたい眠気が起こり、本人の意思に関わらずどんな状況であっても眠ってしまうもの。ナルコレプシー（特発性過眠症）、クライネーレビン症候群（強度の睡眠衝動が長期にわたり継続するもの）、睡眠不足症候群、長時間睡眠者がある。

④概日リズム睡眠・覚醒障害群

体内時計のリズムと睡眠時間のサイクルが不調和となり、睡眠・覚醒相後退もしくは前進する障害、不規則睡眠・覚醒リズム障害、非 24 時間睡眠・覚醒リズム障害、交代勤務睡眠障害、時差睡眠障害、原因が特定不能なものに分けられる。

⑤睡眠関連運動障害群

睡眠開始時に出現する、比較的単純でかつ情動的な運動により睡眠を妨げられる特徴的な疾患。むずむず脚症候群、周期性四肢運動障害、睡眠関連こむらがえり、睡眠関連歯ぎしり、睡眠関連律動性運動障害などがある。

⑥睡眠時随伴症群

睡眠中、特に入眠時および覚醒途中に、突然動き回ったり、大声を上げたり、悪夢をみる疾患。錯乱性覚醒、睡眠時遊行症、睡眠時驚愕症、睡眠関連摂食異常症、REM 睡眠行動障害、反復性孤発性睡眠麻痺、悪夢障害などがある。

（2）OSA に関連する病態、特に注意すべき頭痛、頭重感

睡眠中に繰り返し起こる無呼吸・低呼吸により、低酸素血・高二酸化炭素血症となる。苦しさから睡眠が分断され、覚醒により呼吸が再開すると、酸素濃度は復旧する。この繰り返す酸素濃度の急激な変化による酸化ストレスや活性酸素が増加することで、循環器系に負担がかかり、心血管障害、高血圧、インスリンの抵抗性などに影響が及ぶ。また、この睡眠の分断・覚醒が繰り返すことで、日中の眠気が増し、交感神経活動が亢進することで、頭痛、頭重感が発症すると考えられている。

注意すべき頭痛の中には、morning headache（起床時頭痛）がある。これは、OSA の特徴的な症候の一つであり、睡眠時ブラキシズムとも関連すると考えられている。また、顎関節症に関連する筋痛、頭痛、頸・肩・腕部の筋痛、血管痛、脳血管障害、脳内疾患、その他の器質的な慢性頭痛が併存している可能性もあるため、頭痛の診断には注意が必要である。

（3）睡眠障害の検査法

①主観的評価法

睡眠障害をその本人の主観によって評価する方法、質問項目には論理的な根拠をもつ。

A．ピッツバーク睡眠質問票（PSQI；Pittsburgh sleep quality index）

睡眠の質、入眠時間、睡眠時間、睡眠効率、睡眠困難、睡眠薬使用、日中覚醒困難の7つの要素からなり、睡眠障害のスクリーニング、治療効果の判定、うつ病患者、不安障害、パニック障害、高齢者の睡眠障害評価に用いられる。しかし、睡眠不足や過眠を伴う睡眠障害患者や、概日リズム睡眠障害の患者には適していない。

B．Epworth 眠気尺度（ESS；Epworth sleepiness scale）

日常生活でよくみられる眠気をもたらす8つの状況のおのおのにおける眠気のレベルを、被検者が選択し、総合得点を算出し、日中の眠気を評価するもの。10点以上で眠気が強いと判断するが、眠気が日常化している患者では過小評価していることも多い。

C．睡眠日誌

長期間にわたって、毎日の睡眠と覚醒の時間帯を 24 時間にわたって連続して記録し、日常の睡眠習慣、睡眠・覚醒リズムを把握する。概日リズム睡眠障害の有力な診断法である。

②客観的評価法

A．PSG：（終夜）睡眠ポリグラフ（polysomnography）

脳波、眼球運動、筋電図（オトガイ部、下肢）、呼吸、胸腹部運動、動脈血酸素飽和度、心電図、いびき、体位などを測定し、睡眠深度や睡眠中の生理現象を総合的に評価する方法。

- 脳波は、睡眠状況、深度など睡眠段階判定の指標となる。
- 眼球運動は nonREM 睡眠期、REM 睡眠期の鑑別に用いる。
- オトガイ筋筋電図は、REM 睡眠期の筋緊張の抑制を判別する。また、REM 睡眠行動異常症では、REM 期に異常な筋緊張を認めることがある。
- 呼吸は、鼻と口の気流を検出し、無呼吸や低呼吸を判別する。
- 胸腹部運動は、胸腹部の呼吸運動をバンドの伸縮で判定し、中枢性か、閉塞性かの無呼吸かを判別する。
- 動脈血酸素飽和度（SpO_2）は、最低 SpO_2 や睡眠時の低酸素の割合をみる。
- 心電図は無呼吸時の心電図の変化をみる。
- 下肢筋電図は、周期性四肢運動異常症などを判別する。
- 食道内圧は、食道カテーテルを挿入し計測する。食道内圧が胸腔内圧を反映するため、呼吸努力に関連した覚醒をみる。

B．MSLT：多回睡眠潜時検査（multiple sleep latency test）

静かに暗くした快適な検査室で、静かに横になり、快適と思う姿勢をとり、眼をつぶった状態での、入眠までの時間（入眠潜時：sleep latency）を計測し、眠気の強さを評価する方法。日中

の眠気は時間帯によって異なるため、日中2時間おきに4〜5回の計測を行う必要がある。健常人では、平均入眠潜時は10分以上であり、5分以下の場合は異常な眠気、5〜10分は境界型とされる。また、入眠早期のREM睡眠の発現の有無を確認することにより、突発性睡眠、ナルコレプシーの診断にも用いられるが、入眠時REMは睡眠不足状態や睡眠時無呼吸障害でも認められることがある。

C. MWT：覚醒維持検査（maintenance of wakefulness test）

覚醒を維持できるかを評価する方法で、MSLTと同様に眠気を誘う環境下にして、リクライニングチェアーかベッドで楽な姿勢を保たせ、眠らないように指示を出した状態での、入眠潜時および入眠時REM睡眠を測定する。正常被験者の平均睡眠潜時は30.4±11.20とされており、平均睡眠潜時が8分以下を異常としているが、8〜40分の間は数値だけでは意味付けが困難であるため、臨床所見と合わせて判断する。睡眠時無呼吸障害の治療に対する効果判定や、ナルコレプシーの内服治療の効果判定に有用であるとされている。

D. 画像検査

a. 頭部エックス線規格写真分析、セファログラム

上顎骨、下顎骨、舌骨などの形態や位置関係を確認するとともに、舌や軟口蓋などの軟組織の形態や位置関係も確認する。日本の睡眠時無呼吸障害の患者では、下顎の後退による気道の狭窄が多いとされている。

b. 3D-CT

CT画像を3D構築することにより、air spaceの形態や気道容積を評価する。覚醒時と睡眠時（薬物睡眠下状態）の無呼吸状態のときのair spaceの比較も有用である。

c. Dynamic MRI

超高速MRI撮像を行い、画像処理することにより、動画として画像を確認することができ、睡眠時における気道などの形態の変化の様子がわかる。CTより軟組織を明瞭に抽出でき、あらゆる断面より閉塞部位などが確認できる。

（外木守雄）

16 >> 摂食嚥下障害

（1）摂食嚥下障害の原因

摂食嚥下障害は、何らかの疾患や障害によって、食べる機能が障害された状態である。摂食嚥下障害の病因は多岐にわたるが、障害の原因により機能的障害、器質的障害、医原性障害に大別される。機能的障害は、摂食嚥下機能を司る中枢、末梢神経系の障害もしくは摂食嚥下に関わる筋群の障害による機能障害を指す。脳血管障害、神経筋変性疾患、脳腫瘍、頭部外傷などや認知症でも起こる。器質的障害は、摂食嚥下に関わる口腔、咽頭の諸器官の器質的異常により引き起こされる。頭頸部腫瘍やその手術、放射線治療後の形態学変化、骨棘や憩室、口唇口蓋裂などの先天異常、顎口腔顔面・咽頭内の炎症・外傷などによって起こる。医原性障害は、薬剤による副作用が一番の問題となる。抗コリン薬は唾液分泌を抑制する。抗精神病薬や抗Parkinson病薬では、舌の不随意運動を引

き起こすことがある。

　それぞれ代表的な疾患を、**表17**に示す。摂食嚥下障害は、患者本人や家族、介護者が知らないうちに進行していることが多いため、ふだんから、摂食嚥下障害の兆候が現れていないか注意が必要である。

表17　摂食嚥下障害の原因

摂食嚥下障害	原因
機能的障害	脳血管障害、 神経筋変性疾患（Parkinson病、筋萎縮性側索硬化症、筋ジストロフィーなど）、 脳腫瘍、頭部外傷、認知症など
器質的障害	頭頸部腫瘍やその手術、放射線治療後の形態学変化、 骨棘や憩室、口唇口蓋裂などの先天異常、 顎口腔顔面・咽頭内の炎症・外傷
医原性障害	抗コリン薬による唾液分泌抑制や食道蠕動障害、 抗精神病薬や抗Parkinson病薬による舌の不随意運動、 抗精神病薬、抗不安薬などによる意識レベルの低下など

（2）疾患による変化

①機能的障害

　摂食嚥下機能は、随意および随意下での中枢性制御を受けている。特に随意下での嚥下反射は、延髄外側に位置する嚥下中枢によって支配されている。口腔、咽頭の感覚入力が脳神経により嚥下中枢に伝えられ、嚥下中枢から口腔、咽頭の嚥下関連筋群の連続した活動を誘発する出力が脳神経核に伝えられ、嚥下が惹起される（**図8**）。この嚥下中枢は、末梢および上位脳からの修飾を受けながら、嚥下運動を司っている。この中枢、末梢神経系の障害やその支配下の筋群の障害によって、摂食嚥下障害が現れる。

　脳血管障害は、機能的障害を引き起こす代表的な疾患である。急性期で50％程度、慢性期でも10％程度の摂食嚥下障害がみられる。嚥下中枢がある脳幹部が障害されると、ときに重篤な嚥下障害が出現する。半側の咽頭、喉頭、軟口蓋などの運動麻痺が出現し、嚥下惹起不全や嚥下の非協調運動も顕著となる。神経変性疾患の一つであるParkinson病では、脳黒質のドパミン神経細胞が変性するために錐体外路症状が現れる。さまざまな摂食嚥下機能が障害され、舌の振戦、嚥下反射惹起遅延、喉頭挙上や咽頭収縮の不良などが起こる。また、筋萎縮性側索硬化症（ALS）も著明な摂食嚥下障害を呈する（**図9**、ALS患者の舌）。疾患の進行とともに運動ニューロンが障害され、摂食嚥下機能も障害されていく。筋の萎縮のため、口腔からの送り込みが悪くなり、咽頭収縮や喉頭挙上も不良となるため、疾患の進行とともに重篤な嚥下障害を呈する。

②器質的障害

　器質的障害は、**表17**に示すように、摂食嚥下機能に関わる器官の器質的な異常によって引き起こされる。代表的なものが、頭頸部の腫瘍およびその治療後に現れる摂食嚥下障害である。口腔や咽頭腔にある腫瘍自体が、摂食時の通過障害や疼痛による嚥下障害を引き起こすことがある。また、腫瘍の術後には、骨や筋の欠損や神経損傷によって、嚥下障害が出現する。舌癌術後などでは、切除部位は皮弁で置換されるが、従来の運動機能は回復できないために、構音障害や摂食嚥下障害が残存する。舌癌術後のこれらの障害の改善のために、舌と口蓋の接触を補助するための舌接触補助

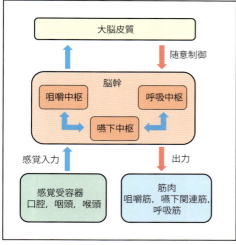

図8 摂食嚥下機能に関連する神経制御機構の模式図
末梢からの感覚入力が脳幹にある下位中枢に伝えられる。脳幹では、咀嚼、嚥下、呼吸などを司る反射中枢が相互作用を及ぼしている。また、これらの反射中枢は、上位脳からの修飾を受けながら嚥下運動を司る。

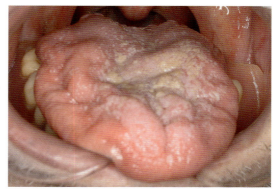

図9 筋萎縮性側索硬化症（ALS）患者の舌
舌の筋が萎縮して舌全体にしわが寄っている状態。

床（palatal augmentation prosthesis；PAP）が作製されることがある（**図10**）。

　頭頸部腫瘍への放射線治療によっても、摂食嚥下障害が引き起こされる。放射線治療によって、口腔、咽頭部の粘膜炎が出現し、疼痛による嚥下障害を引き起こす。また、唾液腺への照射による唾液分泌が減少することで、咀嚼嚥下障害が起こる。さらに、放射線治療後には、下咽頭や食道入口部の瘢痕化が起こることで通過障害を引き起こすことがある。

③医原性障害

　高齢者は多剤を服用していることも多い。高齢者では、薬剤に起因する医原性の嚥下障害もしばしば見受けられる。薬剤性の嚥下障害としては、唾液の分泌抑制による口渇、運動機能の障害、意識レベルの低下がある。高齢者が内服する多くの薬剤は、口渇を副作用とする。抗コリン薬や抗ヒスタミン薬、血圧降下薬、抗精神病薬など多くの薬剤が含まれる。口腔乾燥が起こると、食事時の食塊形成が困難になり、嚥下困難感も増す（**図11**）。また、口腔乾燥は味覚にも影響を及ぼす。抗精神病薬、抗Parkinson病薬、抗不安薬は、中枢神経系の神経伝達物質に作用して、摂食嚥下機能の運動機能を妨げることがある。抗精神病薬や抗不安薬は、意識レベルの低下をもたらすことで、摂食嚥下機能に悪影響を及ぼす。

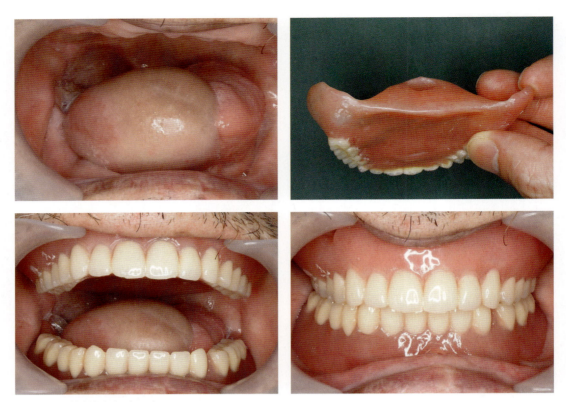

図10 舌接触補助床（PAP）
右舌癌術後皮弁再建後の症例に対して、上顎義歯の口蓋部分の厚みを増した形状にすることで、舌との接触をサポートしている。

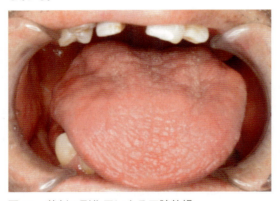

図11 薬剤の副作用による口腔乾燥

（松尾浩一郎）

5 薬物の有害作用による口腔症状

1 >> 多形（滲出性）紅斑

内服、注射問わず、薬剤により生じる皮膚や粘膜に出現する症状を薬疹という。発症するまでの期間は薬剤使用から数日～数か月後とさまざまである。

多形（滲出性）紅斑は、境界明瞭の円形または環状の紅斑が左右対称に多数形成される。軽症では手背などに数個の紅斑がみられ、進行すると体幹や顔面にも拡大する。重症になれば皮膚だけでなく口唇、口腔、眼、鼻、外陰部などにも生じる。口腔粘膜では浮腫性の紅斑で始まり、ただちに黄白色の偽膜を有するアフタ性病変となる。

軽症ならば通常2～4週で自然治癒するが、副腎皮質ステロイド軟膏や搔痒感に対して抗ヒスタミン薬が処方される。重症多形（滲出性）紅斑では、Stevens-Johnson 症候群、中毒性表皮壊死症が難病指定されている。その他に薬剤性過敏症候群、急性汎発性発疹性膿疱症などがある。発症早期は鑑別が困難である。

（1）Stevens-Johnson 症候群

皮膚粘膜移行部（口唇、眼結膜、肛門、陰部周囲など）に紅斑、水疱が出現し、高熱を伴う。また、後遺症として視力障害、ドライマウスなどの眼症状をきたすことがある。消炎鎮痛薬、抗菌薬、高尿酸血症治療薬、抗てんかん薬などで発症の報告がみられる。薬剤以外ではマイコプラズマ感染症などが挙げられる。

診断は、①皮膚粘膜移行部に出血性または充血性の重篤な粘膜病変がみられる、②びらんや水疱が全体表面積の10％未満、③発熱、が基準となる。また、病理組織学的には表皮の壊死性変化を認め、進行すると表皮全層の壊死や表皮下水疱の形成がみられる。

治療は原因薬剤を中止し、入院加療となる。皮膚や粘膜の処置と同時に眼科的管理、補液・栄養管理、感染防止を考慮する。第一選択は副腎皮質ステロイド薬で、重症化では高用量投与（ステロイドパルス療法など）を行う。副腎皮質ステロイド薬で効果がみられない場合には免疫グロブリン製剤静注療法や血漿交換療法を併用する。

（2）中毒性表皮壊死症

死亡率が最も高い薬疹で、Stevens-Johnson 症候群と一連の病態でその最重症型とされる。皮膚・粘膜は紅斑、水疱、表皮剥離など顕著な表皮の壊死性障害を認め、全身倦怠感や高熱を伴う。経過中に敗血症などを合併することがある。

診断は、①水疱、表皮剥離、びらんが全体表面積の10％以上、②発熱、③ブドウ球菌性熱傷様皮膚症候群が除外できる、が基準となる。他にも粘膜疹や眼角膜と結膜にびらんや偽膜を伴う。病理組織学的には、顕著な表皮の壊死を認める。

治療はStevens-Johnson症候群と同様であるが、副腎皮質ステロイド薬で効果がみられない場合には、免疫グロブリン製剤静注療法や血漿交換療法を併用する。

2 歯肉肥厚（歯肉増殖）

歯肉肥厚（歯肉増殖）は、歯肉組織のコラーゲン線維の過剰増生により遊離歯肉が肥厚した状態をいう。症状が進行すると歯が歯肉に埋没したような様相を呈し、歯の移動もみられることがある。これには、薬剤によるものや遺伝的に生じることがある。また、プラークなどの起炎因子による修飾も指摘されている。

病理組織学的には線維性結合組織の増生、細い上皮脚の延長、軽度の慢性炎症細胞の浸潤を認める。本症発症の誘因となる代表的な薬物としては、フェニトイン（抗痙攣薬）、ニフェジピン（カルシウム拮抗薬）、シクロスポリン（免疫抑制薬）などがある。

（1）フェニトイン

てんかん患者が本剤を長期間服用している場合にみられやすく、本剤の副作用と考えられている。本症発現率は服用者の平均約50％とされている。症状は、歯冠乳頭が浮腫性状態から線維性を呈し、進行して健常歯肉と同等の色調、硬度を呈するようになる。増殖は前歯部に顕著で、下顎より上顎、舌側より唇側に強くみられる傾向がある。口腔衛生状態の悪い場合に多くみられる。歯の欠損部には症状がみられず、抜歯にて増殖は消退する。

治療は、プラークコントロールを徹底し、増殖が顕著ならば歯肉切除などの歯周外科治療を考慮する。再発傾向が強いため、メインテンスが重要である。

（2）ニフェジピン

高血圧症、狭心症の治療薬であるカルシウム拮抗薬で、服用者の10～20％に発生するとされている。主に前歯部にみられる。

治療は、プラークコントロールが良好であれば歯肉増殖は比較的抑えられるが、必要に応じて歯肉切除などの歯周外科治療を考慮する。

（3）シクロスポリン

免疫抑制薬である本剤は、主に臓器移植における拒絶反応の抑制や、骨髄移植における拒絶反応および移植片対宿主病の抑制に用いられる。本剤服用患者の約25％に発生するとされている。発症機序は、本剤服用によりIL-6が減少することで、間接的に線維芽細胞が刺激されて増殖するといわれている。

治療は、プラークコントロールが主体となるが、歯周外科手術が必要な場合には主治医と連携して治療計画を立てる必要がある。また、本剤服用にて高血圧症を発症し、降圧薬を服用している可能性があるので、服薬状況に留意すべきである。

3 ≫ 唾液分泌量減少、唾液分泌量増加

唾液分泌量は加齢により低下するが、Sjögren 症候群、糖尿病、腫瘍患者の放射線治療なども原因としてよく知られている。緊張・ストレスにより、交感神経が刺激されて唾液分泌が抑制される。また、薬剤の副作用として唾液分泌量を減少することがあり、添付文書に副作用として「口渇」または「口内乾燥」が記載されている薬剤も相当数存在する。

原因として多くみられるのは、抗うつ薬、精神神経用薬、抗 Parkinson 病薬、抗ヒスタミン薬、過活動膀胱治療薬、鎮痙薬など抗コリン作用を有する薬剤や降圧薬、脂質異常症治療薬、消化性潰瘍用薬など服用期間の長い薬剤であるが、抗がん薬、抗菌薬、抗ウイルス薬などでも起こる。

抗うつ薬には抗コリン作用のある薬がよく使われるが、抗アレルギー薬や抗 Parkinson 病薬にも同作用を有するものがある。抗コリン作用とは、アセチルコリンがアセチルコリン受容体に結合するのを阻害する作用のことである。同様に、腺分泌促進作用のあるムスカリン受容体への結合も阻害するため、唾液の分泌は減少するとされている。

降圧薬のなかでは、カルシウム拮抗薬や利尿薬服用患者に多くみられる。カルシウム拮抗薬は細胞内の Ca^{2+} を減少させるため、唾液腺においても Ca^{2+} 依存性の Cl^- チャンネルが開口せず、水の移動が少なくなる。また利尿薬では、血管平滑筋の細胞内の Na^+ 濃度減少を介する細胞内の Ca^{2+} 低下が生じる。唾液腺では Na^+-K^+-Cl^- 共輸送体の抑制に加えて、血液浸透圧の上昇により血管側から水の移動が起こりにくくなる。これらの結果、唾液の分泌の抑制が起こるとされる。

服薬期間が長い、あるいは服薬の種類が多いほど症状発現のリスクは高くなる。また、これまで異常を自覚せず服薬していても、加齢に伴い薬効や生理機能に変化が生じて症状が発現することがある。対応としては、原因薬剤の中止により改善することが多い。服薬状況を確認して、主治医に中止または他の薬剤に変更や減量が可能であるかを対診する。病状や効能によっては変更が不可能な場合もある。

口腔乾燥症状改善薬には、ピロカルピン塩酸塩（サラジェン®）、セビメリン塩酸塩水和物（サリグレン®、エボザック®）などがあるが、効能が Sjögren 症候群患者または頭頸部の放射線治療に伴う口腔乾燥症状の改善であるため、本症状では処方不可能である。そのため対症的手段を講じざるを得ない。

口の渇きに対しては漢方薬が用いられることがある。「口の渇き」に効能のある薬剤は数種類ある（表1）。このうち、歯科保険で適用のあるのは茵蔯蒿湯、五苓散、白虎加人参湯である。

表1　口の渇きに効能のある漢方薬

胃苓湯、茵蔯蒿湯、温経湯、越婢加朮湯、牛車腎気丸、苓桂朮甘湯、五苓散、柴苓湯、滋陰降火湯、四苓湯、清心蓮子飲、猪苓湯、当帰芍薬散、麦門冬湯、八味丸、八味地黄丸、白虎加人参湯、木防已湯、麻杏甘石湯、六味丸、六味地黄丸

口腔の保湿も有効で、ジェル、スプレー、洗口液などの口腔ケア用品がある。適度な水分補給は効果的であるが、過剰な摂取は腎機能の負担になり、むくみを引き起こすことになる。耳下腺や顎下腺などの唾液腺マッサージや口腔ケア、舌の体操などの口腔リハビリテーションも、唾液腺に刺激を与えて分泌を促進する効果が期待されているが、一般的には一時的な効果と考えられている。

唾液が正常以上に分泌された状態を唾液分泌増加症または流涎症という。分泌機能の持続的な異常亢進によるものを本態性（真性）流涎症、嚥下障害、咽喉頭の急性炎症、腫瘍などによる咽喉頭の閉塞によるものを症候性（仮性）流涎症という。本態性（真性）流涎症の原因は薬剤、精神薄弱、

Parkinson 病、統合失調症、てんかんなどの精神疾患、口内炎、咽頭炎、義歯などによる口腔粘膜の刺激、水銀や鉛などによる中毒、妊娠中毒症が原因と考えられている。

　本態性流涎症の原因薬剤として、コリンエステラーゼ阻害作用を有する抗がん薬であるシクロホスファミドや抗認知症薬のドネペジルがよく知られている。また、2016 年 9 月現在で添付文書に「流涎」または「よだれ」として掲載されている薬剤は 58 種類であった（注射、点眼は除く）（**表 2**）。なかでも抗精神病薬、精神神経安定薬、精神神経用薬、抗てんかん薬などが多い。ほとんどの場合、原因薬剤の中止により改善するが、対象疾患から薬剤の中止は困難であることが多い。

4 ＞＞ 味覚異常

　味覚異常とは、なんらかの原因により生じた味覚の低下または消失した状態をいう。症状により、味覚減退、味覚消失・無味症、解離性味覚障害、異味症・錯味症、悪味症、味覚過敏、自発性異常味覚、片側性味覚障害に分類される（**表 3**）。

　また原因には、薬剤性、特発性、亜鉛欠乏性、心因性、鼻（嗅覚）の異常による風味障害、糖尿病などによる全身性や口腔粘膜疾患、末梢・**中枢神経障害**、**放射線治療**などがある。したがって、治療を行う前にまず原因を検索する必要がある。原因として最も多いのが薬剤性味覚異常で、高齢者に多くみられるとされる。薬剤性では味覚減退、異味症・錯味症、自発性異常味覚が多く、進行して味覚消失・無味症に至ることもある。また、高齢者は若年者に比べて複数の薬剤を服用していることが多いが、症状や発現時期が一定でないだけでなく加齢による生理機能の変化もあるため、状態の変化を把握するのが困難である。薬剤は、服用期間が長いほど、服用数や服用量が多いほど、発症の可能性は高くなる。

　味覚障害を起こす可能性のある薬剤は、200 種類以上とされる。2016 年 9 月現在で、添付文書に「味覚異常」「味覚消失」として収載されている薬剤の一覧を示す（**表 4**）。

　発症機序としては、唾液分泌低下が味物質の味覚受容器への拡散阻害を招くことがある。よって、味覚異常の原因が、唾液分泌を低下させる薬剤であることも念頭に置くべきである。また、薬剤の副作用はもとより、舌苔、舌炎など舌の異常、**放射線障害**、全身状態などによる味蕾の機能低下や異常により発症する。副腎皮質ステロイド薬や金属などの微量元素などの関与も指摘され、なかでも亜鉛との関連性がよく知られている。これは、薬剤の亜鉛に対するキレート作用、これに続発する亜鉛欠乏による味細胞のターンオーバーへの影響などが原因として指摘されている。

　原因となる薬剤のなかで、降圧薬、消化性潰瘍治療薬、抗うつ薬、抗菌薬、腫瘍用薬などは、亜鉛キレート作用（亜鉛の吸収を抑制する作用）のある薬や唾液分泌を抑える薬に味覚障害の原因になると考えられている。

　薬剤性味覚障害は明確な他覚症状がないが、**味覚検査**や**血液検査**で症状の把握は可能である。しかし実際には主観的な訴えであることも多い。

・**血液検査**：一般検査による**貧血**の有無、亜鉛、銅、鉄などの微量元素、ビタミン B_{12} などの検査を行う。鑑別には**糖尿病**、肝機能、腎機能検査などを行う。

・**味覚機能検査法**：**味覚機能検査**により、味覚障害の診断および程度を評価するのに重要である。検査は、患者および症状により使い分ける。一般に濾紙ディスク検査法や電気味覚検査法

表2 添付文書に流延・よだれの記載がある薬剤

薬効分類	一般名
抗精神病薬	アセナピンマレイン酸塩、アリピプラゾール（水和物）、オランザピン、クエチアピンフマル酸塩、スルトプリド塩酸塩、チミペロン、ネモナプリド、ハロペリドール、パリペリドン、ビロナンセリン、ペロスピロン塩酸塩水和物、リスペリドン
抗てんかん薬	アセチルフェネトライド、ガバペンチン、クロナゼパム、ゾニサミド、プリミドン
抗 Parkinson 病薬	アポモルヒネ塩酸塩水和物
不整脈治療薬	アミオダロン塩酸塩
抗ウイルス化学療法薬	エルビテグラビル・コビシスタット・エムトリシタビン・テノホビル ジソプロキシルフマル酸塩
統合失調症治療薬	オキシペルチン、スピペロン、ゾテピン、ピパンペロン塩酸塩、ピモジド
精神神経安定薬	クロカプラミン塩酸塩水和物、フルフェナジンマレイン酸塩、ブロムペリドール、ペルフェナジン、モサプラミン塩酸塩
治療抵抗性統合失調症治療薬	クロザピン
抗不安薬	クロラゼプ酸二カリウム
精神神経用薬	クロルプロマジン塩酸塩、クロルプロマジンフェノールフタリン酸塩、クロルプロマジン・プロメタジン配合剤、プロクロルペラジンマレイン酸塩、プロペリシアジン、レボメプロマジンマレイン酸塩
天然型テトラヒドロビオプテリン製薬	サプロプテリン塩酸塩
小児用抗痙攣薬	ジアゼパム
精神情動安定薬	スルピリド
悪性症候群治療薬	ダントロレンナトリウム水和物
チアプリド製薬	チアプリド
筋緊張緩和薬	チザニジン塩酸塩
非律動性不随意運動治療薬	テトラベナジン
抗うつ薬	トラゾドン塩酸塩、マプロチリン塩酸塩
Alzheimer 型、Lewy 小体型認知症治療薬	ドネペジル塩酸塩
ノルアドレナリン作動性神経機能改善薬	ドロキシドパ
Ca 拮抗性降圧薬	ニカルジピン塩酸塩
抗痙縮薬	バクロフェン
重症筋無力症治療薬	ピリドスチグミン臭化物
尿素サイクル異常症用薬	フェニル酪酸ナトリウム
マイナートランキライザー	フルジアゼパム
不眠症治療薬	フルニトラゼパム
疼痛治療薬（神経障害性疼痛・線維筋痛症）	プレガバリン
ヨウ素薬	ヨウ化カリウム
抗 Parkinson 病薬	レボドパ・カルビドパ水和物・エンタカポン

　などが行われる。

　薬物性味覚障害の治療には、まず味覚障害と薬剤との関連を明確にしなければならない。問診にて、服薬状況から添付文書の副作用欄に「味覚障害」が明記される薬剤がある場合は、主治医に対診して、休薬あるいは原疾患治療のため休薬が困難ならば同様の効能を示す薬剤への変更を検討し

表3 味覚障害の分類

味覚減退	味が薄い、感じにくい
味覚消失・無味症	味が全くしない
自発性異常味覚	何も食べていないのに、味がする
異味症・錯味症	本来のものと違う味がする
悪味症	何を食べても嫌な味がする
解離性味覚障害	特定の味だけわからない
片側性味覚障害	片側のみの味覚障害

表4 添付文書に味覚障害・味覚異常記載がある薬剤

薬効分類	一般名
三叉神経痛用薬	カルバマゼピン
解熱鎮痛消炎薬	イブプロフェン、エトドラク、ジクロフェナクナトリウム、セレコキシブ、チアプロフェン酸、モフェゾラク
末梢性神経障害性疼痛治療薬	プレガバリン
口内用軟膏	クロルヘキシジン塩酸塩・ジフェンヒドラミン配合剤
副腎ホルモン薬	デキサメタゾン、トリアムシノロンアセトニド
腫瘍用薬（頭頸部癌）	塩酸ピラルビシン、カルボプラチン、シスプラチン、テガフール、テガフール・ウラシル、テガフール・ギメラシル・オテラシルカリウム、ドセタキセル水和物、ネダプラチン、パクリタキセル、フルオロウラシル
抗生物質製剤	アジスロマイシン水和物、アムホテリシン B、アモキシシリン水和物、クラリスロマイシン、ミノサイクリン塩酸塩、ロキシスロマイシン
サルファ薬・合成抗菌薬	オフロキサシン、トスフロキサシントシル酸塩水和物、レボフロキサシン水和物
抗ウイルス薬	アシクロビル
抗真菌薬	イトラコナゾール、ミコナゾール

てもらう。よって、原疾患がある場合には専門医との連携が大事である。原因となる薬剤を投与される原疾患の重要性から、原因薬剤が中止できない場合もあることを十分に説明しておかねばならない。また、味覚異常は主観的な部分も多く症状の経緯を把握しづらく、早期の改善も期待しにくいため、治療開始時には改善に時間がかかることを説明しておかなければならない。

薬剤服用直後から発症することもあるが、数週間後に発症することが多い。また、早期で治療を開始したほうが改善しやすいとされる。症状は、服用中止後すみやかに消失することもあるが、数か月を要することもある。回復に時間を要する場合には亜鉛剤の補給を考慮する。また鉄剤、ビタミン剤、漢方薬なども有効なことがある。口腔機能管理、口腔衛生管理も重要な要素である。原疾患がある場合は十分留意しながら治療を行う（表5）。

表5 薬物性味覚障害の治療

①原因薬剤の中止・減量
②亜鉛剤の補給（味蕾再生促進を期待）
③口腔衛生管理（口腔清掃、含嗽、湿潤保持）
④その他薬物療法（鉄剤、ビタミン剤、漢方薬）

（石垣佳希）

【参考文献】
1）厚生労働省：重篤副作用疾患別対応マニュアル. 2006.
2）山根源之，草間幹夫，久保田英朗，他編：口腔内科学. 第1版，359-360，永末書店，京都，2016.
3）山根源之，草間幹夫，久保田英朗，他編：口腔内科学. 第1版，421，永末書店，京都，2016.
4）伊藤公一：薬物性歯肉増殖症に関する研究の現状　薬物性歯肉増殖症の治療と現状. 歯科薬物療法 27：68-78，2008.

5）独立行政法人医薬品医療機器総合機構webサイト，＜https://www.pmdA. go.jp/＞.
6）柿木保明：口腔乾燥症の病態と治療．日補綴会誌 7：136-141，2015.
7）厚生労働省：重篤副作用疾患別マニュアル 薬剤性味覚障害，＜http://www.info.pmdA. go.jp/juutoku/file/jfm1104003.pdf＞；2011.

5 抗腫瘍薬による粘膜炎

（1）口腔粘膜炎の原因と重症度分類

　抗腫瘍薬の有害事象の一つに**口腔粘膜炎**がある（**図1**）。粘膜炎は、抗腫瘍薬の直接作用による一次性粘膜炎と、それに細菌感染などが加わり悪化する二次性粘膜炎とに分けて考えることができる。すなわち、抗腫瘍薬が口腔粘膜へ直接作用し、粘膜細胞のDNAを損傷することで細胞死を引き起こし、その結果炎症性サイトカインが放出され、さらに細胞死を生じ、それがさらなるサイトカインを誘導、粘膜上皮が破壊され潰瘍を形成する（**一次性粘膜炎**）。潰瘍が形成されると、その表面に口腔常在菌による細菌感染が成立し、粘膜炎は増悪する（**二次性粘膜炎**）[1]（**図2**）。抗腫瘍薬による骨髄抑制が生じると、敗血症など全身性感染症の発症にもつながる。また、性別では、男性よりも女性に重篤な口腔粘膜炎が発症しやすいことが知られている[2]。

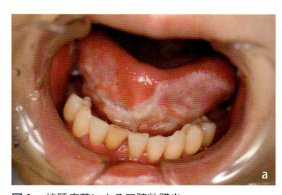 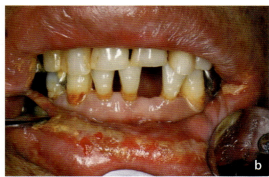

図1　抗腫瘍薬による口腔粘膜炎
a：造血幹細胞移植後　b：悪性リンパ腫に対する化学療法時

　口腔粘膜炎の重症度の分類として、有害事象共通用語規準**CTCAE** v4.0（**表6**）が用いられる[3]。口腔粘膜炎の発症そのものを予防することは困難であるが、Grade 3になると患者のQOLが著しく低下し、がんに対する治療そのものの中断を余儀なくされ予後に影響を及ぼすことがある。

（2）口腔粘膜炎の頻度

　粘膜炎の頻度は抗腫瘍薬の種類によって異なる[2,4]。粘膜炎を引き起こしやすい薬剤としては、5-FU、プラチナ系、タキサン系や、造血幹細胞移植に用いる抗腫瘍薬などがある。また、頭頸部癌患者で放射線治療と抗腫瘍薬を併用する場合は、口腔粘膜炎はほぼ必発し、約半数の患者で重症度はGrade 3となる。

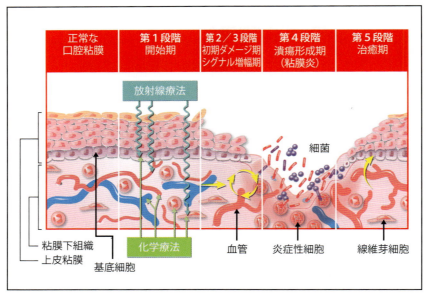

図2 放射線治療、化学療法による粘膜炎の発症機序
(Sonis ST：A biological approach to mucositis. J Support Oncol 2：21-36, 2004. より引用改変)

表6 口腔粘膜炎の重症度分類（CTCAE v4.0）

Grade 1	症状がない、または軽度の症状がある；治療を要しない
Grade 2	中等度の疼痛；経口摂取に支障がない；食事の変更を要する
Grade 3	高度の疼痛；経口摂取に支障がある
Grade 4	生命を脅かす；緊急処置を要する
Grade 5	死亡

(4) 分子標的薬による口腔粘膜炎

　近年、分子標的薬が臨床の場で使用される機会が増えてきた。分子標的薬使用時の口腔粘膜炎の病態や予防法、治療法については不明な点も多い。

　腎癌や乳癌に対して使用されるエベロリムス（アフィニトール®）は、日本人では80％以上の患者にアフタ様の口内炎を生じ、継続投与が困難になることも少なくない[6]。現在、専門的口腔衛生処置、含嗽指導、副腎皮質ステロイド軟膏塗布などの歯科介入により、エベロリムス投与時の口腔粘膜炎の発症や重症化を抑制しうるかどうか、大規模な第Ⅲ相試験が実施されている[7,8]。

（梅田正博、吉松昌子）

【参考文献】
1) Sonis ST, Elting LS, et al：Mucositis Study Section of the Multinational Association for Supportive Care in Cancer；International Society for Oral Oncology. Perspective on cancer therapy-induced mucosal injury：pathogenesis, measurement, epidemiology, and consequences for patients. Cancer 100：1995-2025, 2004.
2) Vokurka E, Bystrická E, et al：Higher incidence of chemotherapy induced oral mucositis in females；a supplement of multivariate analysis to randomized multicenter study. Supprtive Care in Cancer 14：974-976, 2006.
3) 有害事象共通用語規準 CTCAE v4.0 日本語訳 JCOG版，＜http://www.jcog.jp/doctor/tool/CTCAEv4J_20160310_miekeshi.pdf＞．

4) Keefe DM, Schubert MM, et al：Mucositis Study Section of the Multinational Association of Supportive Care in Cancer and the International Society for Oral Oncology. Updated clinical practice guidelines for the prevention and treatment of mucositis. Cancer 109：820-831, 2007.

5) Lalla RV, Bowen J, et al：Mucositis Guidelines Leadership Group of the Multinational Association of Supportive Care in Cancer and International Society of Oral Oncology（MASCC/ISOO）. MASCC/ISOO clinical practice guidelines for the management of mucositis secondary to cancer therapy. Cancer 120：1453-1461, 2014.

6) Noguchi S, Masuda N, et al：Efficacy of everolimus with exemestane versus exemestane alone in Asian patients with HER2-negative, hormone-receptor-positive breast cancer in BOLERO-2. Breast Cancer 21：703–714, 2013.

7) 太田嘉英，栗田　浩，梅田正博：エベロリムス治療に伴う口内炎のマネジメント．癌と化療 43：203-209，2016.

8) Niikura N, Ota Y, et al：Evaluation of oral care to prevent oral mucositis in estrogen receptor-positive metastatic breast cancer patients treated with everolimus（Oral Care-BC）；randomized controlled phase Ⅲ trial. Jpn J Clin Oncol 46：879-882, 2016.

6 >> 菌交代現象とは

　菌交代現象とは、抗菌薬を使用すると、口腔、上気道、腸管、腟などの**正常細菌叢が抑制**され、常在微生物のうちその**抗菌薬に不感受性のものが増殖**して感染状態となることである。具体的には、人体各所の常在微生物の数や種類は、栄養源の得やすさ、宿主の分泌する各種の抗微生物因子、酸素分圧などのほか、微生物同士の相互作用（栄養の競合、他の菌への発育阻害物質の産生、粘膜表面への定着の競合など）など種々の要因によって影響を受け、平衡状態を保っている。このように平衡状態を保っている場所に病原菌が侵入してきても、常にその場所に定着し感染を成立させることができるとは限らない。ところが、**抗菌薬の大量投与、長期連用**などによりこの平衡状態が崩れると、その抗菌薬に影響されない細菌や真菌などが隙間を埋める形で異常に増殖し、感染が引き起こされる。**広域抗菌薬**ほどこの現象を起こしやすく、口腔領域では口腔カンジダ症がある[1]。

（1）口腔カンジダ症

　口腔カンジダ症は真菌であるカンジダ（主に *Candida albicans*）が口腔粘膜に付着、定着し、粘膜下に侵入して増殖する感染症である。抗菌薬の大量投与、長期連用による菌交代現象やヒトの免疫能の低下による**日和見感染症**として生じることが多い。口腔カンジダ症には、偽膜性カンジダ症（**図3**）、紅斑性カンジダ症（**図4**）、偽膜紅斑混在性カンジダ症、その他のカンジダ症がある。寺井、上川らは多業種が関わる口腔管理において、コンセンサスが得られやすい分類を提唱している[2-4]（**表7**）。呼吸器や泌尿器などの全身性感染症に対して、抗菌薬が使用された結果に生じることが多い[1]。悪性新生物の化学療法や放射線療法中に生じることも多い。高齢者、HIV感染症患者や周術期口腔機能管理中の患者など、免疫能の低下した患者では注意が必要である。

　診断は、偽膜性口腔カンジダ症では視診も容易だが、紅斑性口腔カンジダ症では**カンジダ検査**を行ったほうがよい。周術期や高齢者では、カンジダ症を疑ったときはカンジダ検査が必須である。具体的には、患部拭い液を**グラム染色**（**図5**）、**PAS染色**し、**酵母や仮性菌糸の存在を確認**するのがチェアーサイドで行える有効な迅速検査法である。

　治療は薬物療法で、ポリエンマクロライド系のアムホテリシンBが第1選択薬である。その他に、

表7 （口腔管理においてコンセンサスが得られやすい）口腔カンジダ症の臨床分類

分類名	特徴、好発部位	備考
白いカンジダ症（偽膜性カンジダ症）	白い膜や白いかすが付着した拭い取れる病変	ぬぐうとびらんや発赤、潰瘍が認められ、白、赤の混在することもある
赤いカンジダ症（紅斑性、萎縮性カンジ症）	口腔粘膜や舌の有痛性発赤、舌乳頭の喪失を認める。痛みと灼熱感を伴うことが多い。義歯床下粘膜の発赤として認められることもある	紅斑性カンジダ症による痛み・灼熱感は、抗真菌薬にて改善する。舌痛症との鑑別が重要。正中菱形舌炎も抗真菌薬が奏功することがある
白、赤の混在したカンジダ症	白苔が剥離した後が赤くなっている病変	副腎皮質ホルモンの長期連用による二次感染。難治性の口腔扁平苔癬ではカンジダを考慮する
厚くなるカンジダ症（肥厚性カンジダ症、カンジダ性白板）	厚く硬くなる病変。頬粘膜、舌背に好発する	抗真菌薬（イトリゾール内用液1%）が奏功し、外科処置なしに治癒することも多い。腫瘍との鑑別が重要
ただれる、切れる、えぐれるカンジダ症	副腎皮質ホルモンに抵抗性の硬結のない潰瘍。舌縁に好発する。反復する剥離性口唇炎・口角炎	副腎皮質ホルモンに抵抗性で抗真菌薬にて改善する。潰瘍では腫瘍との鑑別が重要

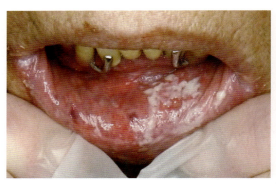

図3 偽膜性口腔カンジダ症
60代後半の女性。口腔内の灼熱感を主訴に受診した。肺炎にて抗菌薬を7日間、内服投与されていた。左下口唇粘膜に擦過除去できる白色の偽膜を形成していた。カンジダ検査にて C.albicans が検出され、患部拭い液のグラム染色では酵母と仮性菌糸が認められた。診断は偽膜性口腔カンジダ症。

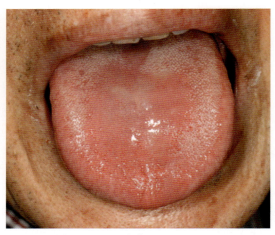

図4 紅斑性口腔カンジダ症
70代前半の男性。舌の灼熱感と苦味を主訴に受診した。慢性閉塞性肺疾患（COPD）にてマクロライド系抗菌薬の少量長期間投与を受けていた。舌背中央部の乳頭消失による平滑と発赤を認めた。カンジダ検査にて C.glabrata が検出され、患部拭い液のグラム染色では酵母が多数認められた。診断は紅斑性口腔カンジダ症。

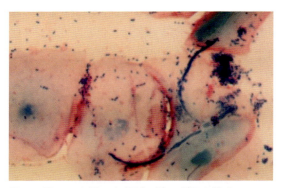

図5 図3の症例の患部拭い液のグラム染色
上皮細胞とグラム陽性に青く染まった酵母、仮性菌糸が認められた。

アゾール系のミコナゾール、イトリゾールがあるが、カンジダ属種に対しての抗菌活性が異なったり併用禁忌薬があったりするので、注意が必要である。シロップ、ゲル、カプセルや内容液などの種々の剤形があるので、症状により選択するとよい[2-7]。

（上川善昭）

【参考文献】
1）吉田眞一，柳　雄介，吉開泰信編：戸田新細菌学．第34版，206-207,750-751,南山堂，東京，2013.
2）寺井陽彦，島原政司：古くて新しい真菌症－赤いカンジダ症．日本歯科評論 66：145-152，2006.
3）上川善昭，金川昭啓：口腔カンジダ症の診断方法－さまざまな口腔カンジダ症．Terapoetic Research 28（8）：1662-1676，2007.
4）上川善昭：口腔ケアに必要な口腔カンジダ症の基本知識－診断・治療と口腔ケアによる口腔カンジダ症の予防．日口腔ケア会誌 4：17-23，2010.
5）上川善昭編著：チェアーサイドの口腔カンジダ症ガイドブック．デンタルダイヤモンド社，東京，2013.
6）中川洋一，上川善昭，岩渕博史：臨床・介護ですぐ対応 知っておきたい！口腔カンジダ症．永末書店，京都，2013.
7）日本歯科薬物療法学会口腔カンジダ症薬物療法ガイドライン制定委員会編：口腔カンジダ症薬物療法の指針－治療とケアに役立つ基礎と臨床．医歯薬出版，東京，2016.

第3章

有病者管理の基本

1. 乳幼児・高齢者・妊産婦・障害者・要介護者の治療の基礎
2. 薬物療法の基本

1 乳幼児・高齢者・妊産婦・障害者・要介護者の治療の基礎

　まず、有病者であるからこそ歯科治療が必要であることを説明する。次に、患者本人の治療を受ける意志を確認することを原則とする。医療を提供する者は、患者本人に治療の必要性、治療の内容、治療により得られるメリット、デメリットを説明する努力が求められる。なお、患者さん自身から、医療従事者が認識できる確認が得られない場合は、法的に許された判断可能な方に同様の説明を行い、承認を得る必要がある。

　青年期や壮年期でなんらかの疾患を有してはいるものの、ADL（activity of daily living、日常生活動作）の低下をもたらすような身体的または精神的障害を呈していない患者においては、その疾患状況にあわせた配慮を考えればよい。これに対し、乳幼児・高齢者・妊産婦では、疾患を有していなくとも歯科治療を行ううえで留意しておくべきことがある。特に乳幼児は、疾患や治療の必要性の理解を得るのが困難であったり、診察に際して協力が得られないこともあり、保護者との信頼関係が重要となる。

　高齢者では、複数の合併疾患があればその治療内容を正確に把握することが必要である。仮に合併疾患がなくとも、高齢であるほど身体的な予備能力は低下していると考えて診療に臨んだほうが安全である。さらに、理解力や記憶力（場合によっては服薬のアドヒアランス）が低下している場合もあり、コミュニケーションのうえでも留意しておくべきである。

　妊産婦では、母体と胎児および乳児の双方に対して、妊娠週数や授乳状況などに応じた配慮が必要である。薬物投与を行う際にも、体重や年齢に応じた用量用法の調節や、催奇形性の有無に注意

が必要となる。障害者・要介護者においては、障害をもたらしている原疾患について把握し、その障害程度に応じて身体的および心理的なサポートが必要である。外来通院が困難な場合には、居宅や入居施設への訪問診療が必要となる。

1 >> 治療環境

乳幼児・高齢者・妊産婦・障害者・要介護者を診療するうえで、必要な体制や設備などについて述べる。

- 患者や患児、保護者との信頼関係が築きやすい、治療の場として適切で衛生的な診療室とする。
- これらの患者では、過度な緊張が全身状態に影響しやすいことも考えられ、安心感を与えられる雰囲気がつくれるとよい。乳幼児にとっては玩具や絵本など、診療時間が長くなる際に飽きさせないような工夫もあるとよい。ホスピタルアート*などの技術の利用も考える。
- 協力が得られない乳幼児や障害者の場合では、やむをえず身体の抑制が必要な場合があるため、レストレーナーや開口器が必要である。
- 障害者などで思いがけない突発的な行動をとる場合があり、患者の手の届くところには、危険になりうるものは置かないよう整理しておく。
- 患者の歩行や診療台への移動をスムーズにするため、診療室内の段差や障害物は極力なくす。診療台のフットレストに段差があるものは、歩行に障害がある場合に使いにくい。車いすに座ったまま診療が可能なスペースやライト、タービン類の配置であると対応しやすい。
- 患者の全身状態を把握するために、バイタルサインを適切に計測、評価できる必要がある。詳細は第2章2-1)「全身の診察」p.16にゆずるが、血圧計や心電図、経皮的動脈血酸素飽和度の測定機器は備えておきたい。
- 患者の急変に対する初期対応ができる、およびその後の高次医療機関への引き継ぎが適切に行える体制を整えておく。歯科医師だけでなく歯科衛生士をふくめたスタッフとともに救急処置の訓練を日頃から行ったり、一次救命処置（basic life support；BLS）の具体的手技を習得しておく。酸素投与の機器や救急カート、AED（automated external defibrillator：自動体外式除細動器）の備えもあることが望ましい。
- 一般歯科医院で対応が困難と判断した際には、マンパワーや設備が整い、これらの患者に対する治療に習熟している病院歯科や大学病院などへの紹介ができる体制をもっておくべきである。
- 誤飲に対する準備を常に考える。異物の取り出しを想定してマギール鉗子等を準備する。また、吸引器の不動作を考えて、予備の吸引器を準備する。その機器は停電でも稼働し、ポータブルであることが必要となる。
- 口腔内で使用する、ファイル、リーマー類はもちろん、コットンやガーゼには紐をつけ、容易に口腔外に取り出せるように準備する。また使用する材料の数は、処置開始前と終了時に一致していることを確認する。
- 病院歯科や専門施設では、一般歯科医院で対応が困難な非協力的な乳幼児や障害者の管理を行うため、鎮静法や全身麻酔が可能な施設もある。またそのような施設では、さまざまな全身状況の患者（医科で治療中の入院患者）に対応するため、ストレッチャーやベッドも入れる診療室が設

計されていることもある。

 ＊ホスピタルアートとは、アートやデザインがもつ根源的な力を用いて、病院などの療養環境にいるすべての人々を癒やし、生きるエネルギーを高めてもらうための活動。主として19世紀後半から英国を中心に活動が展開されている。

2 ≫ 患者の体位

　一般的には、効率的でよりよい治療を行うためには、術者が歯科診療を行いやすい診療台の高さや背板の傾き、患者の姿勢と頭位であることが基本である。しかし、患者の状況に応じてこれらを犠牲にしてでも守らなければならない点が、①気道確保が確実であること、②誤嚥を起こさせないこと（頭部後屈は誤嚥しやすい）、③患者の苦痛をできるだけなくすこと（腰痛があれば、痛みを生じない程度に背板を倒したり、腰の下にバスタオルを敷くなど）、である。

　また、症例によって以下のような配慮を要する。

- 乳幼児は一人で診療台に座るのが難しいことが多い。簡単な診察だけであれば、術者と保護者が膝を付き合わせるようにしていすに座り、お互いの膝の上に術者側に頭を向けて患児を横たわらせる。保護者には患児をなだめながら手足を押さえてもらい、その間に術者が口腔内を診察する。
- 非協力的な乳幼児や障害者に対する処置の際には、保護者にインフォームドコンセントを得たうえで、診療台でバスタオルやレストレーナーを用いた身体の抑制を行う。首を振られると処置ができないため、介助者が頭をしっかりと押さえる必要がある。身体抑制を行う場合、治療にあたっている者全員が口腔内のみに集中してはならず、患者の意識や気道確保、頭を押さえる際には眼を圧迫していないか、四肢の位置、胸腹部の圧迫を避けるなど、抑制されている患者全体を把握し安全に努めなければならない。
- 気管切開孔がある患者では、カニューレの種類や永久気管孔であるかなどを把握する。同部位を圧迫、閉塞してはならない。
- 頸椎疾患による頸部の屈曲や、回旋の制限があれば、これを守る。
- 妊娠後期の妊婦は、仰臥位を数分続けると仰臥位低血圧症候群（低血圧、頻脈、悪心、冷汗、呼吸苦、ショックなど）が生じる。
- 体位や移動に制限があり、車いすのままで治療を行う場合には、車イスに設置可能なヘッドレストの使用やリクライニング可能な車椅子などが、頭部を安定させられるため便利である。ベッドで臥位のまま治療を行う場合には、ヘッドボードを外し、患者をベッドの頭側へ移動させ、術者は患者の頭側（0時の位置）へ立つと診察しやすい。

3 ≫ チーム医療

　ここでは、ともに診療にあたるコメディカルとのチーム医療について述べる。それぞれの職種がその得意とするところをもち寄って、よりよい医療を患者に提供する。第6章「チーム医療」に、チーム医療の詳細が記載されている。

- **歯科衛生士**：患者や保護者との信頼関係構築の一翼を担うため、患者背景を十分に理解した応接や介助が必要となる。そのために歯科医師は、患者の合併疾患や障害についての情報を共有し、ともに問題点を抽出し、対策を講じる。生活環境を把握したうえで、できるかぎりの口腔衛生指導を患者本人や保護者、介護者に指導する。

- **患者の家族や保護者、入居施設職員**：乳幼児の保護者、妊婦や高齢者の付き添い、障害者や要介護者が入所している施設職員には、信頼関係だけでなく診療上の協力体制が築けることが望ましい。患者本人からの問診の聴取が難しければ、これらの人に経過などを教えてもらい参考にする。日常生活の動作をいつも介助している人であれば、どのようにすれば患者が診療台に移動しやすいかなどをより理解しているため、その知識を共有してもらう。必要に応じて服薬管理や口腔清掃の介助または実施、症状や経過の観察などを依頼する。

- **言語聴覚士**：言語療法や摂食嚥下リハビリテーションを受けている患者であれば、担当の言語聴覚士と連携してその状況を把握し、歯科学が寄与できる事項への関与（鼻咽腔閉鎖不全や舌運動障害に対する補綴的アプローチ、誤嚥性肺炎予防目的の口腔衛生管理、口腔周囲筋の機能訓練など）を行う。

（北川善政、黒嶋雄志）

2 薬物療法の基本

1 >> 薬物の効果に影響する因子

　薬物の効果（薬理作用）は、作用点によって薬物が発揮する固有の薬理活性、作用点における薬物濃度の推移、生体の薬物に対する感受性ないし反応性の３つの要因によって規定される。しかし、これらは薬物の投与量、投与方法、年齢、体重、性別、人種、個体差、病態、外部環境、薬物の併用などさまざまな因子によって、その作用部位における血中濃度が大きく変動するため、現れる薬理作用に影響を及ぼす。ここでは主に薬物動態に及ぼす生体側の因子について述べる。

①年齢

　肝臓での薬物代謝や腎臓での薬物排泄は、25 歳をピークに年々低下する。したがって、成人と高齢者では高齢者のほうが代謝や排泄能力が低く、薬物の生物学的半減期が延長する。また、肝・腎臓器が未発達な新生児や乳児の薬物代謝や排泄も遅いため、薬物が体内に蓄積しやすい。

②個体差

　個体が罹患している疾患（特に肝疾患、腎疾患）やその病態の程度などの違いによって、薬物代謝速度が異なる。また、薬物の作用部位における血中濃度が同じでも、受容体の感受性の違い（個体差）で薬理作用の強さは異なる。

③種差

　薬物動態には著しい種差があり、薬物代謝に関与する酵素の質的量的差違が影響する。

④性差

　肝臓での薬物代謝能力は女性のほうが高く（女性ホルモンが CYP3A4 を誘導するため）、CYP1A2 による薬物の代謝能力は男性のほうが高いのが一般的である。また、腎排泄型薬物は糸球体ろ過率が体重に比例するため、男性の排泄能力が高くなる。一方、脂溶性薬物は体脂肪に蓄積して排泄が進みにくいため、女性は男性と比較して薬効が持続する傾向にある。

⑤プラセボ効果

　薬効は心理的要因によっても大きく左右されることがあり、このような効果をプラセボ効果といい、そのような物質をプラセボという。

2 >> 薬物の併用

　薬物を併用することで、それぞれの薬剤を単独で投与したときと異なる薬効が現れることがある。このような薬物の相互作用には、協力と拮抗の２つの作用がある。**表 1** に薬物間で生じる主な相互作用を示す。

①協力作用

薬物の併用により薬効が増強することを**協力作用**といい、薬効が各薬効の和以上にならないことを**相加作用**、薬効が各薬効の和以上になることを**相乗作用**という。

②拮抗作用

薬物の併用で、いずれか一方の薬物を単独で投与したときより薬効が低下することを**拮抗作用**といい、以下の4つに分類される。

- **A. 化学的拮抗**：活性をもつ薬物と他の薬物が不活性な複合体を形成する作用（中和反応とキレート形成）。
- **B. 薬理学的拮抗**：2種類の薬物が同じ作用部位または受容体と競合する競合拮抗と、2種類の薬物が異なる部位に作用してアゴニストの作用を減弱させる非競合的拮抗がある。
- **C. 機能的拮抗**：作用部位の異なる2種類の薬物の作用が、機能的に相反する効果を現す作用。
- **D. 生化学的拮抗**：薬物代謝酵素の誘導によって薬効が低下する作用。

また、薬物を連用することで薬理作用が増強あるいは減弱することがある。これには、吸収される薬物の量が消失量よりも多いときに起こる**蓄積**と、連用によりその薬物に対する反応が低下して初めと同じ薬理作用を得られない**耐性**とがある。

表1　主な薬物の相互作用

相互作用を起こす薬物		相互作用
ペニシリン系抗菌薬（アンピシリン、タランピシリン、アモキシシリン）	テトラサイクリン系抗菌薬	ペニシリン系の抗菌力低下
テトラサイクリン系抗菌薬（テトラサイクリン、ミノサイクリン、ドキシサイクリン）	Al、Ca、Mg 含有制酸薬 鉄剤 乳製品（Ca^{2+}が多い）	抗菌力低下 同上 同上
ニューキノロン系抗菌薬（オフロキサシン、レボフロキサシンなど）	Al、Mg、Ca 含有制酸薬 酸性非ステロイド性抗炎症薬	抗菌力低下 痙攣の発現
ワルファリンカリウム（クマリン誘導体：経口抗凝固薬）	酸性非ステロイド性抗炎症薬 ビタミン K 製剤	薬効増強、出血傾向 抗凝固作用低下
抗ヒスタミン薬（H_1 受容体拮抗薬のジフェンヒドラミン）	アルコール	眠気増強
テオフィリン（気管支喘息治療薬）	ニューキノロン系抗菌薬	テオフィリンの作用増強
ハロタン（全身麻酔薬）	アドレナリン	不整脈の出現
抗不安薬（ジアゼパムなど）	アルコール バルビツール酸誘導体	鎮静作用の増大 同上

（筒井健機，筒井健夫：歯科薬物療法学．第5版，51，一世出版，東京，2015．より引用改変）

3　薬物投与上の注意

①禁忌

医薬品の添付文書には、その薬物の使用により病状が悪化したり、副作用が生じたり、薬効に変化が現れたりする可能性が高い場合、その薬物を使用してはいけない患者を**禁忌**として記載している。また、禁忌となるような場合でも、他に治療法がないなどの理由から、その薬物が特別に必要な場合には慎重な使い方をするべき患者を**原則禁忌**として記載している。

②小児

新生児や乳児は肝機能や腎機能が未熟なため、薬物の代謝や排泄が遅い。そのため、血中濃度のピークは低く、半減期が延長して薬物が蓄積しやすくなる。また、薬物感受性も成人に比べ高いとされ、一般的に薬用量は少なくする。なお、新生児の血液脳関門は生後数日で完成する。

③妊婦

妊婦あるいは授乳婦への薬物投与では、胎盤透過性、催奇形性、乳汁への移行性に注意が必要である。図1に妊娠時期による薬剤の影響を示す。催奇形性が高い器官形成期（受精後15〜55日頃）、胎児組織に薬剤が蓄積しやすい妊娠後〜末期の胎児毒性が問題となる。薬物の投与は必要最小限の量と期間を考慮しなければならない。

一方、乳汁への薬物移行は母胎に投与された全量の1％程度とされている。しかし、初乳や母体の腎機能が低下しているときは、その移行濃度が高くなるので注意が必要である。

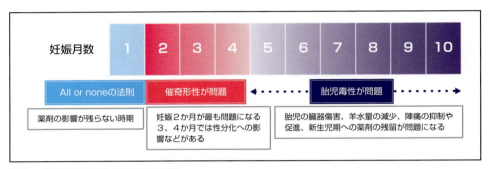

図1　妊娠時期による薬剤の影響
（川辺良一：妊婦への投薬．歯薬療法 35：41, 2016．より引用改変）

④高齢者

成人に比べて、生理機能（特に肝機能、腎機能）が低下している。また、胃腸粘膜の萎縮などで薬物の吸収能も低下している。図2に加齢に伴う薬物動態の変化を示す。さらに、高齢者の薬物動態は個人差が大きいので、個人ごとの肝機能・腎機能などを正確に把握し、薬物の投与量や投与間隔を調節することが必要である。

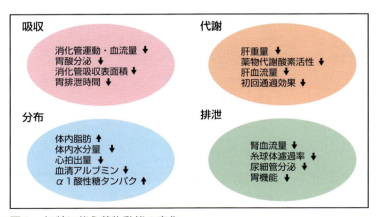

図2　加齢に伴う薬物動態の変化
（片倉　朗：高齢者への投薬の配慮．歯薬療法 35：35, 2016．より引用改変）

⑤全身疾患を有する患者

　薬物投与にあたって注意が必要な疾患は、甲状腺機能障害、糖尿病、心臓病、高血圧、前立腺肥大症、胃・十二指腸潰瘍、肝臓病、緑内障、てんかん、Parkinson病、喘息や透析療法中などである。なお、疾患別の投薬の注意点は、「第4章　患者管理の各論（歯科治療上配慮すべき点）」を参照。

（松野智宣）

【参考文献】
1）筒井健機，筒井健夫：歯科薬物療法学．第5版，一世出版，東京，2015.
2）川辺良一：妊婦への投薬．歯薬療法 35：40-48，2016.
3）片倉　朗：高齢者への投薬の配慮．歯薬療法 35：35-39，2016.

第4章
患者管理の各論（歯科治療上配慮すべき点）

1．全身管理に留意すべき疾患と歯科治療上必要な対応
2．患者管理上問題となる薬剤服用患者への対応
3．がん治療と緩和医療

1 全身管理に留意すべき疾患と歯科治療上必要な対応

1 》 循環器疾患

Ⅰ 疾患の概要

（1）心臓の機能

　人の生命は血液循環によって維持されている。心臓は血液を、体循環と肺循環に送り出し、血液循環を維持している。血液にはさまざまな機能があるが、最も重要な機能は酸素の運搬であり、脳細胞は完全に血流が停止すると4〜10分で壊死に陥る。

　心臓は、心内膜、心筋、心外膜の3層構造を呈していて、心外膜は心筋を包み込み、心囊腔を形成する。心外膜と心筋の間は心囊液が存在し、心臓がスムーズに動くための潤滑剤として機能している。心筋の収縮機能障害が**心筋疾患**であり、心外膜が肥厚化、瘢痕化し伸縮性がなくなると**心膜疾患**が起こる。

　また、心臓は右心房、右心室、左心房、左心室の4つの部屋に分かれていて、右室では入り口に三尖弁、出口に肺動脈弁がある。左室では入り口に僧帽弁、出口に大動脈弁があり、血液の逆流

を防いでいる。これらの弁の閉鎖不全や狭窄が**弁膜症**であり、弁膜症、人工弁により生じる血液のジェット流が内膜損傷を引き起こし、それに続く感染、弁の破壊が**心内膜疾患**の病因である。心筋への酸素供給は、大動脈弁の直後で分岐する冠動脈によってなされ、これが狭窄すると**狭心症**、閉塞すると**心筋梗塞**となる。

心臓の刺激伝導系は**洞房結節**より始まり、洞房結節、房室結節、His束、プルキンエ線維と順序よく伝わることにより心臓の調律が維持されている。これらの伝導系に異常が生じると心筋の調律が乱れ、**不整脈**となる。

すべての心疾患の終末病態であり、心臓のポンプ機能が障害され、全身の臓器に酸素が行きわたらない状態が**心不全**である。

循環器系疾患とは、循環路すなわち心臓、血管に関与する疾患であり、代表的なものとして、**心不全、虚血性心疾患、不整脈、高血圧、弁膜症、心筋・心膜疾患**などが挙げられる。

（2）心不全（heart failure）

組織が必要とする循環血流量を、心臓が拍出できない状態と定義され、すべての疾患の終末像である。
- 分類：病態、時間などの分類方法がある。
- 時間による分類：急性心不全、慢性心不全
- 病態による分類：低拍出性心不全（左心不全、右心不全、両心不全）、高拍出性心不全

①時間による分類

A. 急性心不全（acute heart failure）

急激に心機能が低下する状態であり、数時間～数日単位で症状が変化する。基礎疾患には、急性肺水腫、ショック、急性心筋梗塞、心筋炎、不整脈、慢性心不全の急性増悪などがあり、まず血行動態維持による救命を考える。

B. 慢性心不全（chronic heart failure）

「慢性の心筋障害により心臓のポンプ機能が低下し、末梢主要臓器の酸素需要量に見合うだけの血流量を絶対的、または相対的に排出できない状態であり、肺または体循環系にうっ血をきたし生活機能に障害を生じた病態」と定義されている。徐々に心機能の低下が進行し、数か月から数年かけてゆっくりと病状が進行する。体液調整のバランスで腎臓の影響（RAA系；renin-angiotensin-aldosterone）が強くなっている。

②病態による分類

A. 低拍出性心不全（low-output heart failure）

低拍出性心不全は、心臓のポンプ機能が低下した状態であり、左心不全、右心不全、両心不全はこれに含まれる。

　a．左心不全

肺循環系のうっ血が著明で、心拍出量が低下し肺の間質性浮腫や肺水腫を引き起こすことがある。このため、呼吸困難（労作時呼吸困難、起坐呼吸、夜間発作性呼吸困難）、喘鳴（心臓喘息）、咳を生じる。

　b．右心不全

右心不全では、全身循環のうっ血が著明で静脈血が貯留し、全身浮腫、肝腫大、頸静脈怒張

などを生じる（右心不全の多くは左心不全に続発する）。

c．両心不全

両方にうっ血がみられ、心拍出量が低下した状態。

B．高拍出性心不全（high-output heart failure）

心拍出量は増えるが、全身組織の代謝が亢進しているか、血液の酸素運搬能力が低下したために、全身組織に十分な酸素供給ができない状態であり、重症貧血、甲状腺機能亢進症、動静脈瘻、脚気などが当てはまる。

③治療方法

A．急性心不全

原因疾患の治療を行うが、急性心筋梗塞は治療方針が変わってくるため、必ず除外する必要がある。

B．慢性心不全

血行動態の改善により、自覚症状および QOL を改善するばかりでなく、心不全の進行を抑制し、生命予後を改善することである。

C．使用薬剤

アンギオテンシン変換酵素（ACE）阻害薬、またはアンギオテンシンⅡ受容体拮抗薬（ARB）、β遮断薬、利尿薬、ジキタリス

（3）虚血性心疾患（ischemic herat disease；IHD）

心筋への絶対的ないし相対的血液供給の減少が起こり、心機能障害をきたした状態であり、一過性の心筋虚血である狭心症と、心筋壊死を伴う心筋虚血である心筋梗塞に大別される。

- 分類：狭心症、心筋梗塞

心筋の虚血が一過性であり、元に戻る場合（15分以内）が狭心症、虚血が長く続いて心筋壊死が起こり、元に戻らない場合が心筋梗塞である。

①狭心症（angina pectoris）

一過性の心筋虚血により狭心痛を起こす疾患であり、心筋梗塞の前駆病態である。さまざまな方法で分類されるため多くの呼び名があり、混乱しないように注意が必要である。器質性狭心症、冠攣縮性狭心症、急性冠症候群、労作性狭心症、安静時狭心症、安定型狭心症、不安定型狭心症、微小血管性狭心症、無症候性心筋虚血などに分けられる。発作は、ニトログリセリン錠の舌下投与により数分以内に治まる。

A．発生機序より見た分類

a．器質性狭心症

動脈硬化プラークにより冠動脈血管が狭窄したため、冠血流量の増加が制限された状態。労作時などの心筋酸素需要の増加に対応できなくなり、発作が起こる。

b．冠攣縮性狭心症（異形狭心症）

早朝や夜間の安静時に発症し、発作時心電図で ST 上昇（労作性狭心症や微小血管性狭心症では ST 低下）をきたす。心外膜側にある太い冠状動脈が攣縮して発症する。

c．急性冠症候群

動脈硬化プラークが破綻し、血栓性の閉鎖が起こった状態。不安定狭心症の病像を呈する。

B. 発作の誘因より見た分類

a. 労作型狭心症

労作による心筋酸素要求量増加のために、一過性の心筋虚血状態をきたす状態。

b. 安静時狭心症

安静時に発症するもので、その多くは冠攣縮性狭心症である。

C. 経過より見た分類

a. 安定型狭心症

心筋梗塞に移行する危険性の少ない狭心症。

b. 不安定型狭心症

安静時に胸痛発作が見られるか、最近3週間以内に発症または増悪した狭心症であり、心筋梗塞へ移行しやすい。最重症型を切迫心筋梗塞とも言い、心筋梗塞の初期段階にも分類される。

D. そのほかの分類

a. 微小血管性狭心症

閉経後の女性に多く、冠微小血管の攣縮により発症する。労作時、安静時ともに生じ、エストロゲンの減少により冠微小血管が攣縮しやすくなるといわれている。

b. 無症候性心筋虚血

心筋虚血が生じても、狭心痛の自覚症状がない状態。高齢女性、糖尿病や陳旧性の心筋梗塞の患者にみられ、交感神経の求心線維が障害されたため、警告情報が脳に伝わらないことにより起こる。

E. 治療方法

a. 発作時以外

- 器質性狭心症：β遮断薬、バイアスピリン、経皮的冠動脈形成術（PCI）
- 冠攣縮性狭心症：Ca拮抗薬

b. 発作時

- 酸素投与（呼吸器疾患のある患者にはCO_2ナルコーシスに注意する）：虚血心筋への酸素供給量を少しでも増やすため。
- 硝酸薬（ニトロール®、ミリスロール®、シグマート®など）：冠動脈を拡張し、心筋虚血を軽減する目的。狭心症の場合は投与後すぐに改善する。

②心筋梗塞（myocardial infarction）

心筋が壊死して不可逆的に障害された病態であり、血液中の脂質（特に低比重リポタンパク）過剰によって作られたアテローム性プラークによって、血管内壁が器質的に狭窄することにより発症する。梗塞部位や時期により心電図所見が異なるため、注意が必要である。

症状としては、激しい胸痛、絞扼感、圧迫感、冷や汗、顔面蒼白、悪心、嘔吐、咽頭違和感がある。しかし、高齢女性や、糖尿病患者、陳旧性心筋梗塞に新たに心筋虚血が起こった場合では、自覚症状を伴わない無痛性梗塞として発症することがある（交感神経の求心性線維が障害されているため）。

A. 治療方法

- 酸素投与（呼吸器疾患のある患者にはCO_2ナルコーシスに注意する）：虚血心筋への酸素供給量を少しでも増やすため。
- 硝酸薬（ニトロール®、ミリスロール®、シグマート®など）：冠動脈を拡張し、心筋虚血を軽

減する目的。

- モルヒネ、レペタン®：胸痛の軽減や鎮痛目的。
- リドカイン®：再灌流による致死的な不整脈の予防目的。
- アトロピン硫酸塩：房室ブロック、迷走神経緊張に対して使用する。
- 経皮的冠動脈形成術（percutaneous coronary intervention；PCI）

（4）不整脈（arrhythmia）

心臓の刺激生成や興奮伝導の異常によって、脈拍数が多くなったり少なくなったり、あるいは脈拍のリズムが不整になったりすることである。

- 分類：不整脈は、発生部位の違いより「上室性（心房性）、心室性」と「頻脈性、徐脈性」に分けて分類、理解する。

①不整脈の細分類

細分類に関しては**表1**を参照。

A. 徐脈性不整脈

徐脈は、脈拍数が60回/分未満の状態をいい、徐脈性の不整脈は刺激伝導系のブロックにより発生する（洞房ブロック、房室ブロック）。

B. 頻脈性不整脈

頻脈は、脈拍数が100回/分以上の状態をいい、発生機序としては、re-entry、撃発活動、自動能の亢進が挙げられる。

表1　不整脈の分類

徐脈性	洞不全症候群	洞徐脈
		洞房ブロック
	房室結節機能異常	房室ブロック
頻脈性	上室性	洞頻脈
		心房期外収縮
		発作性上室性頻拍
		心房細動、心房粗動
	心室性	心室期外収縮
		心室頻拍
		心室細動、心室粗動

C. 洞不全症候群

洞房結節に異常がある不整脈である。

D. 房室結節機能異常

房室結節の働きが低下し、必要な電気信号を心房から心室に伝えられない状態であり、モービッツ2型、高度房室ブロック、完全房室ブロックはペースメーカーの適応となる。

E. 頻脈性上室性不整脈

心室性不整脈と比較して危険度は低いが、治療が必要である。

F. 頻脈性心室性不整脈

生命に危険がある、または疑いのある不整脈である。

②治療方法

A. 徐脈性不整脈

シロスタゾール、テオフィリン、抗コリン薬、重症例には人工ペースメーカーが用いられる。

B. 頻脈性不整脈

多くの医師は、Vaughan Williams 分類（**表2**）を念頭に置き治療を行う。治療方法としては β 遮断薬、ベラパミル、ジギタリス、抗不整脈薬、カテーテルアブレーション、植え込み型除細動器、などがある。

表2 Vaughan Williams 分類

分類	作用機序		市販薬
Ⅰa	膜安定化作用（Na チャネル抑制）	活動電位持続時間延長	キニジン プロカインアミド ジソピラミド
			シベンゾリン ピルメノール
Ⅰb		活動電位持続時間短縮	アプリンジン
			リドカイン メキシレチン
Ⅰc		活動電位持続時間不変	プロパフェノン
			フレカイニド ピルジカイニド
Ⅱ	交感神経 β 受容体遮断作用		プロプラノールなど
Ⅲ	活動電位持続時間延長（K チャネル抑制）		アミオダロン ソタロール ニフェカラント
Ⅳ	Ca チャネル抑制	活動電位持続時間延長	ベプリジル
			ジルチアゼム ベラパミル

（5）高血圧（hypertension）

大循環系の血圧が慢性的に上昇する病態である。高血圧には、原因の明らかな二次性高血圧と、原因のはっきりしない本態性高血圧がある。高血圧の一般症状として肩こり、頭痛、耳鳴り、しびれ感などがあるが、大多数の患者は全く自覚症状をもたないため、サイレントキラーとも呼ばれている。また、さまざまな臓器に対して障害を与える。

脳：脳出血、脳梗塞、一過性脳虚血発作（TIA）、高血圧性脳症

- 心臓：心不全、心筋梗塞
- 腎臓：腎硬化症、腎不全
- 眼底：細動脈の径不同、交差現象、反射亢進、眼底出血

①症候性高血圧（二次性高血圧）

原因の明らかな高血圧で、全高血圧の 10％を占める。原因を取り除けば基本的に治癒する。原因としては、腎機能障害（腎実質性高血圧）、腎動脈狭窄（腎血管性高血圧）、NSAIDs、グリチルリチン、糖質コルチコイド、シクロスポリンの使用（薬剤誘発性高血圧）、原発性アルドステロン症、Cushing 症候群、甲状腺機能亢進症、副甲状腺機能亢進症（内分泌性高血圧）、2 型糖尿病がある。

②本態性高血圧（一次性高血圧）

　血圧上昇をきたす基礎疾患を見いだしえない高血圧であり、全高血圧の90％を占める。一般的に「高血圧」といえば、本態性高血圧をさす。

　高血圧緊急症とは、標的臓器（脳、心血管系、腎臓）が高血圧脳症、心筋梗塞、不安定型狭心症、褐色細胞腫のクリーゼなどの障害の兆候を示す著しい血圧上昇（180/120mmHg以上）であり、障害の程度によってはしばしば致命的である。

　また、急性の臓器障害を伴わない持続性の著明な高血圧を高血圧切迫症という。

③治療方法

- 生活習慣の改善（食塩制限、栄養素と食品、適正体重の維持、運動、節酒、禁煙）
- ARBまたはACE
- Ca拮抗薬
- β遮断薬
- 利尿薬
- α遮断薬

（6）心臓弁膜症（valvular disease of the heart）

　心臓の動脈弁（大動脈弁、肺動脈弁）、房室弁（僧帽弁、三尖弁）の開閉が完全に開かなく、また、閉じなくなる、臨床症状の原因が弁の機能不全だと診断された状態。弁が完全に開かない「狭窄」と閉じない「閉鎖不全」がある。

　原因としてはリウマチ性が最も多く（80～90％）、続いて先天性心疾患（10％）、細菌性（5％）である。すべての弁で狭窄と閉鎖不全が起こりうる。

　最も起きやすい弁膜症は、僧帽弁狭窄症（MS）であり、続いて僧帽弁閉鎖不全症（MR）、大動脈弁閉鎖不全症（AR）、大動脈弁狭窄症（AS）の順である。MSとARが併発した病態を連合弁膜症という。

- 分類：僧帽弁狭窄症（MS）、僧帽弁逸脱症候群（MVP）、僧帽弁閉鎖不全症（MR）、大動脈弁閉鎖不全症（AR）、大動脈弁狭窄症（AS）、三尖弁狭窄症（TS）、三尖弁閉鎖不全症（TR）、肺動脈弁狭窄症（PS）、肺動脈弁閉鎖不全症（PR）

①僧帽弁狭窄症（mitral stenosis；MS）

　20～40歳代の女性に多い。原因の大多数は、幼少期にかかったリウマチ熱の後遺症である。左房に血液がうっ滞し、肺うっ血が起き、肺間質性浮腫、肺水腫が起き、呼吸困難、咳などの呼吸器症状が出現する。軽度狭窄の患者でも、強い労作、興奮などにより突然左房圧が上がると、呼吸器症状が出現する。治療法としては、リウマチ熱再発予防のためにペニシリンを使用する。呼吸困難に対しては利尿薬を使用し、心房細動が出現した場合には、ジギタリス、Ca拮抗薬、β遮断薬を用いる。また、このときの血栓予防に対しては抗凝固薬を用いる。

②僧帽弁逸脱症候群（mitral valve prolapse；MVP）

　14～30歳の女性に多い。原因は、遺伝性結合組織疾患（Marfan症候群、Ehlers-Danlos症候群、骨形成不全症など）の合併症、二次孔型心房中隔欠損（20％にみられる）、急性リウマチ熱の後遺症、虚血性心疾患、心筋症などが挙げられる。MVPでは血液逆流量が少ないので、基礎疾患が伴わないかぎり、軽症、無症状である。しかし、感染性心内膜炎のリスクがあるので、抗菌薬の投与が必

要である。

③僧帽弁閉鎖不全症（mitral regurgitation；MR）

　男性に多く、原因はリウマチ熱の後遺症が最も多いが、最近は激減している。MRは、比較的長時間無症状で経過するため、初発症状としては労作性呼吸困難や動悸、疲労感などであるが、重症化すると心不全が急速に進行するために、注意が必要である。治療法としては、感染性心内膜炎の予防のための抗菌薬や、心不全進行予防のためジギタリス、利尿薬を用いる。

④大動脈弁狭窄症（aortic stenosis；AS）

　慢性心臓弁膜疾患の25％を占め、80％が男性である。原因はリウマチ性であることが多く、僧帽弁や三尖弁の障害を合併する場合もある。病態が進行しても、左室が代償性に肥大して左心内圧を維持するため、正常な拍出量を維持することができるが、大動脈弁口面積が0.75cm^{2}以下（正常値は2.5cm^{2}以上）になると、正常な拍出量を維持できなくなる。リウマチ熱の再予防、感染性心内膜炎の予防が重要で、治療としては、適応がある場合は大動脈弁置換手術や直視下交連切開術が行われる。また、臨床症状が出現後の余命は、呼吸困難で2年、狭心痛で3年、失神で3年、左心不全で2年といわれている。

⑤大動脈弁閉鎖不全症（aortic regurgitation；AR）

　本症の発症者は75％は男性であり、病因の65％はリウマチであり、弁が肥厚・変形したり弁輪が広がって互いに密着しなくなることにより起こる。左心室肥大による酸素消費量の上昇、冠状循環量の低下により、心筋が酸素不足になり、狭心痛が現れる。また、左房圧上昇により、肺うっ血が起こり呼吸困難が出現する。

　ARは、長期にわたって無症状だが、症状が出現すると急速に悪化する特徴をもつ。治療方法は、感染性内膜炎の予防と左室容量負荷の軽減、人工弁置換手術である。

（7）心筋・心膜疾患

　心臓は先述した通り、心内膜、心筋、心外膜の3層構造をしている。心筋に障害が起こり、心臓が収縮できなくなると心筋疾患となる。心筋疾患は、特発性心筋症（以前は原因不明とされていた）と続発性心筋症に分けられている。また、弁膜症や先天性心疾患の既往がある場合、心臓のなかでジェット血流が発生し、これにより内膜が損傷し感染、弁を破壊した状態が心内膜疾患である。また、心外膜に炎症が生じ、心臓が拡張できなくなった状態が心外膜疾患である（**表3**）。

①感染性心内膜炎（infective endocarditis）

　心室中隔欠損（VSD）や動脈管開存症（PDA）などの器質的心疾患が素地となり、その障害部位の心内膜に形成された血栓に菌が定着して発症する。病態の中心は菌血症と弁膜の炎症性破壊による心機能不全であり、心腔内にジェット血流を生じると起こりやすい。敗血症の原因は、抜歯、カテーテル留置、手術、出産であるが、特に抜歯、カテーテル留置が多く、口腔衛生管理やカテーテル留置部の消毒が重要である。急性（黄色ブドウ球菌が主因）と亜急性（緑色連鎖球菌や腸球菌、表皮ブドウ球菌が主因）に分けられる。

　特徴的な症状としては、オスラー結節、ロス斑、爪床出血であるが、診断が困難で1～2日の診断の遅れが致命的となることも多く、原因不明熱が出現したら血液培養後にすぐに抗菌薬治療を開始する（殺菌性の抗菌薬を高濃度長期投与する）。急性の心内膜炎は、放置すると1か月以内に死亡することがあり、亜急性の場合も、発症後平均6か月で死亡するため、注意が必要である。

A．感染性心内膜炎の予防と治療法

a．感染性心内膜炎の予防

心内膜炎のリスクの高い症例（**表4**）では、**抜歯、歯肉出血を伴う歯科処置、外科手術**など、一過性の菌血症を伴う症例に際し、抗菌薬による予防処置を行う。歯科処置を行う際は、口腔内清掃（出血させないようにブラシで丁寧に行う）、口腔内消毒を十分に行った後に行う。

AHA のガイドラインでは Class Ⅰ のみが抗菌薬の予防投与が必要とされたが、日本循環器学会では**表4**のすべてに対して予防投与を推奨している。

- 術前抗菌薬投与方法
  - ①経口アモキシシリン2gを処置1時間前に服用（成人）。
  - ②アンピシリン2g処置30分前より静注、または筋注（成人）。
  - ③（ペニシリンアレルギーのある患者では）クリンダマイシン、セファレキシンを用いる。

また、先天性心疾患や弁膜症などのハイリスク例では、患者本人、家族に対して心内膜炎予防法についての教育が不可欠である。

b．感染性心内膜炎の治療法

①抗菌薬による内科的治療：抗菌薬は殺菌性のものを血中濃度を高く保ち、長期間投与する。
②外科手術：内科手術で心不全や感染がコントロールできない場合に行う。

表3　心筋・心膜疾患の分類

心筋疾患	特発性心筋症	拡張型心筋症
		肥大型心筋症
		拘束型心筋症
		不整脈源性右室心筋症
		分類不能心筋症
	続発性心筋症	虚血性心筋症
		弁膜症性心筋症
		高血圧性心筋症
		炎症性心筋症
		代謝性心筋症
		全身性系統的疾患
		筋ジストロフィー
		神経筋障害
		過敏性反応・中毒
		周産期性心筋症
心膜疾患	心内膜疾患	感染性心内膜炎
		心臓粘液腫
	心外膜疾患	急性心内膜炎
		収縮性心膜炎
		心タンポナーデ

②急性心膜炎（acute pericarditis）

さまざまな要因で起こる心膜の急性炎症であり、心筋炎や、心内膜炎を合併することもある。原因としては、特発性、感染性（エコー、コクサッキー、アデノウイルス、結核菌が多い）、全身性エリテマトーデスなどが多い。臨床症状としては、深呼吸や仰臥位で増強し、浅い呼吸や座位、前屈姿勢で軽減する胸痛や心膜摩擦音である。治療法は、原疾患の治療と安静である。

③心タンポナーデ（cardiac tamponade）

心膜液貯留により静脈還流障害が起き、心室充満低下と心拍出量の低下を生じた病態。病因としては、急性心膜炎がある。急激な発症は血液の心膜腔への流入である（心筋梗塞による心破裂、大動脈解離、大動脈瘤破裂、外傷、カテーテル手技の合併症など）。急激に発症する例では、早急に穿刺を行わないと心停止に陥る。治療法は、心膜穿刺を行い、心膜液をドレナージすることである。

④収縮性心膜炎（constrictive pericarditis）

心膜の肥厚、癒着、石灰化により、心臓の充満障害を引き起こす疾患である。病因としては、急性心内膜炎の原因や、心臓手術後、放射線治療後の心膜の線維性肥厚である。症状としては、心拍出量低下、全身浮腫、腹水、肝腫大などの右心不全症状である。治療方法は心膜切開である。

表4 歯科口腔外科手技に際して感染性心内膜炎の予防のための抗菌薬投与

Class I	特に重篤な感染性心内膜炎を引き起こす可能性が高い疾患で、予防すべき患者
	生体弁、同種弁を含む人工弁置換患者
	感染性心内膜炎の既往を有する患者
	複雑性チアノーゼ先天性心疾患
	（単心室、完全大血管転移、Fallot 4微症）
	体循環と肺循環の短絡増設術を実施した患者
Class IIa	感染性心内膜炎を引き起こす可能性が高く、予防したほうがよいと考えられる患者
	ほとんどの先天性心疾患
	後天性弁膜症
	閉塞性肥大型心筋症
	弁逆流を伴う僧房弁逸脱
Class IIb	感染性心内膜炎を引き起こす可能性が必ずしも高いとは証明されていないが、予防を行う妥当性を否定できない患者
	人工ペースメーカー、植え込み式除細動器植え込み患者
	長期に及ぶ中心静脈カテーテル留置患者

⑤肥大型心筋症（hypertrophic cardiomyopathy）

　心筋が局所的、不均一に肥大、線維化した結果、左室拡張機能の障害を起こす疾患である。閉塞型、非閉塞型、心尖部肥大型心筋症に分別される。症状は息切れ、胸痛、失神、めまい、呼吸困難などがあるが、症状がないことも多い。不整脈で突然死することもある。胸部エックス線で、心胸郭比は正常範囲内のことが多い。原因療法はなく、運動中に突然死することが多いため、激しい運動を避け、薬物療法が無効な場合は植え込み式除細動器療法を行う。

⑥拡張型心筋症（dilated cardiomyopathy）

　心室、特に左室内腔の拡大とび漫性の著明な収縮能低下を特徴とする疾患。病因としては、ウイルス疾患、免疫異常、遺伝子変異などが考えられている。初期には臨床症状に乏しいが、左心不全による低拍出状態と、肺うっ血や肺うっ血による症状を特徴とする。病気が進行すると、両心不全の臨床症状を呈する。胸部エックス線では、心陰影の拡大と肺うっ血像を認める。予後としては、アンギオテンシン変換酵素阻害薬（ACE阻害薬）とβ遮断薬の導入で、5年生存率は80％以上となっている。

⑦拘束型心筋症（restrictive cardiomyopathy）

　心筋拡張や肥大も認めず、心筋の収縮力も正常であるが、心筋壁の拡張障害を認める原因不明のまれな疾患である。安静時には症状はなく、運動時に動悸、息切れ、胸痛などの症状を認める。有効な治療はなく、症状の出現から5年以内に70％が死亡する。

⑧不整脈原性右室心筋症（arrhythmogenic right ventricular cardiomyopathy or dysplasia）

　右室の広範な脂肪変性と線維化によって、右室機能障害と右室流出路起源の心室性頻拍、心室細動をきたし、突然死の原因となる疾患である。5,000人に1人の割合で発症し、約半数は家族性である。治療は心室性頻拍の治療であり、薬物療法のほかにカテーテルアブレーションや植え込み式除細動器が用いられる。

Ⅱ　歯科的対応

（1）医療面接

　循環器疾患は、他の内科疾患と異なり、病状が急変して生命にかかわる疾患（急性心筋梗塞、不整脈、心不全など）が多く含まれるため、これらの既往がある患者に対して歯科治療を行うに際しては特に注意が必要である。

　初診時はまず、患者の全体像を観察（望診）し、その後に視診、触診を行い、患者の全身状態を把握した後に（**表5**）、問診、医療面接を行う。これまでの罹患歴、服薬歴、家族歴に関しても家系図を作成して記録する。

表5　患者の全身状態の把握

望診	元気さ、歩き方、身のこなし方、表情、姿勢など
視診	胸郭の動き、前胸壁の発汗、静脈怒張、チアノーゼ、貧血、甲状腺腫大
触診	橈骨動脈の触診で脈拍、リズムを診査、指先で動脈の緊張度、硬さ、蛇行の程度を確認

　既往歴のある患者の場合は主治医に対診し、現症、治療内容、治療経過、合併症についての情報提供を求める。このとき、予定する歯科処置や麻酔方法、使用薬剤なども対診書に明記すると、より具体的な情報提供を受けることができる。処置を行う前には、循環器疾患の重症度を的確、具体的に判断する必要があり、重症度には身体活動度に関する NYHA 分類（**表6**）、呼吸器疾患に関する Hugh-Jones 分類（「第2章 4-10」**表12**」p.85 参照）、狭心症に関するカナダ心臓血管協会の分類（**表7**）がしばしば用いられる。

　歯科処置を行った際の偶発症の責任は、歯科医師にあることを忘れてはならない。

表6　NYHA（New York Heart Association）心機能分類

1度	心疾患を有するが、そのために身体活動が制限されることのない患者。通常の身体活動では、疲労、動悸、呼吸困難あるいは狭心症症状を起こさない
2度	心疾患を有し、そのために身体活動が軽度に制限される患者。安静時は無症状であるが、通常の身体活動で疲労、動悸、呼吸困難あるいは狭心症症状を起こす
3度	心疾患を有し、そのために身体活動が高度に制限される患者。安静時は無症状であるが、通常以下の身体活動で疲労、動悸、呼吸困難あるいは狭心症症状を起こす
4度	心疾患を有し、そのために非常に軽度の身体活動でも愁訴をきたす患者。安静時においても心不全症状あるいは狭心症症状をきたす。わずかな身体活動でも苦しさが増強する患者

表7　カナダ心臓血管協会（CCS）による狭心症の重症度分類

1度	狭心症状が、歩行、階段昇降など通常の日常活動では起こらないが、激しく、急な、または長時間の労作では起こる
2度	日常生活が軽度に制限されたもの。急いで歩いたり階段を昇降すること、坂道を歩いたり、食後や寒いなか、風のなか、精神的ストレスがあったときや目覚めたすぐ後の時間での歩行や階段昇降が制限される。通常のペースで2ブロック以上歩けず、2階以上は階段昇降ができない
3度	日常生活が著しく制限されるもの。通常の状態で1〜2ブロックの歩行や階段昇降ができない
4度	身体活動が常に不快感を伴う。安静時にすら狭心症症状をみる

（2）心不全の歯科治療上の留意点

　歯科治療を行うにあたり、NYHA 心機能分類による評価を行い、症状との兼ね合いで適切に判断

する。

酸素投与、モニターを使用し、必要に応じて鎮静法を併用し、RPP（rate pressure product ／心拍数×収縮期血圧）を、術中 12,000 以下にコントロールしながら行う。全身麻酔、静脈内鎮静法を行う際は、血圧降下薬などの影響を考慮し、必要に応じて内服薬を休薬する。

植え込み式除細動器を使用している場合もあるので、超音波器具など電磁波を発生する器具を用いる際は、注意が必要である。

（3）虚血性心疾患の歯科治療上の留意点

医科主治医と対診のうえ、治療計画を立案する。なお、その際、歯科医師の判断で服用薬剤を勝手に中止してはならない。

歯科治療を行うにあたり、NYHA 心機能分類による評価を行い、症状との兼ね合いで適切に判断する。

酸素投与、モニターを使用し、必要に応じて鎮静法を併用し、RPP を術中 12,000 以下にコントロールしながら行う必要がある。全身麻酔、静脈内鎮静法を行う際は、血圧降下薬などの影響を考慮し、必要に応じて内服薬を休薬する。

（4）不整脈の歯科治療上の留意点

医科主治医と対診のうえ、治療計画を立案する。なお、その際、歯科医師の判断で服用薬剤を勝手に中止してはならない。

また、当日は止血しても翌日から出血してくる場合もあるので、止血処置は念入りに行い、翌日の消毒には絶対に通院させる。

（5）高血圧の歯科治療上の留意点

本態性高血圧患者に使用できる局所麻酔量は、正常血圧者の 1/5 といわれており、歯科用局所麻酔カートリッジ（歯科用 1/80,000 アドレナリン添加 2 ％リドカイン塩酸塩 1.8mL）約 2 本（正確には 1.8 本）分である。しかし、患者が不安や痛みにより遊離する内因性カテコルアミンの昇圧効果は、歯科用局所麻酔薬に含まれるそれの数倍といわれており、疼痛コントロールに対しての注意が必要である。

過緊張により、術前の血圧が上昇し、コントロール困難の場合は、笑気吸入鎮静法や静脈内鎮静法の併用を検討する。

（6）心臓弁膜症の歯科治療上の留意点

弁膜症の患者の多くは、感染性心内膜炎のリスクが高いため、術前の抗菌薬の投与が必要である（本章「1-1」-（7）心筋・心膜疾患」〈p.127〉参照）。また、口腔衛生管理をしっかり行い心内膜炎の予防に努める必要がある。

人工弁（機械弁）置換手術を行っている患者は、抗凝固薬を服用しているため、術後出血に注意する。

（7）心筋・心膜疾患の歯科治療上の留意点

心不全の程度、治療内容について、主治医とよく相談し処置方法を決定し、不整脈や動悸、易疲

労感などの症状がある患者は、心電図モニター下に行う。異変が起きた場合はただちに処置を中止し、専門施設に救急搬送する。

(坂下英明)

【参考文献】
1) 杉本恒明，矢崎義雄：内科学．第9版，朝倉書店，東京，2007.
2) 安倍紀一郎，森田敏子：関連図で理解する循環機能学と循環器疾患のしくみ．第3版，日総研出版，名古屋，2010.
3) 日本高血圧学会高血圧治療ガイドライン作成委員会編：高血圧治療ガイドライン2014．日本高血圧学会，2014.
4) 宮武邦夫，他：感染性心内膜炎の予防と治療に関するガイドライン（2008年改訂版）．循環器病の診断と治療に関するガイドライン（2007年度合同研究班報告）．

2 >> 脳血管疾患

Ⅰ 疾患の概要

（1）脳血管疾患の定義・分類・疫学

①脳血管疾患とは

脳血管疾患（cerebral vascular disorder；CVD）・脳血管障害は、脳の血管が障害を受けることによって生じる疾患の総称である。なかでも、急激に発症したものは、脳卒中（stroke〈ストローク〉）と呼ばれ、俗に中風とも呼ぶ。卒中とは「卒然として邪風に中る（そつぜんとしてじゃふうにあたる）」に由来し、「突然、悪い風にあたって倒れる」という意味であり、高齢者で介護が必要となる原因疾患で最も多い。

②脳血管疾患の分類

脳血管疾患は、大きく脳出血（出血性）と脳梗塞（虚血性）の2つに分類され、さらに脳出血は脳内出血とくも膜下出血、脳梗塞は脳血栓と脳塞栓に分類される。脳内出血は脳溢血、くも膜下出血はザー（SAH；subarachnoid hemorrhage）と呼ばれることも多い。脳の血管が破れて出血してしまう病態と、脳の血管内の血液が凝固して虚血する病態が相反していることに注意しなければならない。この虚血は、動脈血量の減少による局所で血液が足りなくなる状態であり、脳梗塞だけでなく、虚血性心疾患（狭心症・心筋梗塞）としても有名な病態である。そのため、糖尿病の合併症では、大血管障害として、太い血管の動脈硬化などにより起こる心筋梗塞や脳梗塞を一緒に分類している。

なぜ相反する病態を総称するかは、リスク因子として、どちらも高血圧や動脈硬化などが存在し、その症状として、どちらも片麻痺や嚥下障害などを生じるからである（図1）。治療法は、脳出血ならば出血を止める治療であり、脳梗塞ならば血液の流れをよくする治療となる。

③脳血管疾患の疫学

死亡率は、昭和40年代をピークとして、対人口比で減少傾向にあり、肺炎より少なく第4位となっ

たことが重要な点である（図2）。しかし、この図は対人口比の死亡率であることと脳血管疾患で死亡せずに後遺症として片麻痺・嚥下障害が生じて、口腔内の清掃状態が悪化している患者は増えていることに注意したい（誤嚥性肺炎で死亡した場合、肺炎の死因となることもある）。

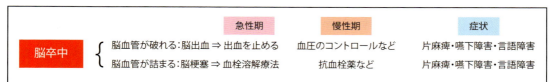

図1　脳血管疾患・脳卒中の概略

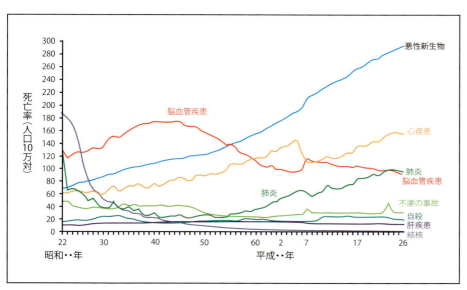

図2　主な死因別にみた死亡率の年次推移
（厚生労働省．平成26年人口動態統計月報年計（概数）の概況，＜http://www.mhlw.go.jp/toukei/saikin/hw/jinkou/geppo/nengai14/dl/gaikyou26.pdf＞；2015．より引用改変）

（2）脳血管疾患の病因・危険因子

　脳血管疾患の危険因子としては、**高血圧・糖尿病・心房細動・動脈硬化症・脂質異常症**・喫煙・アルコールの飲み過ぎなどが挙げられる。脳出血では、もちろん外傷があるが、それ以外に高血圧、脳動脈瘤の破裂によることが多い。脳梗塞では、動脈内腔が狭小化していることが多い。この多くが動脈硬化によって引き起こされるので、心筋梗塞なども同じ機序である。なお、動脈硬化症とは、動脈の内壁が肥厚し硬化した状態により引き起こされる、さまざまな病態の総称。一般に、動脈壁に沈着したアテローム（プラークともいうのでデンタルプラークと混同しないこと）のため動脈内腔が狭小化し、十分な脳血流を保てなくなることが多い。これらは、脂質異常症や糖尿病、高血圧、喫煙、運動不足などの危険因子により生じると考えられ、最終的には動脈の血流が遮断されて、酸素や栄養が重要組織に供給できなくなり、脳梗塞や心筋梗塞などを引き起こす。また、動脈硬化を急速に進行させるといわれるのがメタボリックシンドロームである。
　次に、なぜ**心房細動**という**不整脈**によって脳梗塞が生じるのか。心房細動が持続すると左心房内

に血液の流れがよどみ、血栓ができやすくなり、それが左心室を経て大動脈から脳に移動し脳の主要な血管が閉塞されると脳梗塞を引き起こす。そのため、心房細動の患者の多くが、脳梗塞の予防のために抗凝固薬などの血栓の予防薬を服用している。

歯周病は、脳血管疾患の危険因子か？

日本臨床歯周病学会（http://www.jacp.net/pdf/leaflet/leaflet_02.pdf）などの多くのウェブサイトに「歯周病の人は、そうでない人の 2.8 倍脳卒中になりやすい」との記載がある。この元論文は、Beck J らの「Incidence odds ratios adjusted for established cardiovascular risk factors were 1.5, 1.9, and 2.8 for bone loss and total CHD, fatal CHD, and stroke, respectively.」という記載からである。

この問題に対して、2016 年に出版された Leira らのシステマティックレビュー（エビデンスの確実性の判定などが誤っており、問題があるレビューだが参考にはなる）によると、いずれの研究も脳卒中患者のほうが、そうでない患者より歯周病が重度（クリニカルアタッチメントレベルなどの指標で）の割合が多いとしているが、そのエビデンスの確実性はきわめて低い。ここで注意しなければならないことは、「脳卒中患者のほうが、そうでない患者より歯周病が重度である」の関係を、「歯周病患者のほうが、そうでない患者より脳卒中になりやすい」と因果関係を逆転した表現をしないことである。

（3）脳血管疾患の症状

急性期には死亡となるが、歯科で大切な点は、慢性的症状・後遺症であり、**片麻痺・嚥下障害・言語障害**への対応がポイントとなる。脳血管疾患によって、幻聴・幻覚・ヒステリー様症状などが一過性に引き起こされることはあるが、頻度は少ない。また、失語（発音の機能が失われたわけでないので失声ではない）・失認・失行をはじめとした多彩な高次脳機能障害（脳血管性認知症）が出現するため、変性性認知症との誤った診断がされる可能性がある（**表1**）。

表1 脳血管疾患の重要な症状

・片麻痺・嚥下障害・言語障害
・高次脳機能障害（失語・失認・失行）

Ⅱ 歯科的対応

（1）片麻痺と歯科治療

通常は身体一側の脱力、不器用さ、または重い感じを示す片側の麻痺でも、上肢・下肢・顔面が脱力または筋力低下におちいる運動麻痺の場合を、**片麻痺**と呼ぶことが多い。いわゆる半身不随の状態で、**日常生活動作**（ADL）が著しく低下する。脳幹梗塞では、顔面と四肢で麻痺側が異なる交代性麻痺をきたすこともある（梗塞の部位によって同側の場合もある）。

歯科治療上の問題点としては、たとえば義歯の着脱困難、チェアーへの移動時の介助、麻痺側を下にして側臥位にしない、血圧測定は麻痺側で行わない（値が異なることはないが、締め付けが強くてもわからないので危険なため）などが挙げられる。もちろん、自分で歯磨きが困難になるため、歯科医師・歯科衛生士による口腔のケアや、歯ブラシの柄などを太くするなどの自分で口腔衛生が行える手助けも必要である。

（2）嚥下障害・言語障害と歯科治療

嚥下・構音障害は、嚥下中枢がある脳幹の延髄の障害に由来することから、球麻痺と呼ばれる。摂食嚥下障害となると、脱水や、誤嚥性肺炎が起こりやすくなる。このような状態でも、腸管免疫能の維持のためにも、経静脈栄養より経口摂取が望ましいだけでなく、口腔内の清掃状態が良好でないと誤嚥性肺炎の危険性があるため、歯科医師の役割は大きい。

嚥下障害の診断としては、簡便な方法として頸部聴診法がある。この検査は、嚥下時に咽頭部で発生する嚥下音や呼吸音を頸部から聴診し、泡立ち音などの嚥下音や呼吸音の特徴および発生するタイミングなどを聴取して、嚥下障害を評価する方法である。ベッドサイドで簡便に実施できる方法であり、患者の日常的な嚥下機能を評価できる。

さらに、本格的な検査として、不顕性誤嚥の検出のために、嚥下造影検査（VF）や嚥下内視鏡検査（VE）を行うとよい。ただし、これらの検査を行うには十分なトレーニングが必要である。

嚥下障害の訓練・治療としては、まず口腔期に障害がある患者に、構音訓練・ブローイング（水をはったコップをストローで吹くなど）・口唇や頬の伸展マッサージ・舌や口腔周囲の可動域訓練・口唇閉鎖訓練（ボタンプル：前歯と口唇の間に紐をつけたボタンを挿入し、紐を引っ張ってボタンが口腔外へ飛び出さないよう口唇に力を込める訓練で、構音や流涎の改善も図れる）などの間接訓練が重要である。そして、社会参加に向けた食形態の選択などの代償的アプローチや、歯科医師でないと行えない舌接触補助床を用いたリハビリテーションも必要である（表2）。

表2　診療報酬における摂食機能療法の算定留意事項

・医師または歯科医師の指示の下に言語聴覚士、看護師、准看護師または歯科衛生士が行う嚥下訓練は、摂食機能療法として算定できる。

（3）脳血管疾患患者の歯科治療上の問題点

脳出血患者では、降圧薬などの内服患者が多いため、その種類や有害事象などに留意する必要がある。脳梗塞患者では、血栓予防薬として、抗血小板薬や抗凝固薬を服用しているため、抜歯などの観血的処置後の出血に留意する必要がある。ワルファリンカリウム患者では、術前にPT-INRの測定を行う必要がある。最近は、PT-INRの値が反映しない抗凝固薬（ダビガトラン、リバーロキサバン、アピキサバン、エドキサバン）も増えてきているため、注意が必要である。

（栗田賢一、湯浅秀道）

【参考文献】
1) 日本摂食嚥下リハビリテーション学会医療検討委員会：訓練法のまとめ（2014版）．日摂食嚥下リハ会誌 18（1）：55-89，2014.
2) Beck J, Garcia R, Heiss G, Vokonas PS, Offenbacher S：Periodontal disease and cardiovascular disease. J Periodontol 67：1123-1137, 1996.
3) Leira Y, Seoane J, Blanco M, Rodríguez-Yáñez M, Takkouche B, Blanco J, Castillo J：Association between periodontitis and ischemic stroke；a systematic review and meta-analysis. Eur J Epidemiol 14, 2016 Jun.

3 神経・運動器疾患

I 疾患の概要

（1）神経・運動の機能

　運動を行う際には、運動を準備する高次運動野（運動前野、補足運動野）と、運動の実行を指示する一次運動野（中心溝を境にした中心前回の運動野）がある。一次運動野は、Penfieldの脳地図（図1）に示すように各部位を受けもつ。大脳皮質の一次運動野で指令を出し、内包にある錐体路で交叉し、運動野の反対側の皮質脊髄路（大脳皮質から脊髄に向かう経路：錐体路）を通り、下位運動ニューロンを通り、四肢が動く（図2）。大脳皮質、上位運動ニューロン、下位運動ニューロン、神経筋接合部、筋のいずれかのレベルで損傷すると運動障害を起こす（表1）。

　随意的運動の経路である錐体路がある一方で、錐体路以外で運動を制御している錐体外路系がある。錐体外路系の症状は、大脳基底核とそれに関連した神経路の症状である。大脳基底核の機能は、運動の開始と停止、一定の姿勢を保つ、運動をなめらかに開始・停止する、スムーズに動かすことなどを調節している（図3）。大脳基底核の機能異常の代表的な疾患は、Parkinson病である。

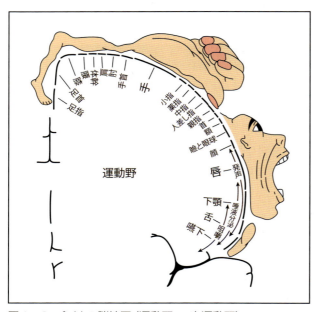

図1　Penfieldの脳地図（運動野：一次運動野）

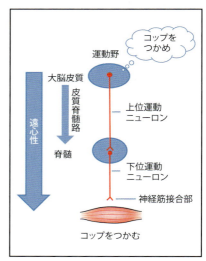

図2　運動路
運動情報を中枢から末梢へ伝える経路を運動路という。運動ニューロン（運動神経）には上位と下位がある。

表1　障害部位と特徴

障害部位	運動麻痺			疾患	
	筋力低下	筋萎縮	麻痺の型		
上位運動ニューロン	(＋)	(−)	痙性	脳梗塞・脳出血 痙直型脳性麻痺 多発性硬化症	筋萎縮性側索硬化症
下位運動ニューロン	(＋)	(＋)	弛緩性	脊髄性筋萎縮症 脊髄損傷	
神経筋接合部	(＋) 変動あり	(−)	弛緩性 明らかでない ことも多い	重症筋無力症	
筋	(＋)	(＋)	弛緩性	筋ジストロフィー	

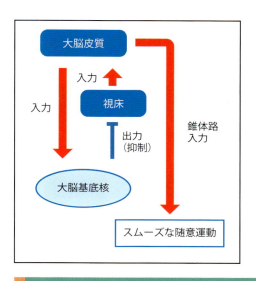

図3　運動調節の経路
大脳基底核からの出力（抑制）が強いと、運動減少（無動）、反射調節障害を起こす。

（2）Parkinson病（Parkinson disease；PD）

　Parkinson病は、錐体外路系の進行性神経変性疾患である。中脳の黒質の変性により、線条体でのドパミン量が減少し、大脳基底核の運動制御が障害される。人口10万人あたり100〜150人、50〜60歳代で発症することが多い。**4大症状**は、①**安静時の振戦**（ふるえ：上肢＞下顎＞下肢）、②**筋の固縮**（ガクガク運動：鉛管現象、歯車様）、③**動作緩慢**（無動）、④**姿勢反射障害**（前傾姿勢、押されると立て直しにくい）である。その他の症状として、自律神経障害（便秘、排尿障害、起立性低血圧、脂漏性皮膚）、仮面用顔貌、うつ病、認知障害がある。症状の分類は、Hoehn & Yahrの重症度分類がある（**表2**）。10〜15年の経過をたどる。
　治療は、薬物療法、手術療法（特定部位の破壊）、脳深部刺激療法がある。

（3）脳性麻痺（cerebral palsy；CD）

　脳性麻痺は、受胎から新生児期までに生じた脳の非進行性病変に基づく、永続的に変化しうる運動および姿勢の異常である。発生率は、1,000人に2人前後である。原因は、脳の破壊性病変によることが多い（低酸素性虚血性脳症、頭蓋内出血）。最近は、核黄疸によるものは少ない。
　分類は、痙直型が最も多く、アテトーゼ型、固縮型、失調型、混合型などがある。痙直型の麻痺

表2　Parkinson 病の重症度分類

a. Hoehn & Yahr の重症度分類

Stage	症状
I	症状は一側
II	症状が両側
III	姿勢反射障害がみられ、活動が制限される
IV	ADL の低下が著しいが、歩行はどうにか可能
V	立つことが不可能

b. 生活機能障害（厚生労働省研究班）

重症度	症状	
I度	日常生活、通院にほとんど介助を要しない	
II度	日常生活、通院に部分的介助を要する	特定疾患の認定
III度	日常生活に全面的介助を要し、独立では歩行起立不能	

生活機能障害（厚生労働省研究班）は、症状を生活レベルに照らし合わせて評価する。Parkinson 病以外の疾患でも用いられる。

は、四肢麻痺、両麻痺、片麻痺の、単麻痺があるが、他はほとんどが全身性である。脳性麻痺の重複障害として知的発達障害、てんかん、視覚障害、聴覚障害、言語障害、摂食嚥下障害がある。運動障害に対してリハビリテーション（Vojta 法、Bobath 法、上田法、感覚統合療法など）や痙縮に対して投薬治療が行われる [1]。脳性麻痺者は、易骨折性（骨粗鬆症）なので、ビスホスホネート製剤が用いられる [1] ことがある。

（4）筋ジストロフィー（muscular dystrophy；MD）

①概要

　筋ジストロフィーとは、骨格筋の変性・壊死を主病変とする遺伝性筋疾患の総称である。母親が保因者のこともあるが、突然変異により出現することもある。遺伝子の変異によりタンパク質の機能が障害され、筋肉の変性壊死が生じる。その結果、筋萎縮や脂肪・線維化が生じ、筋力が低下し運動機能など各機能障害をもたらす。筋ジストロフィーの症状は、運動機能の低下が主で、拘縮、姿勢変形、呼吸機能障害、心筋障害、嚥下機能障害、消化管症状、骨代謝異常、内分泌代謝異常、眼症状、難聴、中枢神経障害等のさまざまな機能障害や合併症を伴う。しかし、いまだ根本的な治療法が確立していない難病である。

②分類

　さまざまな筋ジストロフィーがある（表3）。日本で頻度の多いデュシェンヌ型と福山型について説明する。

A. デュシェンヌ型筋ジストロフィー（Duchenne muscular dystrophy；DMD）

　X 連鎖劣性遺伝により発症するもので、進行性筋ジストロフィーでは最も多く（3,000 人に 1 人）、重症となる。おおよそ 10 歳代で車椅子生活

表3　主な筋ジストロフィー

1. X 連鎖劣性遺伝	a. Duchenne 型
	b. Becker 型
	c. Emery-Dreifuss 型
2. 常染色体劣性遺伝	a. 肢帯型
	b. 先天性　福山型 　　　　非福山型（古典型）
	c. 遠位型（三好）
3. 常染色体優性遺伝	a. 顔面肩甲上腕型
	b. 肢帯型
	c. 眼・咽頭型

となり、15歳代で寝たきりとなり、20歳前後で心不全・呼吸不全のため死亡するといわれていたが、気管切開と人工呼吸器などの使用により生命予後が延びている。

B. 福山型筋ジストロフィー

　日本人に多くみられ（10万人に1人）、筋肉の症状とともに、かなり重い知的発達障害、てんかんなど中枢神経症状を合併することが特徴である。常染色体劣性遺伝形式で、男女に出現する。平均寿命は10歳代である。

（5）筋萎縮性側索硬化症（amyotrophic lateral sclerosis；ALS）

　筋萎縮性側索硬化症は、運動神経のみを障害する原因不明の疾患である。進行性に筋力低下と筋萎縮を主症状とする。体の感覚、知能、視力、聴力、内臓機能は保たれる。50～60歳代に好発する。多くは、四肢の弛緩性麻痺となり、発症から3～5年で呼吸不全となり、人工呼吸器をつけ、数年の経過を経て死亡する。

（6）重症筋無力症（myasthenia gravis；MG）

　重症筋無力症は、神経筋接合部においてアセチルコリン受容体に対する自己抗体が存在するために、神経筋伝達障害がみられる自己免疫疾患である。20～40歳代の女性や50～60歳代の男性に多い。10万人あたり5人の有病率である。筋の易疲労性や脱力をきたす。眼瞼下垂や複視が初発症状となる。症状は、運動により増悪し、休息により改善するが、日内変動があり、朝は軽度で、午後に症状が強くなる。重症例では呼吸筋の麻痺もある。治療は、副腎皮質ステロイド薬投与、免疫抑制薬の投与、胸腺摘出手術がある。

Ⅱ　歯科的対応

（1）Parkinson 病

①口腔内特徴

　ADLの低下とともに口腔衛生の自立も困難になり、口腔衛生状態は不良になりやすい。抗Parkinson病薬（抗コリン薬）により唾液分泌低下を起こし、口腔乾燥をきたす。自浄作用低下により齲蝕や歯肉炎を惹起しやすい。舌の振戦（オーラルジスキネジア）がみられ、咀嚼や食塊の送り込みが困難になりやすい。また、運動開始の遅れ、固縮（全身の筋肉が硬くなる）がみられ、協調運動も困難となり、嚥下障害が高率に発症する。

②歯科治療上の留意点

A. 歯科疾患

　口腔乾燥をきたしやすいので、保湿剤の使用と口腔清掃の強化が重要となる[2]。進行性の疾患であるので、口腔清掃の自立が困難となれば、家族による介助歯磨きを積極的に依頼する。また、流涎もみられる[3]。

B. 振戦

　安静時に振戦がみられ、歯科治療時の静止が困難となる。治療薬の血中濃度と症状が相関している（wearing off 現象）場合、内服時間を考慮し、治療時間を検討する。振戦がコントロー

ルされていない場合、静脈内鎮静法などが応用される。有床義歯の製作や使用も、振戦により困難なことがある。

C．電気メスや MRI が禁忌

脳深部刺激装置の装着者は、MRI でプログラミングが変わったり、電気メスの使用により装置の破損をきたすので、電気メス（単極）や MRI は禁忌である。

D．摂食嚥下障害

病初期でも摂食嚥下障害がみられ[4]、誤嚥性肺炎も少なくないが、嚥下障害の自覚に乏しく、低栄養になっていることがある。早期からの摂食嚥下障害への対応が望ましい。また、wearing off（薬物血中濃度と効果が相関すること）現象がみられれば、食事時間を効果のある時間で設定する。

歯科治療時の水の誤嚥に対して、ラバーダム防湿や適切な吸引を心がける。

（2）脳性麻痺

①歯科的特徴

叢生や上顎前突、過蓋咬合、下顎前歯部や臼歯部の舌側傾斜などがあり、自浄作用が低下し、齲蝕や歯周疾患になりやすい。転倒や咬反射により、歯の破折や脱臼を起こしやすい。また、脳性麻痺の原因となる病態によって歯の形成も妨げられ、エナメル質形成不全がみられる。てんかんにより、フェニトイン服用者は薬物性歯肉肥大がみられる。アテトーゼ型では、咬耗がある（図4）。

②歯科治療上の留意点

非対称性緊張性頸反射、緊張性迷路反射、咬反射、驚愕反射などの原始反射[1]が残存するので、緊張から原始反射が誘発され、患者は苦痛を覚え、歯科医療スタッフも治療が困難となる。原始反射の抑制には、ボバースの反射抑制体位（図5）や上田法[1]がある。また、歯科治療が困難な場合、静脈内鎮静法や全身麻酔が実施される。

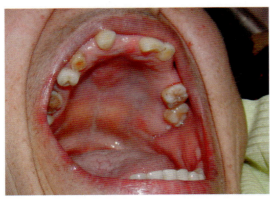 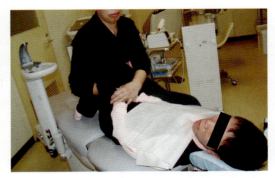

図4　アテトーゼ型脳性麻痺の咬耗、永久歯の喪失　　図5　保護者によるボバースの反射抑制体位
歯内療法処置がなされていない。

（3）筋ジストロフィー

①歯科的特徴

筋緊張の低下があるため、巨舌があり、開咬、歯列弓の側方拡大、叢生をきたす。開咬により、

咀嚼障害や口唇閉鎖不全をきたす。嚥下障害は緩徐に進行する。

②歯科治療上の留意点

末期は、呼吸不全や心不全をきたしているので、ストレスを与えない、歯科治療時のモニタリングなどが重要である。開咬には、健全歯上に装着するオーバーデンチャーにより咀嚼能力が改善する[5,6]。

（4）筋萎縮性側索硬化症

①歯科的特徴

運動神経が障害されるので、嚥下障害や構音障害がみられる。さらに、舌下神経麻痺により弛緩性麻痺となるので、舌の萎縮がみられる（図6）。

②歯科治療上の留意点

A．摂食嚥下障害

咽頭期障害から摂食嚥下障害が始まるものと、口腔期障害から始まるものがあり、進行により口腔期も咽頭期も重度障害となる。摂食嚥下障害と呼吸不全は並行するとされている。早期からの歯

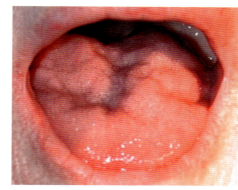

図6　舌萎縮（筋萎縮性側索硬化症）

科的対応が必要で、代償法（咽頭残留を減らすための頭部屈曲位、食道入口部の開大のための頭部突出位、口腔期障害への対応のための頭頸部伸展位）の効果があるが、進行により胃瘻となる。

歯科治療時の水の誤嚥への対応にも配慮する。

B．誤嚥性肺炎の予防

ALSの死因の第1位は肺炎である[7]ので、保湿と口腔清掃は誤嚥性肺炎の予防のために重要である。

C．コミュニケーション

声が出ない、うなずくことができないことにより、コミュニケーションが困難となるが、家庭で実施しているさまざまなコミュニケーション手段（タブレット、透明文字板）を使って、意思の確認に努める。

（5）重症筋無力症

①歯科的特徴

球麻痺があるので、嚥下障害、構音障害、舌の運動障害がみられる。また、咀嚼障害をきたすこともある。副腎皮質ステロイド薬の投与は、ムーンフェイスの原因となる。

②歯科治療上の留意点

嚥下障害があるので、症状が強いときは、予約の変更を考慮する。

副腎皮質ステロイド薬の投与は、副腎皮質機能低下をきたしていることがあるので、免疫機能低下（易感染性）、消化性潰瘍（抗菌薬や鎮痛薬はプロドラッグの選択）、急性副腎不全による血圧低下や発熱（侵襲性が強い場合、ステロイドカバー）、創傷治癒遅延、合併症（糖尿病、高血圧）に注意する。

（小笠原　正）

参考文献

1) 日本リハビリテーション医学会：脳性麻痺リハビリテーションガイドライン．第2版，20,31,97-106,152-155,224-226，金原出版，東京，2014．
2) 森井沙苗，井上陽子，他：パーキンソン病患者の口腔内汚染と口腔ケアに関する研究．日本看護学会論文集：老年看護 41：32-35，2011．
3) 梅田丈二，北嶋哲郎，他：パーキンソン病患者の流涎と摂食・嚥下障害の関係．老年歯科医学 24：306-310，2009．
4) 中山佳美，森　満：Oral health conditions, behavior and swallowing in patients with Parkinson's disease．保健医療科学 2：175-182，2016．
5) 岡田尚則，小笠原　正，他：著しい開咬を有する患者の健全歯上に装着したオーバーデンチャーの効果．障歯誌 23：168-174，2002．
6) 有田憲司：【筋ジストロフィーの歯科学的問題】筋ジストロフィーの歯列・咬合異常による咀嚼障害に対する咬合床を用いた治療法．医療 61：811-18，2007．
7) Gil J, Funalot B, et al：Causes of death amongst French patients with amyotrophic lateral sclerosis；a prospective study. Eur J Neurol 15：1245-51, 2008.

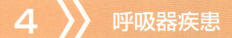

4　呼吸器疾患

I　疾患の概要

(1) 呼吸器の機能

肺は、ガス交換器官として機能し、胸壁の筋活動が肺の換気のポンプの役目を果たしている。吸入した肺胞内の空気と肺循環の混合静脈血との間で、酸素と二酸化炭素の交換が行われるが、肺胞上皮から毛細血管内皮のガス拡散能が正常でないと、ガス交換がうまく行われない。呼吸活動は、延髄でのリズム形成やさまざまな化学受容体を経由する不随意なものと、大脳皮質などを介する随意的なもので調節されている。

肺は、加齢変化として安静時の胸郭コンプライアンスの低下、肺活量の低下（残気量の増加）、1秒量の減少などが起こり、肺拡散能の低下によりガス交換機能も低下する。また、咳閾値が上昇し、咳嗽力も減弱するため、肺胞や気道の清浄化機能も低下する。このため、高齢者では**不顕性誤嚥**による肺炎の危険度が増加する。

(2) 呼吸器疾患

肺のさまざまな疾患（表1）により換気障害が生じるが、喘息や初期の慢性閉塞性肺疾患（COPD）

表1　肺の疾患（病態別）

感染性疾患	肺炎、肺結核など
閉塞性肺疾患	慢性閉塞性肺疾患、びまん性汎細気管支炎など
免疫・アレルギー性疾患	気管支喘息、過敏性肺炎、サルコイドーシスなど
拘束性肺疾患	間質性肺炎、塵肺など
肺腫瘍	肺癌
肺循環障害	肺高血圧症、肺水腫、肺血栓塞栓症など

などのように気道の狭窄による**閉塞性換気障害**と、間質性肺炎などのような肺の容積減少に伴う**拘束性換気障害**に分けられ、進行した COPD ではこれらが混合した**混合性換気障害**となる（「第2章 3-2）**図5**」p.46 参照）。

①気管支喘息（bronchial asthma）

気道の過敏性を基盤とする慢性の炎症性疾患で、気道の狭窄により発作性に咳、喘鳴（ヒューヒュー、ゼーゼーという高い呼吸音）、呼吸困難を呈する。気道の狭窄は大半は可逆性であるが、重篤な発作の場合は窒息死をきたすような場合もある。

発作の誘因はアレルゲン、薬物、感染、心因、運動（特に寒いところで行う運動）、環境（大気汚染など）、職業（金属塩を使う工場など）に分類される。誘因がわかっている症例では、それらを避けることが重要である。薬物関連では、アレルギーを起こした薬剤だけでなく、類似の系統の薬物も避ける。

喘息の重症度は、発作の頻度や強度で分けられ、それに対応した治療薬が選択される（**表2**）。

表2 喘息の重症度把握と管理法

治療ステップ			ステップ1 （軽症間欠型）	ステップ2 （軽症持続型）	ステップ3 （中等症持続型）	ステップ4 （重症持続型）
症状の特徴		頻度	週1回未満	週1回以上だが毎日ではない	毎日	毎日
		強度	症状は軽度で短い	月1回以上日常生活や睡眠を妨げられる	週1回以上日常生活や睡眠を妨げられる	日常生活に制限あり
			−	−	短時間作用性吸入β_2刺激薬頓用がほとんど毎日必要	治療下でもしばしば増悪
		夜間症状	月に2回未満	月に2回以上	週に1回以上	しばしば
FEV₁、PEF*		%FEV₁、%PEF	80%以上	80%以上	60%以上80%未満	60%未満
		日内変動	20%未満	20〜30%	30%を超える	30%を超える
長期管理薬	基本治療	吸入副腎皮質ステロイド	低用量	低〜中用量	中〜高用量	高用量
			または	＋	＋	＋
		その他に併用する薬剤	テオフィリン徐放製剤 ロイコトリエン受容体拮抗薬 ・症状がまれであれば必要なし ・いずれか1剤を使用	長時間作用性β_2刺激薬 テオフィリン徐放製剤 ロイコトリエン受容体拮抗薬 ・いずれか1剤を使用	長時間作用性β_2刺激薬 テオフィリン徐放製剤 ロイコトリエン受容体拮抗薬 ・いずれか1剤〜複数を併用	長時間作用性β_2刺激薬 テオフィリン徐放製剤 ロイコトリエン受容体拮抗薬 ・複数を併用 抗IgE抗体、経口副腎皮質ステロイド薬
	追加治療		ロイコトリエン受容体拮抗薬以外の抗アレルギー薬	ロイコトリエン受容体拮抗薬以外の抗アレルギー薬	ロイコトリエン受容体拮抗薬以外の抗アレルギー薬	ロイコトリエン受容体拮抗薬以外の抗アレルギー薬
	発作治療		短時間作用性β_2刺激薬	短時間作用性β_2刺激薬	短時間作用性β_2刺激薬	短時間作用性β_2刺激薬

*PEF（ピークフロー値）：息を思い切り吸い込んで、一気にはき出したときの呼気の最大速さ。ピークフローメーターで患者自身が毎日ピークフロー値を測定し、モニタリングする。ピークフロー値は FEV₁（1秒量）とよく相関する。

A. アスピリン喘息

　アスピリンをはじめとした、COX1阻害作用をもつ**非ステロイド性抗炎症薬**の使用で誘発される喘息である。成人喘息の5～10%を占め、女性に多く、大半が慢性好酸球性副鼻腔炎や鼻茸（鼻ポリープ）の合併をもつ。非アトピー型の難治性喘息で、アレルギー学的機序は否定されている。COX2選択的阻害薬は比較的安全に使用できる。

②慢性閉塞性肺疾患（chronic obstructive pulmonary disease；COPD）

　慢性閉塞性肺疾患（COPD）とは、従来、慢性気管支炎や肺気腫と呼ばれてきた病気の総称である。タバコ煙を主とする有害物質を長期に吸入することで生じた肺の炎症性疾患で、喫煙習慣を背景に中高年に発症する生活習慣病といえる。気管支の炎症による気道の狭窄と肺胞の破壊による肺気腫が、さまざまな割合で複合的に作用することによって起こる不可逆性の変化である。
　COPDの病期による管理法は、1秒率の低下を指標として判断する（図1）。

③肺炎、誤嚥性肺炎（pneumonia, aspiration pneumonia）

　肺炎とは、ウイルスや細菌による肺実質の感染症である。多くの場合、COPDなどの呼吸器疾患や脳血管障害、糖尿病などの基礎疾患の合併症として発症する。細菌性肺炎では、咳嗽、膿性痰、呼吸困難、高熱、白血球増加、CRP上昇、胸部エックス線像での浸潤影などを特徴とする。
　重症の肺炎患者が歯科外来を受診することは少ないが、重症度分類（図2）では男性で70歳以上、

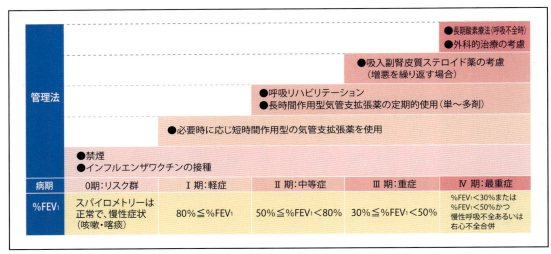

図1　慢性閉塞性肺疾患（COPD）の病期分類と管理法
（日本呼吸器学会COPDガイドライン第2版作成委員会編：COPD〈慢性閉塞性肺疾患〉診断と治療のためのガイドライン.第2版，メディカルレビュー社，東京，2004．より引用改変）

図2　肺炎の重症度分類
（「呼吸器感染症に関するガイドライン」成人市中肺炎診療ガイドライン．日本呼吸器学会，2007．より引用改変）

女性で75歳以上の場合、その他の項目を満たさなくても中等症となることから、在宅歯科治療などでは、未診断の中等症以上の症例に遭遇する可能性も高い。高齢者では、特徴的症状が乏しい場合も少なくなく、**酸素飽和度90%以下**の場合は慎重な対応が必要である。

誤嚥性肺炎は、口腔内容物や逆流した胃内容物を誤嚥することにより発症する。大半が、夜間を中心とした自覚のないうちに誤嚥を繰り返す**不顕性誤嚥**に起因する。嚥下障害をきたす病態（**表3**）がある場合は、口腔内細菌を減少させる口腔衛生管理が重要である。

④間質性肺炎（interstitial pneumonia）

肺間質で炎症や線維化が生じる疾患の総称で、原因がはっきりしているもの（塵肺、放射線性、薬剤性など）と、原因が不明なもの（特発性）とに分けられる。肺胞が硬化して膨らまなくなる拘束性換気障害を呈する。間質性肺炎の予後は一般に不良で、乾性咳嗽や労作時の息切れなどの症状が出現すると、50%生存率は4～6年といわれ、肺癌の併発も多い。治療の中心はステロイド療法である。

表3　嚥下障害をきたしうる病態

- 脳血管障害
- 神経変性疾患
- 神経筋疾患
- 意識障害
- 認知症
- 胃食道逆流症
- 外傷
- 腫瘍
- 腫瘍の術後
- 薬剤
- 経管栄養チューブの圧迫　など

Ⅱ　歯科的対応

（1）肺疾患の兆候と歯科治療

肺疾患で顎顔面領域に特徴的に生じる兆候は特にないが、患者は咳が多く、喀痰が多いことが特徴である。また、一定の割合で呼吸困難を自覚しており、強度になるとチアノーゼを生じる。口唇や口腔粘膜はチアノーゼの兆候が表れやすいので、注意深く観察する必要がある。また、口腔領域ではないが、末梢指節の腫大によるばち状指が現れることが多い。

呼吸困難に対するHugh-Jones分類（「第2章 4-10）**表12**」p.85参照）でⅡ度以下であれば、通常の外来での歯科治療は可能であるが、Ⅳ度以上であれば応急的な歯科治療にとどめる。

（2）歯科治療上の留意点

①気管支喘息

喘息のコントロール状態を把握して、中等症持続型以上であれば、応急処置のみにとどめる。軽症持続型以下であれば、喘息の誘因になるような要因を避けながら、治療を計画する。また、心因に影響されるので、歯科治療時の**精神的ストレス**をなるべく回避するように努める。

多くの場合、発作時の対応として短時間作用性の**β_2刺激吸入薬**が処方されているため、必ず持参してもらい、治療当日は処方されている薬をきちんと服用してくるように指示する。β_2刺激薬は、アドレナリンの併用で重篤な不整脈を起こす危険性があるため、アドレナリン添加の局所麻酔薬は避けたほうがよい。また、テオフィリンを処方されている症例に、マクロライド系抗菌薬を併用するとテオフィリンの代謝が阻害され、痙攣などの副作用が出やすくなるため、併用は避ける。もし、歯科治療中に喘息発作が起きた場合は、酸素を投与しつつβ_2刺激吸入薬を噴霧する。

145

②慢性閉塞性肺疾患

重症度分類のⅢ期（重症）もしくはⅣ期（最重症）の患者は、外来での歯科治療は行わない。処置中の経皮的動脈血酸素飽和度（SpO$_2$）のモニタリングは必須である。呼吸困難の増悪時には、患者に持参してもらった短時間作用性β$_2$刺激吸入薬を使用する。在宅酸素療法中の場合は、備え付けの酸素ボンベや中央配管からの酸素につなぎ替え、流量を指示通りに設定する。酸素吸入中の場合、引火の危険があるため、患者の近くで火を使う作業を行わない。

副腎皮質ステロイド薬が投与されている場合は免疫抑制や二次的な骨粗鬆症予防に使われるビスホスホネートに注意する。抗菌薬を長期投与されている場合は、メチシリン耐性黄色ブドウ球菌が検出される場合があり、肺炎以外でも感染症が生じた場合の治療で注意が必要である。

③肺炎

在宅歯科治療対象の高齢者では、発熱などの特徴的症状がなくても不顕性誤嚥からの肺炎を起こしている場合も考えられる。酸素飽和度が90%以下の場合は、肺炎の可能性も考慮して内科的治療を優先させるべきである。

④間質性肺炎

間質性肺炎は、ステロイド療法が長期にわたり行われていたり、肺癌を合併していたりするため、無理のない範囲での歯科治療とならざるをえない場合が多い。しかし、口腔衛生管理は誤嚥性肺炎の予防など、間質性肺炎の増悪因子を減少させるため、積極的に行うべきである。

5 ≫ 代謝性疾患

Ⅰ 疾患の概要

（1）代謝

代謝には、エネルギー代謝、糖代謝、タンパク質・アミノ酸代謝および脂質代謝などがあるが、内分泌や神経系により制御されており、これらの異常や栄養素の過剰摂取や摂取不足により、代謝性疾患を生じる。代謝性疾患には、糖尿病以外に、脂質異常症、肥満、痛風などがあるが、歯科的対応が必要な糖尿病だけをとりあげる。

（2）糖尿病（diabetes mellitus）

糖尿病は、インスリンの分泌障害やインスリン抵抗性の亢進によりインスリンの作用不足が生じ、慢性の高血糖となる疾患である。インスリンは、筋肉や脂肪細胞への糖の取り込みの促進、肝臓や筋肉でのグリコーゲンの合成促進、肝臓での糖新生の抑制などを通じて、血糖値を下げる方向に作用する唯一のホルモンである。糖尿病は、成因により1型糖尿病、2型糖尿病、その他の特定の機序・疾患による糖尿病、妊娠糖尿病に分けられる。また、病態によりインスリン依存状態と非依存状態に分類される。

糖尿病治療ガイド 2016-2017 による判定基準は、空腹時血糖値≧126mg/dL、75g 経口糖負荷

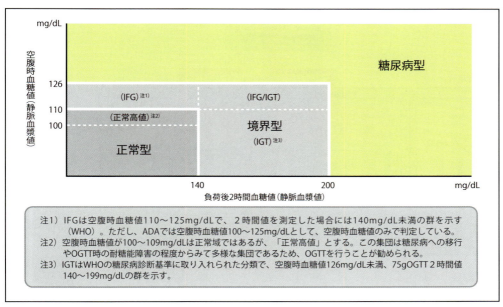

図1　空腹時血糖値および 75gOGTT による判定区分
（日本糖尿病学会編・著：糖尿病治療ガイド 2016-2017．23，文光堂，東京，2016．より転載）

試験（OGTT）2時間値≧200mg/dL、随時血糖値≧200mg/dL のいずれかを満たすか、あるいはHbA1c≧6.5％を満たす場合は、糖尿病型と判定される（図1）。

　糖尿病患者は、予備軍も含めると 2,050 万人にのぼるとされ、成人の約 5 人に 1 人が糖尿病もしくはその予備軍となる。このうちの大半を 2 型糖尿病が占めており、生活環境の欧米化と人口の高齢化により 2 型糖尿病が増加している。

① 1 型糖尿病（type 1 diabetes mellitus）

　遺伝因子に加え、ウイルス感染などの環境因子が引き金となって自己免疫異常が起こり、膵β細胞が破壊され、インスリン分泌が急速・不可逆的に低下し高血糖となる。インスリン分泌能は最終的に廃絶する。青年期までに発症することが多い。数週間から数か月で症状が進行する急性発症型が最も多いが、数日間で進行する劇症型、数年から数十年で緩徐に進行する緩徐進行型もみられ、後者は一見 2 型糖尿病のような臨床像を示す。

　多尿、口渇、多飲、体重減少などの特徴的症状を呈し、昏睡に至ることもある。

　経口血糖降下薬は無効で、インスリン療法が治療の中心となる。食事療法、運動療法と合併症の治療を併せて行う。

② 2 型糖尿病（type 2 diabetes mellitus）

　インスリン分泌障害とインスリン抵抗性の増大がさまざまな程度で生じ、慢性の高血糖状態となる。複数の遺伝因子に過食、運動不足、ストレスなどの環境因子や加齢が加わり、発症する。生活習慣が不良な中高年に多く、軽度から高度の肥満がある。

　初期には無症状であるが、合併症は徐々に進行する。高血糖の進行に伴う多尿、口渇、多飲などの症状と合併症の増悪に伴う症状が発現する。このため、症状が発現したときはすでに病態や合併症が進行している場合も少なくない。

　血糖をコントロールし、合併症を予防するように病態に合わせた適切な治療を選択する（図2）。

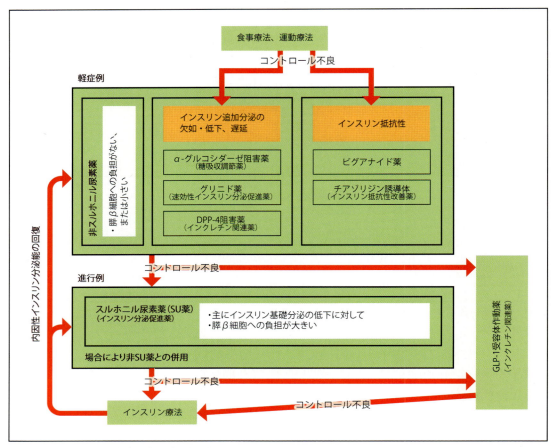

図2 病態による2型糖尿病治療の概略
（医療情報科学研究所:病気がみえる vol.3 糖尿病・代謝・内分泌．第3版, 43, メディックメディア, 2012年．より引用改変）

　軽症例では**食事療法、運動療法**から開始し、コントロール不良の場合は、β細胞への負担が少ない非スルホニル尿素薬を中心とした経口血糖降下薬を使用する。進行例では、インスリンの積極的分泌を促進させる**スルホニル尿素薬**などを使用する。最近、高血糖時にのみ、インスリンの分泌を促進させる**インクレチン関連薬**が開発され、治療中の低血糖症の合併が少ない薬として使用が増加している。しかし、スルホニル尿素薬との併用で重度の低血糖が生じることがあり、注意喚起がなされた。それらが無効の場合は**インスリン療法**に移行する。糖尿病治療ガイド 2016-2017 では、**HbA1c を 7.0%未満**にコントロールすることを推奨している（**図3**）。

③糖尿病の合併症

A. 急性合併症

　糖尿病のいかなる時期にも起こりうる合併症で、重症になると意識障害・昏睡に陥るので、的確な対応が必要である（**表1**）。

　　a. **糖尿病昏睡**（diabetic coma）
　　　• 糖尿病ケトアシドーシス（diabetic ketoacidosis）
　　　　高度なインスリン不足による糖の利用低下と脂肪分解のため、ケトン体が蓄積し、脱水とアシドーシスから意識障害をきたす。1型糖尿病に多い。ただちに輸液とインスリン投与

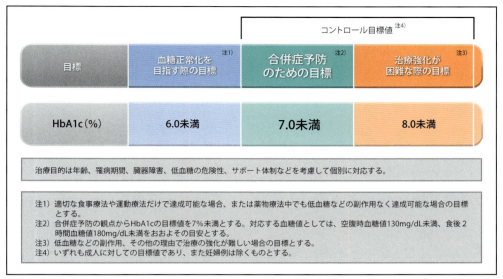

図3 血糖コントロール目標（65歳以上の高齢者については「高齢者糖尿病の血糖コントロール目標」を参照）
（日本糖尿病学会編著：糖尿病治療ガイド2016-2017．27, 文光堂, 東京, 2016. より転載）

が必要である。
- **高血糖高浸透圧症候群（hyperglycemic hyperosmolar syndrome）**
　インスリン抵抗性に伴うインスリンの作用不足とインスリン拮抗ホルモンの作用亢進によって、著しい高血糖、高浸透圧、脱水を起こし、意識障害や痙攣をきたす。2型糖尿病に多い。
- **乳酸アシドーシス（lactic acidosis）**
　過度のアルコール摂取者や、腎機能障害患者にビグアナイド薬が投与されている場合に生じやすい。乳酸の過剰蓄積により、消化器症状から意識障害やショックを生じる。

b. **低血糖症（hypoglycemia）**

　経口血糖降下薬やインスリン製剤の不適切な使用が原因となる。脳・神経組織はブドウ糖の依存度が高いため、動悸、冷汗、不安などの交感神経症状の後、傾眠、意識混濁、痙攣などの中枢神経症状から急速に昏睡に陥る。口腔疾患のため食事量が少なくなっているのに、通常量のインスリンを使用して発症する場合がある。
　昏睡が高血糖によるものか、低血糖によるものかの鑑別が重要で、ただちに血糖測定をする必要がある。しかし、何らかの事情で血糖値を測定できない場合は、低血糖による昏睡は脳障害を生じる可能性が高いため、まず低血糖への対応としてグルコースの補給を行う。

B. 慢性合併症

　高血糖の持続による血管性合併症が重要で、糖尿病に特異的な細小血管障害（網膜症、腎症、神経障害）と、糖尿病以外でも生じるが糖尿病患者でより多く発現する大血管障害（虚血性心疾患、脳血管障害、閉塞性動脈硬化症）がある。

a. **糖尿病網膜症（diabetic retinopathy）**

　慢性の高血糖により、網膜の細小血管が障害されて新生血管が発生し、この破綻による出血で、増殖膜が網膜の牽引性剥離を起こす。わが国の失明原因の第2位である。

b. **糖尿病腎症（diabetic nephropathy）**

表1　糖尿病急性合併症

	糖尿病ケトアシドーシス	高血糖高浸透圧症候群	乳酸アシドーシス	低血糖
患者背景	70〜80%が1型糖尿病、若年者に多い	2型糖尿病、高齢者に多い	ビグアナイド薬内服、アルコール多飲（特に高齢者、腎、肝、心機能低下、感染症、悪性腫瘍などの合併例）	インスリン製剤使用、スルフォニルウレア薬
症状	口渇、多飲・多尿、倦怠感、悪心・嘔吐、腹痛など	多飲・多尿、倦怠感など	倦怠感、悪心・嘔吐、腹痛など	空腹感、動悸、発汗、不安感、頭痛、眠気、倦怠感など
理学所見	脱水、アセトン臭、過呼吸、Kussmaul大呼吸、意識障害など	脱水、意識障害、痙攣、振戦などの神経学的所見	意識障害、ショック、過呼吸、消化器症状など	蒼白、頻脈、振戦、錯乱、興奮、片麻痺、失語、失調、痙攣、意識障害など
検査所見	高血糖（250mg/dL〜）、ケトアシドーシス（尿中ケトン体強陽性、動脈血pH＜7.3、HCO₃⁻＜18mEq/L）、浸透圧正常〜300mOsm/L、Na正常〜軽度低下	高血糖（600mg/dL〜）、高度なアシドーシスなし（動脈血pH7.3〜7.4、HCO₃⁻≧18mEq/L）、浸透圧＞350mOsm/L、Na＞150mOsm/L	血中乳酸濃度≧5mM（45mg/dL）、動脈血pH＜7.35	血糖値＜70mg/dL（血糖値が急激に下がった場合や、もともと血糖値が高い場合、70〜90mg/dL程度で低血糖症状が出現することがある）
輸液	生理食塩水500〜1,000mL/時で開始し、循環動態に応じ250〜500mL/時を目安に調整する。血糖値が250〜300mg/dLとなったらブドウ糖を含む低張電解質輸液に変更する	生理食塩水500〜1,000mL/時で開始。Na≦135mEq/Lであれば、循環動態に応じ生理食塩水を250〜500mL/時で継続。Na正常〜高値であるか、血糖値が300mg/dLとなったらブドウ糖を含む低張電解質輸液に変更する	全身状態の管理、原因疾患の治療	ブドウ糖10gを経口投与。経口摂取が不可能な場合は、ブドウ糖10〜20gを静注またはグルカゴン1mgを筋注
インスリン	速効型インスリンを生理食塩水に混注し、0.1単位/kg/時で持続静注。血糖値の低下速度は50〜75mg/dL/時を目安とする	脱水の補正のみで血糖値は低下するが、血糖値の低下速度が50mg/dL/時未満の場合は、速効型インスリン0.025〜0.1単位/kg/時で持続静注する		
血糖値	意識状態、血漿浸透圧が正常化するまでは250〜300mg/dLを維持し、その後150〜200mg/dLを目標とする	意識状態、血漿浸透圧が正常化するまでは250〜300mg/dLを維持し、その後200〜300mg/dLを目標とする		
電解質	K＜5.0mEq/Lとなったら10mEq/L/時で補充を行い、K4.0〜5.0mEq/Lを維持する	Naについては、輸液欄を参照。Kについては、糖尿病性ケトアシドーシスに準ずる		
その他	急激な浸透圧低下による脳浮腫に注意する。HCO₃⁻の投与はpH＜7.0でのみ行う	急激な浸透圧低下による脳浮腫に注意する。死亡率は16.0%と高い	死亡率25〜50%と予後不良。HCO₃⁻投与の治療効果を支持するエビデンスはない。ビグアナイド薬に関連するものでは、血液透析が有効との報告がある	応急処置で回復しても、再発や遷延が起きることがあり、経過観察と再発予防処置を要する

（糖尿病治療ガイド2016-2017、糖尿病専門医研修ガイドブック〈日本糖尿病学会〉、病気がみえるvol.3〈メディックメディア〉などを参考に、九州歯科大学総合内科学分野 井手 均医師の監修により作成）

糸球体係蹄の細小血管障害により、糸球体に硬化性病変が生じ、慢性腎不全に至る。わが国の透析導入の原因の第1位である。主徴候はタンパク尿だが、初期には症状がない。

c. 糖尿病神経障害（diabetic neuropathy）

神経栄養血管の細小血管障害や神経組織の代謝異常により、感覚神経や自律神経などが障害される。糖尿病三大合併症のなかで最も早期に出現し、頻度も高い。感覚運動神経障害としては、左右対称性の足先・足底から始まるしびれ、疼痛、感覚低下が多い。自律神経障害はさまざまな症状が発現するが、起立性低血圧、下痢、便秘、発汗異常、排尿障害、勃起障害などを認める。

d. 大血管障害（macroangiopathy）

糖尿病患者は、健常者に比べて動脈硬化をきたしやすく、肥満や高血圧などのメタボリックシンドロームの危険因子や喫煙などの生活習慣が重複すると、大血管障害の危険率がさらに上昇する。虚血性心疾患は、糖尿病患者の場合、健常者の2～4倍、脳血管障害は約2倍、閉塞性動脈硬化は約4倍とされる。

e. 糖尿病足病変（diabetic foot）

神経障害と血流障害を基礎として、外傷や感染が加わり、爪白癬、足の変形、潰瘍、壊疽などの多彩な病変をきたす。進行すると足の切断が必要な場合もある。

Ⅱ 歯科的対応

（1）口腔顎顔面領域に生じる糖尿病の兆候

A. 歯周病

高血糖による易感染性や血流障害により、糖尿病患者では歯周病の有病率が高く、重症化しやすい。一方、歯周病は炎症性疾患であるため、TNF-αなどの炎症性サイトカインの増加を介し動脈硬化を悪化させ、インスリン抵抗性を亢進させることで、糖尿病の増悪因子になりうることが報告されている。そのため、歯周病の管理が血糖値の安定の一助になる可能性が示唆されている。

B. 口喝

「口がかわく」という訴えで歯科を受診する患者のなかに、糖尿病による口渇、いわゆる「のどの渇き」を「口のかわき」として捉える患者がいるため、未診断の糖尿病の存在にも注意を要する。口渇のほか、多飲、多尿、体重減少、ケトン臭などの症状を確認する。

（2）歯科治療上の留意点

糖尿病の型、治療法とコントロール状況ならびに慢性合併症の状態を把握して治療計画を立てる必要がある。主治医から病歴とコントロール状況の情報を取得し、かつ、糖尿病手帳でも確認する。HbA1cのコントロール目標を8.0未満とせざるをえない場合は、糖尿病専門医と連携が取れる歯科医療機関に紹介する。7.0未満を達成できている患者で重大な慢性合併症がない場合は、一般的な歯科処置は可能であるが、処置後の感染に注意する。

経口血糖降下薬のなかでも、スルホニル尿素薬やインスリンを使用中の患者では、低血糖のリスクに注意を要する。特に、インスリンは種類と使用量、使用スケジュールを確認する。低血糖を起こした病歴があれば、その頻度や時期（時間）、ならびにそのときの状況（薬剤の不適切な使用、

食事時間の遅れ、食事量の不足など）、症状と対応を確認する。低血糖を起こしたことはないと患者が申告しても、冷汗、頻脈、いらだちなどの交感神経症状のエピソード聴取を慎重に行う。治療方法や内容が最近変わったなどの病歴がある場合も、コントロールが困難であることを示すため、要注意である。

　慢性合併症である糖尿病腎症や脳血管障害、虚血性心疾患などが存在する場合は、それぞれの管理を含めた対応が必要となる。特に、糖尿病腎症でクレアチニン値が上昇し、慢性腎臓病（CKD）のステージ3（本章「1-7）腎・泌尿器・生殖器疾患」〈p. 158〉参照）以上に至っている患者は、腎臓病専門医と連携の取れる歯科医療機関に治療を依頼する。

　スルホニル尿素薬やインスリンを使用している患者では、低血糖の危険を回避するために、通常通り食事をとり、薬剤を指定量使用してもらったうえで、歯科治療は食後の早い時間に行うようにする。処置後の経口摂取についても注意が必要で、多数歯抜歯などで治療後に通常の食事摂取の困難が予想されるような場合は、担当医に相談し、成分栄養剤などでの補助を考えておく必要がある。

　糖尿病では易感染性が問題となるが、コントロール良好であったり、インスリンを使用していない患者では、抗菌薬の予防投与は通常必要ない。局所麻酔薬に含まれるアドレナリンは、血糖値を上昇させるが、重篤な不整脈等がなければ、通常使用量であればそれほど問題とはならない。

　スルホニル尿素薬はアルブミンと結合するため、非ステロイド性抗炎症薬などのタンパク結合能の強い薬剤を併用すると、血糖降下作用が増強されることがある。そのため、スルホニル尿素薬が投与されている患者には、鎮痛薬の服用時間をずらすか、できるだけ少量で済ませるように指示する。

（冨永和宏）

6 ≫ 内分泌疾患

I 疾患の概要

（1）内分泌の機能

　内分泌には、ホルモンの分泌調節とホルモンが標的器官に作用して引き起こされる機能の2つの面が含まれ、総じて生体の恒常性維持に働く。ホルモンは内分泌腺から血液中に分泌される微量な化学情報伝達物質で、標的器官に運ばれ、細胞の膜受容体または細胞内（核内）受容体に結合し、微量で生理機能を発現する。化学構造から、ペプチド、糖タンパク、ステロイド、アミン、その他に分類される。内分泌腺には、視床下部、下垂体前葉と後葉、甲状腺、副甲状腺、副腎皮質と髄質、膵臓、性腺、および胎盤等がある。さらに、消化管にも内分泌細胞が散在している。

（2）内分泌疾患

　内分泌疾患は大まかには、ホルモンの過剰、ホルモンの欠乏、および標的器官のホルモン抵抗性の3型がある。

①甲状腺疾患（thyroid disease）

　甲状腺ホルモンの作用は、人体のほとんどすべての器官・臓器に波及し、基礎代謝率（BMR）、熱の産生および酸素消費の増大がみられ、グルコースの吸収、糖新生、グリコーゲン分解、脂肪分解を促進する。さらに循環器系では心拍出量の増大、組織への酸素供給が増える。

A. 甲状腺機能亢進症（hyperthyroidism）

　甲状腺機能亢進症は、甲状腺ホルモンの作用過多によって、標的器官の過剰な反応すなわち甲状腺中毒の状態をいう。甲状腺中毒の臨床症状としては、頻脈、体重減少、手指振戦、発汗増多などがある。

　甲状腺刺激ホルモン（TSH）の過剰分泌には、TSH 産生腫瘍による場合がある。TSH 産生腫瘍の多くは、下垂体における TSH 産生腺腫とされている。その他甲状腺の自律的ホルモン産生亢進には、甲状腺機能結節（Plummer 病）などがある。

a. Basedow 病（Basedow disease , Graves disease）

　甲状腺中毒症を引き起こす最も高頻度（88％）な疾患である。Basedow 病では、TSH 受容体に対する甲状腺刺激性の自己抗体（TRAb）によって甲状腺が持続的に刺激され、TSH が過剰に産生される。女性に多く、臨床症状としては、甲状腺中毒症状とともに、収縮期高血圧、脈圧増大を認め、びまん性甲状腺腫大と眼球突出が特徴的所見となる。

b. 甲状腺クリーゼ（thyrotoxic crisis）

　甲状腺機能亢進の状態にある患者が、高熱を伴って精神的に不穏な状態に陥った場合には、甲状腺クリーゼを疑う。甲状腺クリーゼは甲状腺中毒症の原因となっている原疾患（例：Basedow 病）が未治療またはコントロール不良の状態下で、さらになんらかの強いストレス刺激が加えられることで、意識障害や昏睡などの中枢神経症状をはじめ、発熱、頻脈、循環不全、悪心・嘔吐など、危険な急性状態に陥る現象をいう。すなわち、過剰な甲状腺作用に対する生体の代償機構が破綻し、複数臓器に機能不全が生じる病態を総称して、甲状腺クリーゼという。

　甲状腺機能亢進（Basedow 病）に対する治療法としては、甲状腺ホルモン合成阻害が行われる。薬物療法としてチアマゾール、プロピルチオウラシルなどの抗甲状腺薬の投与が行われる。手術療法としては、甲状腺亜全摘あるいは全摘が行われる。外科的治療、薬物療法が適応できない場合に、放射線ヨード療法が選択される。

B. 甲状腺機能低下症（hypothyroidism）

　全身の器官において、甲状腺ホルモンの作用が低下した状態をいう。甲状腺自体の器質的疾患による場合を原発性甲状腺機能低下症、甲状腺の上位中枢が原因となった場合を中枢性甲状腺機能低下症という。甲状腺機能低下症の多くは、橋本病（甲状腺腫を認める慢性甲状腺炎）に起因する。その他、先天性甲状腺ホルモン合成障害や抗甲状腺薬投与による薬剤性甲状腺機能低下がある。中枢性甲状腺機能低下症には、下垂体性（二次性）、視床下部性（三次性）がある。前者の原因疾患は下垂体腺腫など、後者では胚芽腫などが挙げられる。

　臨床症状としては、全身倦怠感、易疲労感、体重増加、低体温、食欲不振、徐脈、低血圧、および精神症状として、無気力、傾眠、記憶力低下などが現れる。また、四肢および顔面、特に眼瞼に粘液水腫が生じる。

　甲状腺機能低下に対する治療としては、甲状腺ホルモン補充療法（T4 製剤：レボチロキシン）を行う。

②副甲状腺疾患（parathyroid disease）

副甲状腺ホルモン（パラトルモン：PTH）は、血漿 Ca^{2+} の減少が刺激となって、副甲状腺から分泌され、細胞外液の Ca^{2+} 濃度を増加する作用がある。PTH は骨、腎、小腸に作用して、骨吸収や Ca^{2+} の再吸収を促進する。

A. 副甲状腺機能亢進症（hyperparathyroidism）

PTH の分泌が亢進し、高カルシウム血症、低リン血症などをきたす病態をいう。副甲状腺自体の異常によるものを原発性副甲状腺機能亢進症という。原発性の場合の原因は、副甲状腺腫の頻度が高く、その他過形成やがんによるものがある。血中の Ca^{2+} の低下によって二次的に PTH 分泌が亢進した状態を続発性副甲状腺機能亢進症という。

高カルシウム血症に伴う臨床症状としては、倦怠感、集中力の低下、情緒不安定、うつ状態、昏睡がある。腎泌尿器症状として、口渇、多尿など、また再発性両側性の腎結石が生じる。また、続発性骨粗鬆症による病的骨折が発生することがある。

続発性副甲状腺機能亢進症は、背景疾患による血中 Ca^{2+} 低下に伴い、PTH が過剰に分泌された状態である。背景疾患となるものには、慢性腎不全が最も多く、特に透析中の患者で発症する。その他、ビタミン D 欠乏も挙げられる。

副甲状腺機能亢進症の治療法としては、副甲状腺腫などの原因疾患の外科的切除が選択される。骨粗鬆症を合併する場合では、ビスホスホネート製剤の投与が行われる。

B. 副甲状腺機能低下症（hypoparathyroidism）

PTH 機能の低下によって、低カルシウム血症、高リン血症となった病態をいう。PTH 分泌不全による場合を、PTH 分泌不全性副甲状腺機能低下症という。これは、先天性副甲状腺異常や自己免疫による原発性と、頸部手術や放射線照射などによる続発性がある。また、腎や骨といったホルモンの作用標的臓器の PTH に対する不応性によるものを、偽性副甲状腺機能低下症という。

臨床的症状としては、低カルシウム血症に伴う骨格筋のテタニー（四肢の強直性痙攣）、低血圧（心筋収縮力低下）、精神的不穏、うつ状態、知能発育遅延などがみられる。

副甲状腺機能低下症の治療法としては、低カルシウム血症改善のために。活性型ビタミン D_3 薬を投与する。

③副腎疾患（adrenal disease）

副腎は腎直上に存在する内分泌腺で、皮質と髄質からなる。皮質と髄質の重量比は８：２であり、皮質では**グルココルチコイド、ミネラルコルチコイド（アルドステロン）**および**アンドロゲン**が産生され、髄質では**アドレナリン、ノルアドレナリン**および**ドーパミン**が生成される。

グルココルチコイドの作用は多様で、糖新生亢進（異化ホルモンとして脂質、タンパク質および炭水化物の代謝）、抗炎症作用、免疫抑制作用、骨形成抑制作用、糸球体濾過量（GFR）増加作用、および REM（rapid eye movement）睡眠減少などの中枢神経作用がある。

ミネラルコルチコイドの作用としては、アルドステロンは遠位尿細管の後半や集合管に作用して、Na^+ 再吸収促進、K^+ および H^+ の尿中排泄を促す。

アンドロゲンは性機能分化に作用し、特に女性における主たる男性化ホルモンがある。

A. Cushing 症候群（Cushing syndrome）

ACTH 依存性のグルココルチコイド過剰状態で、体型変化や代謝異常などを生じる症候群である。原因としては、下垂体腺腫による Cushing 病、および肺小細胞癌による異所性 ACTH 症候

群などがある。ACTH非依存性では、副腎腺腫による場合が多い。その他の疾患として、ACTH非依存性大結節性副腎過形成などがある。さらに、グルココルチコイドの長期投与の結果として生じる医原性のものがある。

臨床症状は多彩で、顔貌・体型の変化としては、満月様顔貌、中心性肥満が特徴的である。皮膚症状として、赤紫色進展性皮膚線状、皮下出血、色素沈着、多毛などが現れる。筋・骨格系症状として、筋萎縮、筋力低下、骨粗鬆症、脊椎圧迫骨折、尿路結石などがある。循環器症状としては高血圧、神経症状として不眠、抑うつが現れる。免疫系症状として、免疫能低下による易感染は重要である。性腺症状として、月経異常、男性化などがある。

治療法は、第一選択として、下垂体腺腫の外科的摘出である。副腎腫瘍によるものでは、患側副腎の摘出を行う。薬物療法としては、中枢神経系作動薬や副腎皮質ステロイド合成阻害薬などが使用される。治療によって、一時的または持続的な副腎不全となることから、副腎皮質ステロイドの補充療法が行われる。

B. アルドステロン症（aldosteronism）

アルドステロン作用の過剰によって、高血圧および低カリウム血症を主体とした病態をアルドステロン症という。アルデステロン症は、二次性高血圧症の主な原因であり、高血圧全体の約5％を占めている。

a. 原発性アルドステロン症（primary aldosteronism）

副腎皮質由来の腺腫または過形成症によって、アルドステロン分泌が過剰となる病態をいう。アルドステロンは、腎の遠位尿細管と集合管に作用してNa^+の再吸収、蓄積を促進し、高血圧をきたし、K^+の喪失による低カリウム血症と代謝性アルカローシスをきたす。Na^+の増加とK^+の減少によって、筋力低下や四肢麻痺が生じる。

b. 続発性アルドステロン症（secondary aldosteronism）

レニン-アンジオテンシン系が刺激され、二次的にアルドステロン分泌が過剰になった疾患群をいう。循環血液量やNa^+喪失などによって、腎糸球体輸入細動脈内圧が低下し、レニンの分泌が亢進した結果、アンギオテンシンとともにアルドステロン分泌が亢進する。循環血液量減少をきたす病態には、ネフローゼ症候群、うっ血性心不全、肝硬変などの浮腫性疾患が代表的で、体液量減少には、Bartter症候群、下痢、嘔吐、出血などが関与する。レニンの直接的な分泌亢進は、レニン産生腫瘍、およびサイアザイド系利尿薬の長期間投与などが原因として挙げられる。

C. Addison病（Addison disease）

副腎原発の病変によって、副腎皮質ホルモンの分泌低下をきたした慢性病態である。一般的には、副腎機能低下は副腎の90％以上が破壊されて発症する。原発病変としては、自己免疫、両側副腎結核および両側副腎へのがん転移などがある。自己免疫による場合を特発性という。Addison病の臨床症状としては、グルココルチコイド欠乏により、易疲労、体重減少、筋力低下、食欲不振、低血糖症状などが生じる。また、ミネラルコルチコイド欠乏により、血漿Na^+の低下、K^+上昇、低血圧、すなわち塩分喪失状態および脱水が増強される。加えて、代謝性アシドーシスが生じる。副腎性アンドロゲン欠乏により恥毛脱落（女性）、骨粗鬆症などが生じる。Addison病では、コルチゾールによる下垂体前葉への負のフィードバックが働かないことから、血中ACTH濃度が上昇する。ACTH上昇の結果、本症特有の顔面頸部皮膚および歯肉をはじめとする口腔粘膜の色素

沈着が生じる。治療法としては、副腎皮質ステロイド薬（ヒドロコルチゾン）の持続的補充療法が行われる。

D. 褐色細胞腫（pheochromocytoma）

　副腎髄質内に存在する副腎髄質細胞や交感神経節細胞などのクロム親和性細胞が腫瘍化し、カテコラーミンなどの生理活性物質を過剰に生成分泌することで、高血圧や代謝亢進など多彩な症状を現わす。病理学的には、カテコラーミン産生能を有する腫瘍細胞が重クロム酸カリウムで褐色に染められることから褐色細胞腫と呼ばれている。

　臨床症状としては、高血圧（収縮期および拡張期）、高血圧性脳症、レニン分泌の促進、左室肥大などが認められる。基礎代謝の亢進により、やせ、頻脈、振戦、発汗などがみられる。カテコールアミン α_2（インスリン分泌抑制）および β_2 作用（グリコーゲン分解促進）によって高血糖が現れる。

　大部分は腫瘍切除によって完治できる。

Ⅱ　歯科的対応

（1）内分泌疾患

①口腔領域に生じる甲状腺疾患の兆候

A. 甲状腺機能亢進症

　Basedow 病では、眼球突出が認められる。甲状腺過形成の場合、前頸部の視診および触診所見で甲状軟骨下部の軟性甲状腺腫大を触知する。また、甲状腺腫や甲状腺癌では、正常に比べやや硬性の腫瘤を甲状腺部に触知する。甲状腺の手術既往のある患者では、前頸部に古い線状瘢痕が認められる。甲状腺疾患によって生じる特徴的な口腔症状等はない。

B. 甲状腺機能低下症

　視診所見としては、無気力な顔貌が挙げられる。眼瞼の**粘液水腫**（ムコ多糖の沈着）および皮膚の黄染がみられる。口腔内所見としては、舌肥大が認められることがある。橋本病の患者では、正常に比して甲状腺が硬く触知される。

②甲状腺疾患の歯科治療上の注意点

A. 甲状腺機能亢進症

　担当医師による治療によって、甲状腺ホルモンレベルが正常範囲内に改善している患者では、一般的な歯科治療に支障はない。しかしながら、アドレナリン添加２％リドカイン塩酸塩の使用量については、必要最少量とすべきである。患者の医学的管理が不十分である場合では、アドレナリン添加２％リドカイン塩酸塩の使用は原則禁忌となる。埋伏智歯抜去などの比較的時間を要し、外科的侵襲が大きい処置では、事前に担当医師に相談をすることが望ましい。甲状腺機能亢進に対する治療を十分受けていないか、または治療中断している患者は、甲状腺中毒の状態下にあると考えられ、抜歯などの侵襲的歯科処置によるストレスから、甲状腺クリーゼを誘発する可能性がある。甲状腺機能亢進症患者の歯科治療では、循環動態のモニタリングが必須となる。

B. 甲状腺機能低下症

　担当医師による治療によって、甲状腺ホルモンレベルが正常範囲内に改善している患者では、

一般的な歯科治療に支障はない。しかしながら、歯科治療のストレスにより、心拍数減少、心拍出量減少、血圧低下をきたしやすい傾向があることには注意を要する。甲状腺機能低下は副腎機能の低下を併発することがある。このような患者では、長期間の副腎皮質ステロイド薬の投与が継続されている。したがって、局所麻酔下の観血的処置では、常用量でのステロイドカバーが必要となる場合がある。甲状腺機能低下症患者の歯科治療では、循環動態のモニタリングを実施すべきである。

③口腔顎顔面領域に生じる副甲状腺疾患の兆候

A．副甲状腺機能亢進症

口腔顎顔面領域における副甲状腺機能亢進症の症候としては、デンタルエックス線写真上、歯槽骨白線が消失する。まれであるが、巨細胞肉芽腫が下顎骨に発症する。ビスホスホネート製剤が長期にわたって投与されている場合では、薬剤関連顎骨壊死が発症することがある。

B．副甲状腺機能低下症

口腔顎顔面領域における副甲状腺機能低下症の症候としては、先天性では、エナメル質形成不全、短歯根および歯の萌出遅延が認められる。低カルシウム血症に起因して顔面表情筋の攣縮、顔面の知覚異常が起こる。

④副甲状腺疾患の歯科治療上の注意

A．副甲状腺機能亢進症

腎不全が背景疾患として存在する場合では、担当医師と連携のうえ、腎不全患者の歯科治療に準じて準備する。長期にビスホスホネート製剤を服薬している患者では、抜歯などの外科処置に伴い、薬剤関連顎骨壊死を発症する可能性があるので、休薬の可能性を含め、施術のタイミングを担当医師と相談し決定する。

B．副甲状腺機能低下症

歯科治療中のテタニーの発症、低血圧、および精神的不穏などが生じうることから、担当医師との医療情報の交換などを行うことで、通常の局所麻酔下の歯科処置は可能となる。

⑤口腔顎顔面領域に生じる副腎疾患の兆候

A．Cushing 症候群

口腔顎顔面領域における Cushing 症候群特有の症候としては、満月様顔貌が挙げられる。その他、皮膚色素沈着および痤瘡などがある。口腔内に特徴的症状はない。全身的には、長期間のステロイド補充療法が行われていることが多く、関連して動脈硬化性疾患や骨粗鬆症が併存していることを念頭に置く。

B．アルドステロン症（原発性および続発性）

口腔顎顔面領域に特徴的な症候はない。

C．Addison 病

口腔顎顔面領域における Addison 病特有の症候としては、歯肉、頬、舌粘膜をはじめとする口腔粘膜、および皮膚の褐色色素沈着が認められる。これは、ACTH 分泌亢進に付随している。口腔粘膜の色素沈着によって、Addison 病が発見される場合も少なくない。その他、全身倦怠、脱力感などがみられる。

⑥副腎疾患の歯科治療上の注意

A．Cushings 症候群

抜歯などの局所麻酔下の観血的処置では、担当医師に副腎皮質ステロイド薬の補充増量や、術中のステロイドカバーについて意見を求める必要がある。骨粗鬆症が併存する場合では、ビスホスホネート製剤の投与の有無を確認し、術後の薬剤関連顎骨壊死のリスクについて配慮する。

B．アルドステロン症（原発性および続発性）

アルドステロン症の臨床症状は高血圧であり、担当医師と連携して、高血圧患者に準じた用意のもとで歯科治療を行う。

C．Addison 病

Addison 病では、副腎皮質ステロイドの補充療法が行われる。したがって、良好にコントロールされている患者では、抜歯などの侵襲的歯科治療は可能である。術中のステロイドカバーが必要で、維持量の約2倍から3倍投与が必要となるので、担当医師と連携して投与量の決定を行う。

7 腎・泌尿器・生殖器疾患

I 疾患の概要

(1) 腎臓の機能

腎臓は、水と電解質をはじめとする溶質の排泄量を変化させ、体液量と体液組成の恒常性を一定に維持調節する。また、体に有害な不要物質を尿中に排泄する排泄器官としても働く。腎機能を簡潔にまとめれば、水・電解質バランスの保持、酸塩基平衡の調節、タンパク質代謝産物（尿素、クレアチニン）の排出、内分泌機能としてレニン、エリスロポエチン、活性型ビタミン D_3 の分泌などがある。

腎臓の構造的・機能的最小単位は、**ネフロン（nephron）** である。ネフロンは、一腎臓中に100〜130万個存在する。ネフロンは**腎小体**と**尿細管**から構成され、腎小体は毛細血管のループである**糸球体毛細血管**（糸球体係蹄）とそれを被包する**ボーマン嚢**からなる。ボーマン嚢は近位尿細管に連続し、近位尿細管はヘンレ係蹄、**遠位尿細管**へと連続する。糸球体の毛細血管において血漿から濾過された糸球体濾過液は、ボーマン嚢以下の管腔を順次通過し、その間に、各管腔上皮細胞による物質交換すなわち再吸収と分泌により成分が調整され、尿となって排泄される（図1）。

健常人の腎血流量は心拍出量の1/4に相当し、約 1,100mL/分とされている。腎全体の糸球体による毎分の濾過量を**糸球体濾過量（GFR）** という。GFR は、成人で100〜120mL/分で、体表面積に

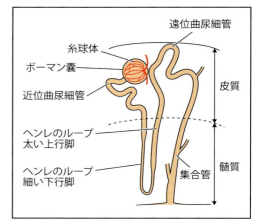

図1　腎の機能単位（ネフロン）
（西田百代監修：知らなかったではすまされない！有病高齢者治療のガイドライン上．改訂新版, 228, クインテッセンス出版, 2013. より引用改変）

比例する。例えば、糸球体腎炎では、尿量とともに GFR が減少する。

　クレアチニンは、筋肉中のクレアチンの代謝産物で、糸球体で濾過され、尿細管では再吸収されずに排泄されることから、血清中のクレアチニン（Cre）は、GFR と反比例の関係でよく反映する。血中尿素窒素（BUN）も Cre と同様に、GFR に反比例の関係で変動する。BUN は、Cre と異なり、腎機能以外の要因によっても変動するので、BUN/Cre 比により腎疾患以外の病態の存在を推定できる。腎臓が血漿から特定の物質を取り除く能力の定量的な指標を、クリアランスという。クリアランスは、ある物質が単位時間に血漿から完全に除去される割合である。クレアチニンクリアランス（Ccr）は GFR を反映する指標として用いられる。

（2）腎疾患（renal disease）

　ここでいう腎疾患とは、いわゆる「腎臓の病気」をすべて包括した語であるが、腎疾患の診断には３つの分類法がある。第一の分類は、腎機能を目安とするもので、腎機能というパラメータにより腎不全とその他に分類し、腎機能低下の原因には着目しない。いかなる疾患に由来しようと、末期腎不全症状（尿毒症）が出現すれば、治療は血液浄化へ帰結することになるからである。腎不全は経過によって、急性腎不全および慢性腎不全に分ける。

　第二の診断名の分類方法は、腎疾患の臨床症候に着眼した分類で、臨床症候分類（WHO 分類）として、急性腎炎症候群、急速進行性腎炎症候群、慢性腎炎症候群、反復性または持続性血尿、およびネフローゼ症候群が列挙される。特にネフローゼ症候群は、著しいタンパク尿によって血清アルブミン濃度が低下する状態であり、浮腫が生じる。症候としてのタンパク尿の原因にかかわらず、血清アルブミン濃度の低下によって共通の臨床症状、臨床検査データの異常値をきたし、予後も同様となるものがネフローゼ症候群としてまとめられることになる。臨床症候分類は、尿タンパク、低タンパク血症の予後や治療方針の決定に際しては、原疾患にかかわらずほぼ共通となるので有用性が高い。

　第三の分類法は、個々の腎疾患の原因、部位、および病理組織学的所見による診断病名の分類となる。

　歯科外来において遭遇する腎臓病患者は、慢性経過にある人がほとんどであり、急性経過にある腎臓病の患者が歯科治療に訪れる機会は比較的少ない。歯科診療上、歯科医師が最低限保持すべき腎疾患に対する基本的知識としては、糸球体疾患、特にネフローゼ症候群が重要である。また、慢性腎不全患者の取り扱いについても、同様に重要と考えられる。

①糸球体疾患（glomerular disease）

A. ネフローゼ症候群（nephrotic syndrome）

　糸球体毛細血管壁の透過性とバリア機能の崩壊によって、高度のタンパク尿と低アルブミン血症が生じ、浮腫などの症状をきたす症候群である。

　発症原因としては、一次性（原発性）および二次性（続発性）があり、前者には微小変化型ネフローゼ症候群、膜性腎症、巣状分節性糸球体硬化症、膜性増殖性糸球体腎炎などがある。後者には、糖尿病性腎症、ループス腎炎、アミロイド腎症およびクリオグロブリン（C 型肝炎ウイルス）腎症などが含まれる。

　浮腫は、血漿膠質浸透圧の低下に起因する。浮腫により循環血液量が減少すると、アルドステロンの分泌過剰が続発し、腎血管性高血圧へと移行することがある。そのほかに、脂質代謝

異常としては、高コレステロール血症、高トリグリセリド血症が出現する。凝固線溶系の異常としては、凝固因子（V、VII、VIII、X、フィブリノゲン）の増加による凝固亢進状態となる。また、低アルブミン血症により線溶低下の要因となり、結果として腎静脈血栓、肺血栓など、全身の血栓症の合併が助長される。膠質浸透圧低下による循環血漿量低下に伴い末梢循環不全をきたす。この循環血漿量低下は、相対的な赤血球増多と脂質異常症、血小板増多をきたし、血栓症と循環不全を伴い急性腎不全を招来する。免疫異常としては、血清 IgG をはじめとする免疫グロブリンおよび補体産生低下により、細菌感染抵抗が低下し易感染性となる。

ネフローゼ症候群に対する一般的な治療法としては、食事療法とともに副腎皮質ステロイド薬の投与が行われる。治療抵抗性のある場合では、免疫抑制薬であるシクロスポリン、シクロホスファミドが用いられる。アンギオテンシン変換酵素阻害薬（ACE 阻害薬）などが用いられる場合もある。

②腎不全（renal failure）

腎不全は、GFR が低下した腎機能障害を指す臨床的用語であり、この病態の発現様式や進行状況によって、急性腎不全と慢性腎不全に分けられる。急性腎不全は、短時日の期間で急激な腎機能の低下が現れる病態で、水・電解質異常、酸塩基平衡異常などにより、体液恒常性の維持が困難な状況となる。

慢性腎不全は、種々の腎疾患により腎機能が長い期間をかけて緩徐に低下し、最終的に機能廃絶すなわち末期腎不全に至る一連の病態をいう。腎機能が慢性的に機能障害を持続し、末期腎不全へと移行していく疾患グループを包括した疾患概念が、慢性腎不全と呼ばれる。

最近では、原疾患を問わず、慢性に経過する腎臓病を包括し、その重症度を腎機能のみで規定する**慢性腎臓病（chronic kidney disease；CKD）**という疾患概念が用いられてきている。CKD とは、①尿異常、画像診断、血液、病理で腎障害の存在が明らかで、特に、0.15g/gCr 以上のタンパク尿の存在が重要となる。② GFR ＜ 60mL/ 分 /1.73m^2。①、②のいずれか、または両方が３か月以上持続するものと定義されている。CKD の重症度は、GFR と尿アルブミン／クレアチニン比（ACR）によって分類される。加えて、CKD の原因疾患をできるだけ記載することで、CGA 分類すなわち原因（Cause；C）、腎機能（GFR；G）、タンパク尿（アルブミン尿：A）によって評価する（「第2章 3-2）-（8）**図 12**」p.61 参照）。CKD の原因疾患としては、腎炎（慢性糸球体腎炎など）、糖尿病（糖尿病性腎症）、高血圧症などが挙げられる。

臨床症状としては、数年にわたるタンパク尿、血尿、高血圧、夜間多尿、および貧血などが挙げられる。腎障害が進行し、末期腎不全に移行した場合では、排泄機能の低下により尿毒症物質が蓄積し、さまざまな全身的症状を呈する尿毒症が出現する。塩分の排泄低下により細胞外液が増加し高血圧を併発する。浮腫の出現はかなり進行した状態を反映するが、いずれにしても、慢性腎不全（CKD の重症度 G3 以降に相当）は末期に至るまで、自覚症状が比較的乏しい病態である。

CKD の治療は、重症度 G1 および G2 では、原因疾患の精査とともに、腎障害軽減化のための保存的治療が選択される。G3 以降では、原因疾患の精査とともに、生活習慣の改善、腎機能低下抑制のための総合的治療が行われる。G4 および G5 は腎代替療法（透析または腎移植）の準備に入ることとなる。

尿毒症（uremia）は、慢性腎臓病（慢性腎不全）の末期における腎排泄機能の低下により、過剰に蓄積した尿毒症物質が毒性を発揮することで、全身に多様な症状を引き起こす病態をいう。

GFR が正常の 10％以下になると尿毒症症状が出現する。尿毒症の臨床症状には、全身倦怠感、意識障害などの中枢神経症状、知覚異常などの末梢神経症状、さらに循環器系症状としては、高血圧、心膜炎、うっ血性心不全など、血液症状には貧血および易出血などがある。尿毒症症状が出現した場合には、腎代替療法（血液透析、腹膜透析、および腎移植）が行われる。

透析療法とは血液浄化療法であり、**血液透析（hemodialysis）**と腹膜透析とがあるが、ほとんどは血液透析によって行われている。目的としては、過剰水分の除去、電解質・酸塩基平衡の是正、および尿毒素の除去である。血液透析は、血液を体外循環させ透析器（ダイアライザー）によって血液を浄化後、体内へ血液を再び戻すことによって行われ、一般的に週3回、1回4時間以上かけて実施する。施術中は抗凝固薬が使用されている。通常の血液透析では、150～200mL/分以上の血液採取が可能なバスキュラーアクセスが必要となる。代表的なバスキュラーアクセスとしては、前腕部の動静脈を手術的に吻合した内シャントが用いられる。血液透析の合併症としては、動脈硬化に伴う脳血管障害、虚血性心疾患、および閉塞性動脈硬化症などの心血管障害の頻度は比較的高い。その他、貧血、感染症、骨ミネラル代謝異常などがみられ、また、透析患者では、肺水腫による低酸素血症や高カリウム血症による不整脈、および代謝性アシドーシスがみられることがある。

③全身疾患に関連する腎疾患

A. 糖尿病性腎症（diabetic nephropathy）

糖尿病の合併症である微小血管障害の一つで、微小血管病変による糖尿病性糸球体硬化症が生じ、タンパク尿、浮腫、高血圧、腎不全を発症する。糖尿病の罹病期間が5年以上で、網膜症、神経症などの他の合併症が併存する場合が多い。血糖のコントロールが重要となる。

B. アミロイド腎症（renal amyloidosis）

全身諸臓器にアミロイドが沈着する病態を、アミロイドーシスという。心臓、肝などとともに、腎にも沈着する。腎にアミロイドが沈着した状態をアミロイド腎という。進行性で予後不良な疾患であり、腎症状はネフローゼ症候群であり、末期において慢性腎不全へと移行する。

C. ループス腎炎（lupus nephritis）

腎障害を生じやすい膠原病には、全身性エリテマトーデス（SLE）、結節性多発動脈炎（PN）、全身性強皮症（SSc）などがある。膠原病類縁疾患では、Schonlein-Henoch 紫斑病（IgA 血管炎）、Sjögren 症候群などで腎障害をきたしやすい。SLE は、免疫複合体が全身血管に沈着し、多彩な臨床症状を呈する疾患で、腎に生じた病態をループス腎炎という。ループス腎炎の約半数はネフローゼ症候群に至る。治療法としては、副腎皮質ステロイド薬、免疫抑制薬の併用、血漿交換法などが行われる。

D. 薬剤による腎障害（drug-induced nephrotoxicity）

薬物による急性腎障害は、薬剤過敏反応による場合が多く、慢性経過の腎障害は、薬物の長期投与などで起こる。薬物投与量に依存した急性尿細管壊死には、抗菌薬（アミノグリコシド系抗生物質、セファロスポリンおよびアンホテリシン B）、抗腫瘍薬（メソトレキサートおよびシスプラチン）、非ステロイド性抗炎症薬（NSAIDs）などが原因薬物となる。主に、薬物過敏に関連する慢性間質性腎障害では、抗菌薬（ペニシリン系抗生物質）、抗腫瘍薬（シクロスポリン）、

非ステロイド性抗炎症薬（NSAIDs）などが原因となる。また、ペニシリン系抗生物質は糸球体障害の原因となる。治療としては、原因薬剤の中止である。場合によって、点滴負荷による利尿が行われる。また、腎機能低下時に投与量を減量すべき薬剤は、主として腎排泄性薬剤である。

（3）尿路系疾患

①神経因性膀胱

排尿に関連する中枢神経系および末梢神経系の障害による、排尿障害および蓄尿障害の総称である。

②尿失禁

脳梗塞、脳腫瘍、脳出血、Parkinson病、および多発性硬化症などによって排尿中枢の異常をきたし、「少しの尿意も我慢できず尿漏れが生じる状態」を運動性切迫性尿失禁という。

③腎・尿路感染症

A. 腎盂腎炎（pyelonephritis）

腎髄質と腎盂境界部における感染症であるが、糸球体には波及していない。感染経路は上行性で膀胱炎に継発する。原因菌は、大腸菌、プロテウス、クレブシエラなどが挙げられ、神経因性膀胱、尿路結石や腫瘍などの尿路通過障害、および尿道カテーテル留置などが原因となる。背景疾患として、痛風、糖尿病が挙げられ、副腎皮質ステロイド薬、免疫抑制薬の投与患者においても発生しうる。慢性腎盂腎炎は、基礎疾患を有する高齢者に多い。

B. 膀胱炎（cystitis）

尿道からの上行性の細菌感染による。原因菌としては、急性膀胱炎ではグラム陰性桿菌、大腸菌などが多く、慢性では大腸菌、プロテウス、セラチアなどが挙げられる。症状としては、頻尿、排尿痛、残尿感などがあり、治療としてはニューキノロン系、セフェム系抗菌薬の投与が行われる。

④腎・尿路結石（ureterolithiasis）

腎から尿道に至る尿管腔経路中に、結石が形成された状態をいう。結石の90％は無機成分で構成され、主な組成はシュウ酸カルシウム、リン酸カルシウム、リン酸マグネシウムアンモニウム、尿酸、シスチンなどからなる。上部（腎、尿管）および下部（膀胱、尿道、前立腺）尿路結石に分けられるが、そのほとんどは上部が占める（96％）。尿路結石は、原発性副甲状腺機能亢進症やCushing症候群などの高カルシウム尿症を生じる疾患や、シュウ酸代謝異常、尿酸代謝（痛風）および尿路感染などによって、発症しやすくなる。上部尿路結石の症状としては、血尿、疼痛、結石排出があり、下部尿路結石では、血尿、疼痛、排尿異常がみられる。治療法としては、鎮痛発作に対するNSAIDsなどの消炎鎮痛薬の処方、体外衝撃波結石破砕術を含む外科的治療などが行われる。

⑤腎・尿路腫瘍

A. 腎細胞癌（renal cell carcinoma）

近位尿細管上皮由来の癌である。治療法としては、放射線および化学療法には抵抗性であることから、外科的治療が第一選択となる。

B. 膀胱癌（bladder carcinoma）

泌尿器悪性腫瘍のなかで最も頻度の高い癌で、50歳以上の男性に多く発症する。治療法としては、外科的切除および化学療法が多く選択される。

C. 前立腺肥大症と前立腺癌（prostatic hypertrophy and carcinoma）

前立腺肥大症は、加齢に伴って前立腺内腺の過形成が生じる疾患で、性ホルモンの関与が強い。症状としては、50歳以上で発症し、頻尿、排尿困難、残尿などで、病期の進行に伴い尿閉へと変化する。治療法としては、薬物療法から外科的治療へと移行する。

前立腺癌は、50歳以上で発症し、加齢とともに増加する。アンドロゲンで発育促進、エストロゲンで発育抑制される特徴があり、ほとんどが病理学的に腺癌である。治療法としては、外科的治療、放射線治療、ホルモン療法すなわち副腎由来アンドロゲンの抑制が行われる。

（4）性感染症（sex transmitted disease；STD）

①淋病（gonorrhea）

淋病は *Neisseria gonorrhoeae* の感染で、尿道炎、副睾丸炎、腟炎などをきたす。2～10日間の潜伏期間の後、排尿痛や排膿を伴う尿道炎として発症する。治療としては、ペニシリン系、セフェム系およびニューキノロン系抗菌薬による。

②梅毒（syphilis）

梅毒は *Toreponema pallidum* の感染症で、母体からの経胎盤感染（垂直感染）による先天梅毒、および性行為を感染経路とする後天梅毒がある。後天梅毒の病期は、1期(感染から3週～3か月)：陰茎、外陰部を中心とした無痛性初期硬結および硬性下疳。1期の症状は2～5週間で自然消失する。2期(6週～1年)：皮膚の紅斑・丘疹（バラ疹、全身のリンパ節腫大、肛門外陰部扁平コンジローム、髄膜炎など。無症候期（1～3年）。3期（3～10年)：結節性梅毒疹、ゴム腫（肉芽腫性病変）、10年以降では大動脈炎、大動脈瘤、脊髄癆、中枢神経症状。

以上のように、本疾患は長期的な経過のなかで進行する。診断には、梅毒血清反応（ガラス板法、RPR法、Wassermann反応）、特異的TP抗原法（TPHA、FTA-ABS）が用いられる。治療法としては、ペニシリンGを有効血中濃度で10日以上維持する。

③性器ヘルペス（genital herpes）

DNAウイルスである単純ヘルペスウイルス感染では、口腔に感染した場合では口唇ヘルペス、ヘルペス性歯肉口内炎と呼称され、主にヘルペス1型ウイルス（HSV-1）による。陰部に周囲発赤を伴った有痛性潰瘍として発症した場合では、性器ヘルペスと呼ばれ、ヘルペス2型ウイルス（HSV-2）によるとされる。初感染では、症状は強く、鼠径リンパ節腫脹、発熱を伴う。

治療としては、抗ウイルス薬（アシクロビル、バラシクリビル）の投与が有効である。

④ヒトパピローマウイルス感染症（human papillomavirus infection）

ヒトパピローマウイルス（HPV）は、パボバウイルス科に属するDNAウイルスで、皮膚および粘膜における扁平上皮に種々の腫瘍を形成する。尖圭コンジローマは、HPV感染による外陰部および肛門周囲の疣贅形成で、性感染症に分類されている。

Ⅱ　歯科的対応

（1）腎疾患

①口腔領域に生じる腎疾患の兆候

A．ネフローゼ症候群

　発症年齢が6歳以下で、ステロイド療法が行われている場合、永久歯にエナメル質減形成が現れる場合がある。成人における本症では、特徴的な口腔顎顔面領域の臨床症状はない。

B．腎不全（慢性腎臓病：CKD）

　特徴的な口腔症状は現れないが、末期腎不全では、尿毒症性口臭、紅斑性口内炎、潰瘍性口内炎、口腔内出血傾向、口腔粘膜の角化傾向などが出現する。

②歯科治療上の注意点

　ネフローゼ症候群では、副腎皮質ステロイド薬の持続的投与が行われている場合がある。担当医師への問い合わせによって、抜歯などの観血的歯科治療、または侵襲的かつ長時間の歯科治療については、慎重に計画する必要がある。基本的には、歯科治療時の副腎皮質ステロイド薬の投与持続、または倍量投与などによるステロイドカバーが必要となる。これら前処置がなされない場合では、術中に精神不安、血圧低下、発熱、ショックなど重篤かつ抵抗性の病態、すなわち副腎クリーゼ（急性副腎皮質機能不全）に陥る可能性がある。

A．腎不全（慢性腎臓病：CKD）

　本来CKDは、進行するまで無症候に経過するため、問診において明確に把握できないこともある。そこで、CKDのリスクとなる疾患すなわち高血圧、糖尿病、肥満などでは、担当医師に腎障害の有無を確認することが望ましい。

　CKDのステージ分類を目安の一つとして、歯科治療の適応を決定することが合理的である。G1A1、G2A1の状態であれば、通常の歯科治療に支障はない。G3以上のステージにある患者では、受けている治療方法と服用薬剤の種別を明確にする必要がある。高血圧はCKDの原因となり結果ともなるので、降圧薬の処方内容は確認する。また、糖尿病に対する治療薬についても確認が必要である。その他、副腎皮質ステロイド薬の使用の有無、免疫抑制薬の処方の有無、高カリウム血症に対する薬物、利尿薬、エリスロポエチン刺激薬などについても投与状況を調べる。歯科治療の内容すなわち侵襲の程度や所要時間など患者へのストレス負荷について、事前に担当医師と情報交換を行い、適否を決定する。副腎皮質ステロイド薬や免疫抑制薬を投与されている患者では、観血的処置後は易感染と考えて感染防止に努める。

　CKD患者に対する抗菌薬、および非ステロイド性抗炎症薬（NSAIDs）などの投与には注意を要する。歯科領域で、最も頻用するβラクタム系薬（ペニシリン系、セフェム系など）をはじめとする抗菌薬のほとんどは、薬物腎排泄性が25％を超える。したがって、腎障害の早期から投与量の減量を図る必要がある。さらに、抗菌薬のほとんどは、副作用として腎不全が挙げられており、その点からも、これらの処方による腎負担の増加を考慮する必要がある。鎮痛薬では、アセトアミノフェン、NSAIDs（酸性または塩基性を問わず）の副作用として腎障害が挙げられている。歯科治療に付随して、高頻度に使用するこれらの薬物の腎負担について考慮し、慎重に投与する必要がある。

B．血液透析患者に対する歯科治療上の注意

　長期にわたって透析療法が行われている腎不全患者では、高血圧とそれに伴う心不全、脂質異常症、ならびに冠動脈硬化に伴う虚血性心疾患、動脈硬化性変化に関連する脳血管障害、エリスロポエチン産生低下による貧血、消化器潰瘍、輸血に関連したウイルス性肝炎など、多くの合併症が存在する可能性がある。降圧薬、抗凝固薬、抗血小板薬などが処方されているので、担当

医師に問い合わせる必要がある。

　通常、透析は週3回行われる。透析後は、電解質バランス、BUN、クレアチニン値および体液量などは改善し、全身状態は最も安定するので、歯科処置は透析後翌日に行うことが望ましい。歯科処置、特に観血的処置を計画する場合では、ワルファリンなど抗凝固薬の投与内容と、PT-INR（3.0以下）を確認する。外科的侵襲は可能なかぎり縮小し、ワルファリンの投与継続、局所止血薬の使用下で確実な局所止血を行うことで対応する。

（2）尿路系疾患

①口腔領域に生じる尿路系疾患の兆候

　尿路系疾患による特徴的な口腔症状はない。

②歯科治療上の注意点

　排尿回数の問診などで頻尿症状があれば、1回の歯科治療時間を短めに設定する。抗菌薬、抗がん薬、ホルモン製剤などの服薬が考えられる場合では、投与薬物の確認とともに担当医師に必ず問い合わせを行い、確定している診断病名、臨床経過と検査データを入手したうえで、歯科治療を計画する必要がある。

（3）性感染症

①口腔領域に生じる性感染症の兆候

A．淋病

　口腔症状としては、淋菌性口内炎の発症の可能性があるが、臨床所見のみから鑑別診断することは難しい。性的活動の活発な20歳代前後で発症しやすく、オーラルセックスによる感染が主といわれている。口唇、歯肉、舌、頰粘膜に発生し、口狭・扁桃部にも発症する。病変としては、限局性の紅斑、偽膜性潰瘍として現れ、口腔乾燥、粘膜灼熱感などを訴える。顎下リンパ節腫脹として現れる場合もある。感染後3～4日の潜伏期を経て発症し、約3週間発現する。診断は、病変部からの淋菌の細菌学的証明による。

B．梅毒

　後天梅毒は、通常性器感染から血行性に口腔病変を形成するが、口腔への直接感染によって、口腔と所属リンパ節に初発症状として現れる場合もある。第1期梅毒では、感染後3週間前後に口唇、舌、扁桃などに初期硬結、下疳および潰瘍形成が現れる。これらの初期症状は、無治療でも8～12週間で自然消失する。第2期梅毒は、感染後8～10週の後に発症し、全身的に原因菌が血行性に拡大し、全身皮膚の発疹すなわちバラ疹が現れる。口唇、頰、口蓋などの口腔粘膜にも、バラ疹や粘膜斑が出現する。第3期は、2期後約3年の潜伏期を経て、臓器梅毒となり、口腔内では軟口蓋および硬口蓋にゴム腫を形成する。梅毒性潰瘍と壊死病巣の進行によって口蓋穿孔をきたす。

C．性器ヘルペス

　潜在性感染の状態から、急性発症または年2～6回の再発性発症する場合がある。口腔粘膜症状としては、患部搔痒感、違和感、灼熱感が現れ、それに続いて水疱形成が現れる。同病変は10～14日で治癒する。この経過が再発して繰り返す。

D．ヒトパピローマウイルス感染症

口腔粘膜病変としては、境界明瞭で隆起した軟性乳頭腫様小腫瘤（コンジローマ）形成が認められる。自覚症状はほとんどない。

②歯科治療上の注意点

　日常の歯科治療に際して、歯科医師および歯科医療スタッフの2次感染が生じないように、手袋、ゴーグルの着装、および治療環境の清潔維持が重要となる。性感染症が疑われる場合では、問診のうえ、可能性が高ければ、皮膚科医、耳鼻科医、内科医などに紹介し感染源の除去を優先し、治癒を得てから歯科治療を開始する。

（近藤壽郎）

【参考文献】

1) 岡庭　豊，荒瀬康司，三角和雄編：イヤーノート2017 内科・外科編．第26版，D31-84，メディックメディア，東京，2016.
2) 高久史麿，尾形悦郎，黒川　清，矢﨑義雄監修：新内科診断学．第9版，773-842，医学書院，東京，2010.
3) 吉本勝彦，赤池雅史，苛原　稔，市川哲雄編：歯科医師のための医学ハンドブック．141-155，医歯薬出版，東京，2014.
4) 「病気を持った患者の歯科治療」編集委員会編：病気を持った患者の歯科治療－医科から歯科へのアドバイス．第4版，156-164，長崎県保険医協会，長崎，2017.
5) 西田百代監修：知らなかったではすまされない！有病高齢者歯科治療のガイドライン 下．改訂新版，14-42，クインテッセンス出版，東京，2014.
6) Little WJ, Falace DA, Rhodus NL：Little and Falace's Dental management of the medically compromised patient. 8th ed, 240-270, Elsevier Mosby, St Louis, 2013.
7) Scally C：Scally's Medical problems in Dentistry. 7th ed, 171-198, Churchill Livingstone Elsevier, Edinburgh, 2014.
8) 岡庭　豊，荒瀬康司，三角和雄編：イヤーノート2017 内科・外科編．第26版，E48-120，メディックメディア，東京，2016.
9) 高久史麿，尾形悦郎，黒川　清，矢﨑義雄監修：新内科診断学．第9版，958-1048，医学書院，東京，2010.
10) 吉本勝彦，赤池雅史，苛原　稔，市川哲雄編：歯科医師のための医学ハンドブック．78-87，医歯薬出版，東京，2014.
11) 「病気を持った患者の歯科治療」編集委員会編：病気を持った患者の歯科治療－医科から歯科へのアドバイス．第4版，129-138，長崎県保険医協会，長崎，2017.
12) 西田百代監修：知らなかったではすまされない！有病高齢者歯科治療のガイドライン 上．改訂新版，204-247，クインテッセンス出版，東京，2013.
13) Little WJ, Falace DA, Rhodus NL：Little and Falace's Dental management of the medically compromised patient. 8th ed, 186-199, Elsevier Mosby, St Louis, 2013.
14) Scally C：Scally's Medical problems in Dentistry. 7th ed, 337-344, Churchill Livingstone Elsevier, Edinburgh, 2014.
15) 岡庭　豊，荒瀬康司，三角和雄編：イヤーノート2017 内科・外科編．第26版，H60-62,H48-49,H79，メディックメディア，東京，2016.
16) 高久史麿，尾形悦郎，黒川　清，矢﨑義雄監修：新内科診断学．第9版，1310-1312,1341-1343,1360-1362,1371-1372，医学書院，東京，2010.
17) Little WJ, Falace DA, Rhodus NL：Little and Falace's Dental management of the medically compromised patient. 8th ed, 200-217, Elsevier Mosby, St Louis, 2013.

8 ≫ 肝疾患

I 疾患の概要

（1）肝臓の機能

　肝臓の主な機能は代謝と貯蔵、解毒および胆汁の分泌である。代謝と貯蔵では腸管で吸収された糖質、タンパク質および脂質の三大栄養素をはじめ、無機質やビタミン、さらには体外から摂取された薬物などを代謝する。ブドウ糖からグリコーゲンを合成し、必要に応じて血中にブドウ糖を放出して血糖値を一定に保つ。アミノ酸からアルブミン、グロブリン、血液凝固因子などのタンパク質を合成するとともに、必要な物質は肝臓内に貯蔵する。肝機能が低下するとブドウ糖の取り込みが悪くなるので、インスリン分泌が保たれているにもかかわらず、耐糖機能障害を生じる。また、合成機能の低下により血清総コレステロール値や血清アルブミン値の低下、プロトロンビン時間の延長などがみられる。凝固因子は血中半減期が短く、肝障害の重症度を鋭敏に表す。

　一方、老廃物やアルコール、薬物など身体に不要な物質は無毒化する。不要なアミノ酸は肝細胞で分解されるが、そのときに有害なアンモニアが生じる。アンモニアは主に肝臓で尿素に代謝され、尿中に排泄される。薬剤も肝臓で代謝される。肝臓での代謝機能が低下すると高アンモニア血症となり、肝性脳症を発症する。

　また、肝臓ではビリルビン（脾臓で産生されたヘモグロビンの分解産物）と胆汁酸（コレステロールより産生）などから胆汁を合成する。胆汁は胆嚢で濃縮された後、十二指腸に分泌され、食物中の脂肪や脂溶性ビタミンの吸収を助ける。肝細胞や肝臓からの排泄が障害されると血清ビリルビン（直接ビリルビン）値が上昇し、黄疸を生じる。

（2）肝疾患

　肝機能障害の原因はさまざまであるが、障害の進行は基本的に一過性の急性肝機能障害として発症し、病因が持続した場合には慢性肝機能障害、さらには肝硬変への経過をたどる。肝機能障害の原因となるものには、主に外因としてウイルスや寄生虫などの病原体、アルコールを含む薬物などがあり、内因としては自己免疫疾患、代謝異常、血行障害などがある。なかでも肝機能障害の原因として最も頻度が高く重要なものは肝炎ウイルスであり、B型肝炎ウイルス（HBV）やC型肝炎ウイルス（HCV）は血液を介して感染する。これらが原因となり発症する肝疾患には、肝炎、肝硬変、脂肪肝と病状を表すいくつもの病名があり、その前に原因となるもの（ウイルス性、アルコール性、先天性、自己免疫性、代謝障害性、薬剤性）をつけて呼ばれる。

① ウイルス性肝炎（viral hepatitis）

　肝炎ウイルスの感染による肝臓の炎症で、日本人に最も多い肝疾患で、急性肝炎、慢性肝炎、劇症肝炎に分けられる。急性肝炎とは発症後6か月以内に治るもので、6か月以上続くと慢性肝炎と呼ばれる。肝炎ウイルスはA型、B型、C型、D型、E型、G型、TT型が確認されているが、日本人で特に多いのはA型、B型、C型である。ウイルスが感染すると肝細胞が破壊され、障害を受ける。その後、ウイルスは除去されるが、B型肝炎ではウイルスキャリアの1割、C型肝炎では急性肝炎の7割が慢性化する。慢性肝炎では肝細胞が徐々に破壊され、やがて肝硬変や肝癌へ進行していく。劇症肝炎は急性肝炎が急速に悪化して肝細胞が破壊された状態で、約70〜80％の割合で死に至る。

② 肝硬変（cirrhosis）

　慢性肝炎が進行して起こるもので、慢性の肝細胞壊死と再生の繰り返しの結果生じる肝全体に及ぶ線維化、肝小葉構造の破壊と偽小葉と呼ばれる再生結節を形成した状態をいう。臨床的には肝実

質細胞の減少による肝機能不全、門脈圧亢進、肝癌の合併が重要である。原因には肝炎ウイルス、アルコール、自己免疫性などがあるが、肝炎ウイルスが約80％を占め、そのうち約80％がC型肝炎ウイルスによるものである。肝硬変には代謝性肝硬変と非代謝性肝硬変があり、代謝性では明らかな症状はないが、病変の進行により**黄疸**（図1）、**低アルブミン血症**などの症状を呈し、**血液凝固因子産生能や解毒能の低下**がみられる。

また、肝硬変が進行し、肝臓が硬くなると、肝臓内での血流が悪くなり、肝臓への血液の流入量が減少することから、腹水や浮腫といった肝内血流障害の症状が出現したり、脾腫を生じることにより、**貧血や血小板数の減少**を認めるようになる。そのほか、末梢血管が拡張することから血液量が増え、手掌紅斑やくも状血管腫、胃食道静脈瘤、肝性脳症が出現する。

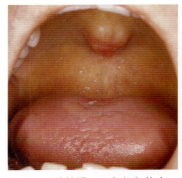

図1　口腔粘膜にみられた黄疸

③アルコール性肝障害（alcohol liver disease）

アルコールによる直接的細胞障害作用と線維増殖、過剰の脂肪摂取が原因となる。アルコール性肝炎、アルコール性脂肪肝、アルコール性肝硬変がある。

④薬剤性肝障害（drug hepatopathy）

用量依存性の中毒性肝障害と用量依存性ではないアレルギー性肝障害がある。医薬品による肝障害はアレルギー性肝障害が大多数を占める。薬剤性肝障害では薬物服用後の1〜4週後に肝機能障害の出現を認める。

⑤脂肪肝（fatty liver）

アルコールやエネルギーの過剰摂取、糖尿病、薬剤や毒物の中毒などによって、肝細胞の30％以上に余分な中性脂肪がたまった状態をいう。病状が悪化すると、悪心や嘔吐、黄疸などの症状を表すが、自覚症状がなく健康診断などで偶然発見されることも多い。脂肪肝は原因をとり除けば改善する。

⑥肝癌（liver cancer）

肝癌には他の臓器からの転移性癌と、B型やC型肝炎ウイルスが原因となったり、慢性肝炎や肝硬変が進行して発病する原発性肝癌の2種類がある。原発性肝癌の場合は手術による切除が最もよい治療法であるが、すでに肝硬変に至っている場合が多く、手術不能の場合も多い。

II　歯科的対応

（1）口腔顎顔面領域に生じる肝障害の徴候

肝疾患を有する患者では口腔や顔面にさまざまな兆候がみられることがあり、問診時にその兆候を見落とさないことが重要である。血管がくもの足のような形に盛り上がった状態となる**くも状血管腫**が顔面や胸部・手背・腕などに認められる。手のひらなどが赤くなる手掌紅斑もみられる。これらの症状は肝硬変に特有のものである。また、**顔面や口腔粘膜、眼球結膜に黄疸**がみられることがある。これらの症状は肝機能障害を示すものである。一方、患者自身が肝障害を認識していないことや症状の悪化を自覚していないこともある。そのため、これらの症状の確認が隠れた肝疾患患

者を発見することにも有効である。

　口腔内では、ビタミン B_{12} の低下や貧血により、赤色口唇、紅色舌、舌乳頭の萎縮、凝固因子の低下による粘膜下出血斑がみられる。

（2）歯科治療上の留意点

①一般的な注意

- ・急性肝炎や慢性肝炎活動期、非代謝性肝硬変ではすべての歯科治療は避け、応急処置に留める。
- ・慢性肝炎の非活動期や代謝性肝硬変では、抜歯を含め通常の歯科治療が可能である。
- ・AST/ALT の数値のみでは肝障害の重症度を判定することは困難であり、肝疾患治療医に対診することが重要である。
- ・血圧の変動は胃食道静脈瘤の破裂をきたす心配があるので、疼痛や血圧の変化に注意する。

②肝炎ウイルスの感染

A．原因

　グローブの使い回しにより術者が媒介になり他の患者に感染を伝播させたり、感染（体液で汚染）したグローブのままでライトハンドルやデンタルユニットのスイッチを触ることにより環境が汚染され、汚染部位に十分な消毒が行われなければ、環境から術者または患者での感染が成立する。また、肝炎ウイルスで汚染された器具で刺傷事故を起こすことにより、患者より術者への肝炎ウイルスが伝播される。

B．歯科処置時の対策

a．スタンダードプリコーションを実施する。

b．可能なかぎり、ディスポーザブルの器具を使用する。

c．注射針のリキャップはしない。

③創傷治癒遅延

A．原因

　肝臓ではさまざまなタンパク質が合成される。肝硬変が進むとタンパク合成能が低下することにより、低アルブミン血症を生じる。そのため、創傷の治癒の遅延と易感染性が生じる。

B．歯科処置時の対策

　観血処置後には、十分な局所洗浄や抗菌薬の投与が必要になる。

④出血傾向

A．原因

a．肝臓で合成される血液凝固因子（Ⅰ、Ⅱ、Ⅳ、Ⅶ、Ⅸ、Ⅹ）が低下する。

b．胆道閉鎖、原発性胆汁性肝硬変症などの胆汁うっ滞性疾患では、胆汁の流出が少ないため、ビタミン K の吸収障害を生じる。ビタミン K は凝固因子（Ⅱ、Ⅶ、Ⅸ、Ⅹ：ビタミン K 依存性凝固因子）を生成するのに必要なビタミンである。

c．肝臓での血液凝固因子産生量が減少するため、凝固時間の延長を生じる。

d．肝硬変では脾腫により血球成分の破壊が亢進され、血小板数の減少することにより出血時間が延長する。

B．歯科処置時の対策

a．観血処置時には、血管収縮薬が添加された局所麻酔薬を使用する。しかし、急速な血圧上

昇は胃食道静脈瘤が破裂をきたす危険性があるので注意する。

b. 抜歯時には、**縫合処置と抜歯窩への酸化セルロースやゼラチンスポンジ**などの局所止血材の填入、場合により止血パックや止血床を使用して十分な局所止血を行う。

c. 血小板数は5万以上あれば抜歯を行っても問題ないが、3万以下では止血が困難になるので、観血処置は控える。

d. プロトロンビン時間が正常値の1.5倍以上の症例では、観血処置を控えるべきとの記述が見受けられるが、ワルファリンカリウム服用者における抜歯に関するガイドラインでは、PI-INRが3.0未満であれば重篤な出血性合併症は生じないとされており、肝疾患患者においても一つの目安になると考えられる。

⑤投薬

A. 問題点

a. 体内に吸収された薬物は、血中でアルブミンと結合したもの（結合型）と結合していないもの（遊離型）がある。結合型はアルブミンとの結合により毛細血管を通過できないため、組織には移行されず、薬理学的効果を示さない。遊離型は毛細血管を通過できるため、標的組織に良好に移行して薬理学的効果を示す。低アルブミン血症では遊離型の薬物が多くなるため、標的組織での薬物濃度が上昇する。

b. 肝障害によって薬物代謝、解毒、排泄が遅れ、薬物の血中濃度の上昇と高血中濃度が長時間維持されるようになる。これらの理由により薬効が強く現れたり、副作用が強く出現することがある。また、薬効が強く現れたりすることにより肝障害を助長することがある。

c. 肝硬変患者への酸性消炎鎮痛薬の使用は、薬物代謝の遅延や低アルブミン血症の影響で腎機能障害発生のリスクが上昇する。

B. 歯科処置時の対策

a. 薬物の投与は必要最低限とし、長期投与は避ける。

b. 抗菌薬は肝排泄型のマクロライド系、テトラサイクリン系は避け、腎排泄型のペニシリン系、セフェム系、ニューキノロン系を使用する。

c. 血小板数の減少や凝固因子が低下している肝硬変患者には、血小板凝集抑制作用のある酸性消炎鎮痛薬の使用は避ける。

d. 鎮痛薬は酸性消炎鎮痛薬より塩基性消炎鎮痛薬のほうが安全である。アセトアミノフェンは通常量であれば腎障害が少なく、比較的安全に使用できる。しかし、高容量のアセトアミノフェン投与は肝不全を生じる可能性があるので注意する。

e. 肝性脳症の患者では、症状を誘発しやすいジアゼパムの使用は禁忌である。

（岩渕博史）

【参考文献】

1) 西田百代：イラストでわかる有病高齢者歯科治療のガイドライン. クイッテッセンス出版, 東京, 2002.
2) 白川正順監著：ピンポイントで読むチームのための有病者歯科医療. クインテッセンス出版, 東京, 2008.
3) 子島 潤, 宮武佳子, 深山治久, 森戸光彦編著：改訂 歯科診療のための内科. 永末書店, 京都, 2011.
4) 吉本勝彦, 赤池雅史, 苛原 稔, 市川哲雄編：歯界展望別冊 歯科医師のための医学ハンドブック. 医歯薬出版, 東京, 2014.
5) 井田和徳, 堂前尚親, 西田次郎：歯科のための内科学. 改訂第3版, 南江堂, 東京, 2010.
6) 織田敏次：肝臓の診断学. 改訂2版, 中外医学社, 東京, 1990.

9 >> 血液・造血器疾患

Ⅰ 疾患の概要

（1）血液・造血器の機能と止血機構

①血液の構成と機能

ヒトの血液は体重の約 1/13（4～5 L）を占め、赤血球、白血球、血小板などの細胞成分と液体成分である血漿からなる。血漿から凝固因子を除いたものが血清であり、種々のタンパクや電解質を含む。

血液の機能には、物質運搬（酸素と二酸化炭素、栄養分と老廃物）、生体内部環境保持（体温、pH、浸透圧）、生体防御（感染防御、止血）などがあり、酸素運搬では赤血球、感染防御では白血球、止血では血小板と血液凝固因子が主体的に働く。

赤血球の主成分であるヘモグロビン（Hb）は、鉄、ポルフィリンおよびグロビンから合成され、合成にはエリスロポエチンやビタミン B_{12} を必要とする。赤血球は肺で酸素を Hb に結合して末梢組織へ運搬し、末梢から CO_2 を重炭酸イオンの形で肺に運搬する。骨髄で赤血球として成熟するまで 5～6 日を要し、循環血中に流出してからの寿命は 120 日である。寿命を終えた赤血球は脾臓で崩壊し、鉄とグロビンは再利用される。ポルフィリンは肝臓で直接ビリルビンとなり、胆汁として十二指腸に分泌され、最終的に糞便あるいは尿として排泄される。

白血球は、多能性幹細胞から骨髄系幹細胞とリンパ系幹細胞に分化し、前者から顆粒球や単球が、後者から T 細胞や B 細胞が産生される。顆粒球の主体は好中球で感染防御に働くが、機能する場所は組織内であり、血流は通過経路である。骨髄内成熟に約 10 日を要し、組織に移行した好中球は 4～5 日で寿命を迎える。好塩基球は各種炎症反応やアレルギー反応の発症に、好酸球はアレルギーの制御に関わると考えられている。単球は骨髄内で成熟し、組織に移行した後はマクロファージとなり、数か月の寿命をもつ。リンパ球は、リンパ系幹細胞から T 細胞系、B 細胞系、NK 細胞系に分化する。

血小板は、止血機構の初期において中心的な役割を担い、血管壁の損傷部位に粘着・凝集して一次血栓を形成する。正常時は、血管内皮細胞の接合間隙に侵入し、血管の機能維持に働いている。また、血小板は免疫複合体やウイルスを吸着することにより、生体保護に役立っている。

②造血器と造血

生体内のすべての血液細胞は、多能性の造血幹細胞（hematopoietic stem cell；HSC）から、それぞれ前駆細胞を経て各血液細胞へと分化・成熟する。妊娠 3～6 か月までは胎児肝で、出生後は骨髄での造血が主体となるが、骨髄造血は長管骨から次第に頭蓋骨、胸骨、肋骨、脊椎骨、骨盤など体の中心部の骨髄に限局する。脾臓は、異物や老化赤血球などを処理するフィルターとして機能する。T 細胞は胸腺で、B 細胞は骨髄で成熟した後にリンパ節へと移行し、B 細胞はリンパ節内で抗原刺激を受けて抗体を産生する形質細胞などに変化する。

171

③止血機構

血管内皮が損傷してコラーゲンが露出すると、血小板が von Willebrand 因子（vWF）を介して血管内皮に粘着する。粘着した血小板は活性化し、トロンボキサン A_2（TXA_2）産生、細胞内 Ca^{2+} 濃度増加、ADP やセロトニンの放出を起こし、血小板の凝集を促進・増強し、**血小板血栓（一次血栓）** を形成する。また、TXA_2 は血管を収縮し、損傷部を狭くして出血を減少させるのに役立つ。

一方、血液が血管内皮下組織に接触すると、凝固因子が連続的に活性化されて血液凝固が開始する。外因系凝固（組織因子、第Ⅶ因子）と内因系凝固（第Ⅻ因子、第Ⅺ因子、第Ⅸ因子、第Ⅷ因子）の経路があるが、両者とも第Ⅹ因子を活性化した後は共通反応系となり、活性化した第Ⅹ因子、第Ⅴ因子によってプロトロンビンがトロンビンとなり、これがフィブリノゲンを可溶性フィブリンに変え、さらにトロンビンによって活性化した第ⅩⅢ因子が、可溶性フィブリンを不溶性フィブリンに変える。フィブリンは生体糊であり、析出したフィブリンによって、血小板血栓は赤血球や白血球を含む強固な血栓（**二次血栓**）になる（図1）。また、血栓形成が際限なく進まないように、組織因子系凝固インヒビター、アンチトロンビン、プロテインCによって凝固反応がコントロールされる。

この血栓下で内皮細胞の修復がなされ、修復が完了した時点で、フィブリンはプラスミンを中心とした線溶因子によって分解され、血栓は溶解し血球は再利用される。

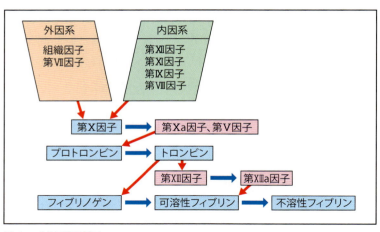

図1　血液凝固機序

（2）歯科治療上留意すべき血液・造血器疾患と出血性素因

①赤血球系疾患

A．貧血

WHO 基準では、血液中の Hb 濃度が男性 13g/dL 未満、女性 12g/dL 未満を貧血とする。貧血が続くと臓器や組織への酸素供給が不良となり、顔色不良、倦怠感、息切れ、心不全、うっ血肝などを引き起こし、生命にかかわる場合もある。赤血球の大きさ（平均赤血球容積 MCV）から小球性貧血（MCV：80fL 未満）、大球性貧血（MCV：101fL 以上）、正球性貧血（MCV：80fL～100fL）に分類される。

鉄欠乏性貧血（iron deficiency anemia） では、鉄欠乏による Hb 合成障害のために赤血球は小さく、小球性貧血を呈する。成人では、3～4g の貯蔵鉄が赤血球中や肝臓、脾臓に存在し、

1日の喪失鉄は1〜2mgとわずかなため通常は鉄欠乏をきたさないが、極度のダイエットや胃切除後の吸収低下、妊娠・出産による鉄需要の増加、月経過多、消化管からの慢性出血などで貯蔵鉄が減少すると鉄欠乏性貧血となる。鉄欠乏性貧血では、一般的な貧血症状のほかに、**平滑舌、匙状爪、嚥下困難、口角炎、異食症（氷食症）**、胃酸の分泌低下などを呈し、複数症状を合併した場合を **Plummer-Vinson症候群** と呼ぶ（図2）。

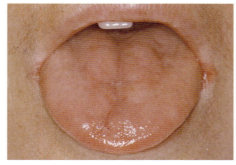

図2　Plummer-Vinson 症候群
粘膜は貧血色を呈し、平滑舌（舌乳頭）萎縮と口角炎が認められる。

ビタミン B_{12} と葉酸の不足は、造血幹細胞から赤血球への細胞分化を障害し、赤血球が大型となる大球性貧血（巨赤芽球性貧血）をきたす。特に、慢性萎縮性胃炎で胃壁細胞の**内因子が低下**し、小腸での**ビタミン B_{12} 吸収障害**をきたしたものを**悪性貧血（pernicious anemia）** と呼ぶ。胃癌などによる胃全摘後にも、同様に巨赤芽球性貧血をきたす。慢性アルコール中毒や妊婦では、葉酸欠乏による巨赤芽球性貧血をきたす。悪性貧血では、舌乳頭が著明に萎縮し赤色で灼熱痛を訴えることが多く、これを Hunter 舌炎という。

正球性貧血は、赤血球の産生低下もしくは破壊亢進によるもので、前者に**再生不良性貧血（aplastic anemia）**、後者には溶血性貧血がある。再生不良性貧血は、造血幹細胞の減少と骨髄の低形成によって、赤血球、白血球、血小板が減少する汎血球減少症を呈し、貧血以外にも感染による発熱や出血傾向を認める。

② **白血球系疾患**

A．白血病

白血病は、遺伝子異常により未分化芽球（白血病細胞）がクローン性に増殖する疾患であり、臨床経過から急性と慢性に、細胞系列から骨髄性とリンパ性に分類される。急性白血病では、増殖した白血病細胞により正常造血が障害され、出血傾向や感染、多臓器障害をきたし、予後不良となる。慢性白血病では、白血病細胞と正常白血球の両者が共存するが、急性転化すると急性白血病と同様の経過をとる。急性白血病から慢性白血病になることはない。白血病を疑う場合は、血液検査を行い、さらに骨髄穿刺を行って確定する。

急性白血病のうち、ミエロペルオキシダーゼ陽性細胞が3％以上の場合を**急性骨髄性白血病（acute myelocytic leukemia；AML）**、3％未満を**急性リンパ性白血病（acute lymphocytic leukemia；ALL）** とする。AML は全白血病の半数を占め予後が悪く、貧血、感染症合併による発熱、血小板減少や播種性血管内凝固症候群（DIC）合併による出血傾向が認められる。初発症状としては、歯肉出血や鼻出血が多く、歯科を初診することもあるので注意が必要である。口腔内症状として、歯肉腫脹、歯肉出血、点状出血、粘膜剥離、粘膜壊死などが認められる（図3）。ALL は小児に多く、リンパ節腫脹が著明で予

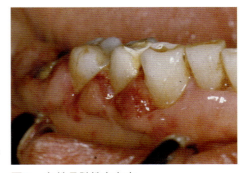

図3　急性骨髄性白血病
歯肉腫脹と点状出血が認められる。

後は比較的良い。

慢性骨髄性白血病（CML）や一部の ALL では、**フィラデルフィア（Ph）染色体**が **BCR-ABL 融合遺伝子**を形成し、チロシンキナーゼ活性の異常をきたして発症し、**分子標的薬**である**チロシンキナーゼ阻害薬**が奏効する。

B. 無顆粒球症

末梢血好中球が 1,500/μL 以下に減少した状態を顆粒球減少症、500/μL 以下に激減した状態を無顆粒球症という。無顆粒球症では抵抗力が減弱し、重症感染症に罹患しやすくなる。薬剤起因性が最も多く、抗菌薬（βラクタム薬）、抗炎症薬（酸性 NSAIDs）、抗リウマチ薬、抗甲状腺薬などの頻度が高い。また、悪性腫瘍における化学療法中は、顆粒球減少を含む汎血球減少をきたす場合が多い。

③出血性素因

出血性素因には、血管、血小板、凝固因子、線溶系の 4 系列の単独あるいは複合異常がある。

A. 血管の異常

血管の構造的・機能的異常から紫斑、内出血あるいは出血を繰り返すもので、**遺伝性出血性毛細血管拡張症（Osler-Weber-Rendu 病）**、Ehlers-Danlos 症候群、単純性紫斑病、老人性紫斑病、**アレルギー性紫斑病**などがある。

B. 血小板の異常

血小板の異常は、数の異常と機能異常に大別され、前者に**特発性血小板減少性紫斑病（idiopathic thrombocytopenic purpura；ITP）**、血栓性血小板減少性紫斑病（TTP）、薬剤性血小板減少症、後者に血小板無力症などがある。

ITP は、免疫学的機序で血小板の破壊が亢進する疾患で、急性と慢性に大別される。急性 ITP は乳幼児に多く、ウイルス感染に伴う抗原抗体複合体により、血小板障害をきたすが予後は良好である。慢性 ITP は、血小板自己抗体による自己免疫疾患で、20 ～ 40 代の女性に多く、難治例では頭蓋内出血や消化管出血が死因となる。近年 *Helicobacter pylori* との関連が示唆されている。

血小板無力症は、血小板膜 GP Ⅱ b/ Ⅲ a の異常による血小板凝集障害で、血小板数は正常であるが、血小板減少症と同様の出血をきたす。

C. 凝固因子の異常

先天性凝固因子異常に血友病や von Willebrand 病、後天性凝固因子異常にビタミン K 欠乏症などがある。

血友病（hemophilia）には、第Ⅷ因子異常による**血友病 A** と第Ⅸ因子異常による**血友病 B** があり、伴性劣性遺伝を示す。第Ⅷ因子、第Ⅸ因子の遺伝子はX染色体に存在するため、異常をきたすとX染色体が 1 本である男性に発症し、女性はもう 1 本のX染色体が正常であれば発症せず保因者となる。血友病では、二次止血に障害をきたし、重症例では幼少期から皮下出血や関節内出血、深部出血、口腔内出血、血尿などを反復する。

von Willebrand 病は、vWF に異常をきたす疾患で常染色体優性遺伝を示す。vWF は血小板の粘着誘導と第Ⅷ因子のレベル維持に働くため、検査では血小板系および凝固系の両者に異常を認める。

播種性血管内凝固症候群（disseminated intravascular coagulation；DIC）は、重篤な基礎疾

患によって凝固活性とそれに伴う線溶系が亢進し、全身の血管内で微小血栓形成と凝固因子の低下および線溶系亢進により出血症状や臓器障害を生じる病態である。敗血症、悪性腫瘍（白血病や固形がん）、大量出血（大動脈破裂）、婦人科疾患（早期胎盤剥離）などで合併しやすい。凝固系亢進が優位で微小循環障害による臓器障害をきたす**線溶抑制型 DIC** と、線溶系亢進による全身性出血をきたす**線溶亢進型 DIC** に大別される。

（3）検査と鑑別診断

①血液検査

貧血では、赤血球数、Hb、ヘマトクリット値の低下を示す。**平均赤血球容積（MCV）**は貧血の分類に用いられる。鉄欠乏性貧血では**血清鉄の減少、不飽和鉄結合能（UIBC）の増加、総鉄結合能（TIBC）の増加**がみられる。また、**血清フェリチン**は、貯蔵鉄の量を反映し早期に低下を示す。悪性貧血では、**ビタミン B_{12} 吸収試験（シリング試験）の低値**、LDH・間接ビリルビンの上昇がみられる。

急性白血病では、初期に白血球の減少を示すが、進行すると白血球数は著明に増加する。AMLでは、骨髄穿刺による血液像で、未分化な芽球と成熟白血球のみで中間の分化段階の細胞が欠落する**白血病裂孔**がみられる。また、白血病細胞の細胞質に好酸性の**アウエル小体**がみられる。

②止血機能検査

出血性素因に対する検査は、まず異常系列を判別するために、**血小板数**、**出血時間**、全血凝固時間、**プロトロンビン時間（PT）**、**活性化部分トロンボプラスチン時間（APTT）**、**毛細血管抵抗性試験（Rumpel Leede 法）**などのスクリーニング検査を行い、次いで詳細な検査を行う（**表 1**）。

出血時間や毛細血管抵抗性試験で異常を示す場合は、血小板もしくは血管壁の異常を疑う。血小板数正常の場合は、血小板凝集能やリストセチンコファクターなどにより機能異常を確認する。

全血凝固時間の延長は凝固系全体の異常を反映し、さらに PT 延長は外因系凝固因子、APTT 延長は内因系凝固因子の異常を反映する。DIC では、血小板数減少、PT 延長に加えて、**血漿フィブリノゲン**減少、**血清 FDP** 増加、**D ダイマー**高値、**血漿アンチトロンビン**減少、トロンビン・アンチトロンビン複合体（TAT）増加、プラスミン・プラスミンインヒビター複合体（PIC）高値を示す。

表 1　スクリーニング検査による鑑別診断

疾患	血小板数	出血時間	PT	APTT	フィブリノゲン
ITP、白血病 再生不良性貧血	減少	延長	正常	正常	正常
血小板機能異常症	正常	延長	正常	正常	正常
von Willebrand 病	正常	延長	正常	延長	正常
血友病 A、B	正常	正常	正常	延長	正常
肝疾患 ビタミン K 欠乏症	正常	正常	延長	正常／延長	正常／低下
DIC	低下	延長	延長	延長	低下

Ⅱ　歯科的対応

（1）歯科治療上の留意点

①貧血患者の歯科治療

　重症貧血では、歯科治療中の合併症や創傷治癒不全をきたす可能性があるため、Hb が 10g/dL 以上に改善してから行うのが望ましい。鉄欠乏性貧血や悪性貧血では、舌乳頭萎縮と舌の疼痛を訴えることが多く、これらの改善には貧血に対する治療が必要となる。再生不良性貧血では、血小板や白血球も減少するため、出血や感染への対応が必要となる。また、二次性貧血は原疾患の状態把握が重要であり、いずれも医科への対診と連携が必要である。

②白血病患者の歯科治療

　白血病では、感染と出血に対する配慮が必要となる。歯科治療が必要な場合は、主治医に対診し病状を把握したうえで行うが、抗菌薬の予防投与や血小板輸血が必要となる場合もある。

　また、白血病治療における幹細胞移植期は、無白血球状態で種々の抗菌薬を使用するため、菌交代症や耐性菌出現を招きやすく、重度の口腔粘膜炎や急性歯性感染症を発症し、ときに敗血症を併発して致命的となることもある。しかし、化学療法開始前から徹底した口腔衛生指導と感染源除去を目的とした歯科治療を行うことによって、これらの発症予防や軽減を図ることができる。

　移植期は、易感染期であるため、傷を作らないような丁寧なブラッシング指導を行う。粘膜炎や潰瘍がみられた場合は、キシロカイン含有含嗽液による含嗽やワセリン塗布などを行う。副腎皮質ホルモン含有軟膏は、口腔カンジダ症の発症を促すため使用しない。移植後は、移植片対宿主病（graft-versus-host disease；GVHD）を発症しやすいが、慢性 GVHD の口腔症状である粘膜炎、口腔乾燥症は、患者の QOL を損なうので対処が肝要である。口腔衛生管理とともに、カンジダ症発症に注意しながら副腎皮質ホルモン含有軟膏を使用する。

③出血性素因を有する患者の歯科治療

A．特発性血小板減少症の歯科治療

　一般に、血小板数が 5 万 / μL 未満で出血傾向を示し、2 万 / μL 以下になると出血症状が出現するため、治療は 3 万 / μL 以上を目標とし、副腎皮質ステロイド療法が行われていることが多い。

　歯科治療に際しては、まず主治医に対診し、病状および治療薬を確認する。血小板数が 5 万 / μL 以上あれば、抜歯を含め通常の歯科治療は可能である。ただし、抜歯後は局所止血材（ゼラチンスポンジ、酸化セルロース）の挿入と縫合、あるいは止血シーネ、歯周包帯などの局所止血を十分に行う。血小板数が 5 万 / μL 未満ではまず非観血的処置を検討し、下顎孔の伝達麻酔も深部での血腫形成の可能性があるため避ける。血小板数 3 万 / μL 以上であれば、簡単な抜歯や小手術も可能であるが、緊急対応や入院施設のある施設に紹介することが推奨される。全身麻酔下における口腔外科的手術は、血小板数が 8 万 / μL 以上を目標とし血小板輸血も考慮する。

　薬物投与に関して、βラクタム薬の血小板凝集抑制作用は、臨床上ほとんど問題とならない。鎮痛薬では、アセトアミノフェンは血小板凝集抑制が少なく安全であるが、COX1 阻害作用が強いアスピリンや酸性 NSAIDs は、凝集抑制作用も強いため避けるべきである。COX2 阻害薬は、PGI_2 阻害により血小板凝集を抑制するが、同時に凝固を促進する TXA_2 も阻害しないため、むし

ろ血栓症をきたしやすい。

　過去１年以内に、３週間以上継続的にプレドニゾロン５mg/日以上の投与を受けている症例では、処置時間１時間以上の侵襲的外科手術の際に、副腎皮質ステロイド薬の増量もしくは再開（ステロイドカバー）が必要となる。ヒドロコルチゾン25mgまたはメチルプレドニゾロン５mgを処置前に静注、あるいは１日の倍量の糖質コルチコイドを経口投与する。

　軟口蓋、口底、咽頭側壁の血腫は、増大すると気道閉塞をきたす危険性があるので、注意が必要である。治療中に同部の血腫形成がみられたら、治療を中止して止血（圧迫止血や冷却）を行う。血腫増大や呼吸苦がみられたら、救急車を要請する。呼吸困難が進行する場合は、輪状甲状靱帯穿刺や気管切開が必要となる。

B．血友病の歯科治療

　血友病患者は小児期に診断がついている場合が多いが、ときに抜歯後の止血困難で判明する場合もある。血友病では、関節内出血や筋肉内出血などの深部出血が特徴的であり、これらの病歴聴取が重要である。凝固因子の活性レベルが40％未満を血友病と診断し、１％未満を重症、１〜５％を中等症、５〜40％を軽症と評価する。血友病Aでは第Ⅷ因子製剤が、血友病Bでは第Ⅸ因子製剤が投与される。

　歯科治療前に主治医に対診し、凝固因子活性、重症度、臨床症状を確認し、治療内容を検討する。軽症で出血症状がなければ、一般的な歯科治療は可能である。浸潤麻酔後の刺入点からの出血や抜髄後の根管内出血に注意する。歯肉縁下スケーリングは出血しやすいので、トラネキサム酸を投与する。抜歯や切開を伴う処置では、主治医と相談し、凝固因子活性が40％以上に維持できるように術前補充療法を行う。また、トラネキサム酸やデスモプレシンを併用する。血友病では二次止血に異常があるため、一次止血完了後もじわじわと出血が継続することが多く、局所止血を確実に行う必要がある。

　中等症から重症で出血症状があれば、歯科治療は非観血的処置に止め、観血処置は入院あるいは緊急処置可能な施設に紹介する。

　局所麻酔は原則的に浸潤麻酔とし、伝達麻酔は深部出血の原因となるため行わない。薬物投与は、凝固因子に直接関連する抗菌薬や鎮痛薬はないが、血小板凝集抑制作用の強い酸性NSAIDsは避ける。

（山口　晃）

【参考文献】
1) 井村裕夫編：わかりやすい内科学．第４版，241-302，文光堂，東京，2014．
2) 山口　徹，北原光夫，福井次矢編：今日の治療指針2012年版．556-602，医学書院，東京，2012．
3) 白砂兼光，古郷幹彦編：口腔外科学．第３版，430-462，医歯薬出版，東京，2012．
4) 西田百代監修：知らなかったではすまされない！有病高齢者歯科治療のガイドライン　下．改訂新版，141-174，クインテッセンス出版，東京，2014．
5) 上野尚雄，山田みつぎ，岩隅好恵編：がん患者の口腔マネージメントテキスト─看護師がお口のことで困ったら．114-123，文光堂，東京，2016．

10 >> 免疫疾患

I 疾患の概要

（1）免疫系の機能

　免疫システムには、生体の皮膚や各種粘膜上皮に代表される各種抗原の侵入に対する防護壁（barrier）と、生体に本来具備されている防御機能（先天性・自然免疫）、さらに後天的に特異的な抗原に対して獲得した防御機能（獲得免疫）があり、段階的に生体を防御している。

　生体に侵入する抗原は、上皮により機械的、化学的、細菌学的に防御される。上皮が、機械的損傷を受けると、外来抗原による感染症を惹起しやすい状況になる。粘膜上皮では、種々の分泌物が化学的防御物質として機能し、さらに常在細菌叢が外来微生物と競合し、感染防御機能を有する。

　自然免疫は、主として白血球由来の顆粒球（好中球、好酸球、好塩基球など）、マクロファージ、NK（ナチュラルキラー）細胞、樹状細胞などの細胞と、補体系、各種サイトカインなどの体液性成分が主にかかわり、外来抗原を非特異的に攻撃し、生体を防御する機能である。この免疫系では、外来抗原に対する免疫記憶はなく、抗原と接触後、即座に免疫応答がなされる。それに対して、獲得免疫は、外来抗原に特異的に応答し、この応答は免疫記憶により保持されることから、再度同じ外来抗原に接触した際には、生体は記憶された免疫応答を開始する。この免疫系では、細胞成分としてはリンパ球（B細胞、T細胞）が主にかかわり、体液性分としては、B細胞から分化した形質細胞が産生し、特定の抗原を攻撃する抗体（免疫グロブリン）を中心に、補体系、各種サイトカインなどが補助的に作用する。

（2）免疫疾患

　免疫疾患は、アレルギー、自己免疫疾患、免疫不全（異常）に大別される。アレルギーは、特定の外来抗原に対する免疫応答の結果、過剰な免疫反応が起こり、生体に障害を発生させるものである。自己免疫疾患は、自己の生体成分を抗原（非自己）と認識する免疫応答が起こり、生体為害性の免疫反応が、特定の臓器や全身に影響を及ぼし、膠原病と総称される。全身性に発症する関節リウマチ、全身性エリテマトーデス、強皮症、皮膚筋炎／多発性筋炎、結節性多発動脈炎、混合性結合組織病などがこれにあたる。免疫不全（異常）は、先天性あるいは後天性に、免疫システムが異常を起こし、正常な免疫応答、免疫反応が作動せず、易感染性や発がん傾向をきたす状態である。

①アレルギー疾患

A. 歯科金属アレルギー（dental metal allergy）

　口腔内において、各種修復補綴物、義歯、矯正用ブラケットなどに使用される金属が、唾液の存在下で、異種金属同士の接触に起因してイオン化し、これらが溶出した金属イオンがハプテン（hapten：不完全抗原）として、粘膜上皮のタンパクと結合し、ハプテンタンパク結合体を形成する。この結合体は、ときに生体に非自己と認識され、抗原性を発現することにより、遅延型アレルギー反応（Ⅳ型アレルギー）を引き起こす。ハプテンになりやすい金属イオンは、ニッケ

ルイオン、水銀イオン、パラジウムイオン、クロムイオン、コバルトイオンなどがある。症状は、口腔症状として、舌炎、口唇炎、口内炎などの炎症所見や口腔扁平苔癬を発症することがあるほか、全身症状として、手掌、足蹠を中心に掌蹠膿疱症、異汗性湿疹（汗疱）、扁平苔癬などを発症する。掌蹠膿疱症は、金属アレルギーのほか、歯性あるいは非歯性の慢性病巣感染が関与することもある。

B. アレルギー性紫斑病（allergic purpura）

　過剰な免疫応答により、血管壁が障害を受け脆弱となり、四肢末端を中心に全身に紫斑（出血斑）を形成する疾患である。免疫応答には、IgA 抗体が関与し、血管炎や血管透過性の亢進による浮腫や関節痛、腎炎などを併発する。浮腫は、腸管にも発現し、腹痛をきたすことがある。種々のウイルス、細菌感染症などに続発することが多く、特に、A 群溶血性レンサ球菌（group A Streptococcus；GAS）感染との関連が指摘されている。小児に好発する。ヘノッホ・シェーライン紫斑病（Schönlein-Henoch–purpura）、アナフィラクトイド紫斑病（anaphylactoid purpura）、血管性紫斑病という別名がある。

C. Quincke 浮腫（Quincke edema）

　Quincke 浮腫は、1882 年、Heinrich Quincke により報告された血管性浮腫で、種々の誘因から発現した炎症性メディエーターの作用により、毛細血管の透過性が亢進し、皮下、粘膜下組織の細胞間隙における体液の過剰貯留をきたした病態である。顔面領域に好発することが多い。発症誘因は不明なことが多いが、薬物や食物などを外来抗原として、Ⅰ型アレルギーにより生じ、蕁麻疹を伴うことがある。血管性浮腫には、常染色体優性遺伝を示し、C1-INH の先天的な欠損や機能不全により生ずる遺伝性血管性浮腫（hereditary angioedema；HAE）があり、ときに喉頭浮腫などの致死的な病態にいたる。抜歯などの歯科治療が発症の契機となることがあり、鑑別には家族歴の聴取が必須である。

②自己免疫疾患

A. 天疱瘡、類天疱瘡（pemphigus, pemphigoid）

　天疱瘡、類天疱瘡は、原因不明の自己免疫性水疱性疾患である。天疱瘡は、細胞接着装置であるデスモゾームを構成する膜タンパクであるデスモグレイン 1（Dsg1）およびデスモグレイン 3（Dsg3）に対する特異的 IgG 自己抗体が過剰反応し、デスモゾームの機能障害をきたし、細胞間の接着を阻害することにより、表皮内（上皮内）に水疱が形成される疾患である。診断には、表皮または粘膜の圧迫により上皮が容易に剥離して、びらん形成にいたる Nikolsky 現象や、病理組織学的に棘融解を伴う上皮内水疱所見、さらに Dsg3 抗体、Dsg1 抗体の証明が必須である。口腔粘膜における病態では、Dsg3 抗体が優位に発現する。尋常性天疱瘡が最も多く、中高年に好発する。

　一方、類天疱瘡は、上皮と上皮下組織の境界にある基底膜における接着装置であるヘミデスモゾームを構成するタンパクである BP230 と BP180 に対する特異的 IgG 自己抗体が過剰反応し、ヘミデスモゾームの機能障害をきたし、上皮と上皮下の細胞間接着を阻害することにより、上皮下に水疱が形成される疾患である。皮膚に痒みを伴う浮腫性紅斑と大型の緊満性水疱が認められ、破開して、びらんを形成する。口腔粘膜にも症状を発現する。特徴的な臨床症状に加え、病理組織学的に上皮下水疱所見、IgG 抗皮膚基底膜部抗体の陽性所見、ELISA 法による BP180 の検出などで診断される。

B. 関節リウマチ（articular rheumatism）

関節リウマチは、四肢関節内の滑膜において、未知の抗原による免疫反応としてリンパ球が遊走し、活性化されることにより発症することから、自己免疫疾患とされている。主に手指の関節が侵され、関節の変形に伴う機能障害や関節痛をきたすが、それ以外に顎関節、血管、心臓、肺、皮膚、眼、脊椎など、全身性に炎症性の症状を発現する。Tリンパ球の活性化により、滑膜におけるマクロファージが活性化され、炎症性サイトカインである TNF-α や IL-1 などが発現して、滑膜の増殖性変化や滑膜炎を惹起し、パンヌス形成や関節、骨の変形を引き起こす。さらに、Bリンパ球は、免疫グロブリンやリウマトイド因子（RF）を産生し、補体系を活性化して、全身的な血管炎や結節性病変（リウマトイド結節）を引き起こし、関節の破壊も進行させる。診断は、米国リウマチ学会と欧州リウマチ連盟による診断基準（2010）[1] では、症状（腫脹・疼痛）を有する関節数、血清反応（RF と抗 CCP 抗体）、炎症反応（CRP と ESR）、罹患（病悩）期間をそれぞれ点数化して、6点以上を関節リウマチと確定している。

C. 全身性エリテマトーデス（systemic lupus erythematosus）

　全身性エリテマトーデス（SLE）は、さまざまな誘因により、種々の自己抗体（抗核抗体）が免疫複合体を形成して、全身の諸臓器に組織沈着し、炎症性多組織障害をきたす自己免疫疾患である。20 歳から 30 歳代の女性に好発し、全身性に種々の症状をきたす。また、病変が皮膚や口腔粘膜に限局し、主に日光に曝露される箇所に発現するものを亜型として円板状エリテマトーデス（DLE）という。

　SLE では、分類診断基準として米国リウマチ学会（ARC）の診断基準（1997）[2] が用いられている（表1）が、近年、免疫学的項目を加えた SLICC（systemic lupus international collaborating clinics）の診断基準（2012）[3] が公表された（表2）。

D. Sjögren 症候群

　Sjögren 症候群は、外分泌腺（涙腺、唾液腺など）の分泌機能が障害され、乾燥症状を主症状とする自己免疫疾患である。唾液腺の障害により口腔乾燥症状（ドライマウス）を呈し、耳下腺や顎下腺の腫脹や硬結をきたすほか、眼の乾燥（ドライアイ）や乾燥性角結膜炎などを発症する。関節リウマチ、全身性エリテマトーデス、強皮症などの膠原病に合併する二次性（続発性）Sjögren 症候群と、外分泌腺に限局する一次性（原発性）Sjögren 症候群がある。診断には、厚労省特定疾患免疫疾患調査研究班による「シェーグレン症候群改訂診断基準（1999 年）」[4] が用いられている（表3）。

E. その他

　自己免疫の標的臓器・組織別に、さまざまな自己免疫疾患があり（表4）、その一部は厚生労働省により指定難病として、治療が公費負担の対象となっている。

③免疫異常（不全）

　免疫不全には、種々の疾患により二次的に免疫機能が障害される続発性免疫不全症と、先天的に免疫不全をきたす原発性免疫不全症がある。反復性の感染や日和見感染、ときに重症感染を引き起こす。

　続発性免疫不全症をきたす疾患には、リンパ性白血病、悪性リンパ腫などの造血器系悪性腫瘍や、ヒト免疫不全ウイルス感染による後天性免疫不全症候群などがある。原発性免疫不全症は、障害される免疫担当細胞により 300 近い疾患が存在し、その多くが免疫に関わる遺伝子の異常が関与している。

表1 ARC の診断基準（1997）

皮膚症状	1．頬部紅斑
	2．円板状皮疹
	3．日光過敏
	4．口腔潰瘍
多臓器障害	5．関節炎
	6．漿膜炎
	7．腎障害
	8．神経障害
血液検査異常	9．血液学的異常：白血球数、リンパ球数、血小板数のいずれか減少
	10．免疫学的異常：抗 dsDNA 抗体、抗 Sm 抗体、抗リン脂質抗体のいずれか
	11．抗核抗体陽性

4項目以上該当で、SLE と診断する。
(Hochberg MC, et al：Updating the American College of Rheumatology revised criteria for the classification of systemic lupus erythematosus. Arthritis Rheum 40：1725, 1997. より引用改変)

表2 SLICC（systemic lupus international collaborating clinics）の診断基準（2012）

臨床項目	1．急性皮膚ループス
	2．慢性皮膚ループス
	3．口腔潰瘍
	4．非瘢痕性脱毛
	5．滑膜炎
	6．漿膜炎
	7．腎症
	8．神経症状
	9．溶血性貧血
	10．白血球数・リンパ球数減少
	11．血小板数減少
免疫学的項目	1．抗核抗体（ANA）
	2．抗 dsDNA 抗体
	3．抗 Sm 抗体
	4．抗リン脂質抗体
	5．補体低値（C3、C4、CH50）
	6．直接クームス陽性（溶血性貧血除外）

臨床項目・免疫学的項目それぞれから 1 項目以上、計 4 項目以上。もしくは、腎生検で SLE に合致した腎症があり、さらに抗核抗体か抗 dsDNA 抗体が陽性であれば SLE と分類する。
(Petri M, et al：Derivation and validation of the systemic lupus international collaborating clinics classification criteria for systemic lupus erythematosus. Arthritis Rheum 64（8）：2677-2686, 2012. より引用改変)

表3 Sjögren 症候群の改訂診断基準（1999 年）－厚労省特定疾患免疫疾患調査研究班

1．生検病理組織検査で次のいずれかの陽性所見を認めること
　A）口唇腺組織でリンパ球浸潤が 1/4mm^2 当たり1focus 以上
　B）涙腺組織でリンパ球浸潤が 1/4mm^2 当たり1focus 以上

2．口腔検査で次のいずれかの陽性所見を認めること
　A）唾液腺造影で Stage Ⅰ（直径1mm 以下の小点状陰影）以上の異常所見
　B）唾液分泌量低下（ガムテスト 10 分間で 10mL 以下、またはサクソンテスト2分間2g 以下）があり、かつ唾液腺シンチグラフィーにて機能低下の所見

3．眼科検査で次のいずれかの陽性所見を認めること
　A）Schirmer 試験で 5mm/5 分以下で、かつローズベンガルテスト（van Bijsterveld スコア）で3以上
　B）Schirmer 試験で 5mm/5 分以下で、かつ蛍光色素（フルオレセイン）試験で陽性

4．血清検査で次のいずれかの陽性所見を認めること
　A）抗 Ro/SS-A 抗体陽性
　B）抗 La/SS-B 抗体陽性

以上4項目のうちいずれか2項目が陽性であれば、Sjögren 症候群と診断する。
(Fujibayashi T, et al：Revised Japanese criteria for Sjögren's syndrome（1999）；availability and validity. Mod Rheumatol 14：425-434, 2004. より引用改変)

表4　主な自己免疫性疾患と標的臓器・組織

疾患名	標的臓器・組織
関節リウマチ	多臓器・関節（滑膜）
天疱瘡・類天疱瘡	表皮（粘膜）
全身性エリテマトーデス	多臓器
後天性表皮水疱症	表皮（粘膜）
皮膚筋炎／多発性筋炎	多臓器
結節性多発動脈炎	多臓器
混合性結合組織病	多臓器
Basedow病	甲状腺
橋本病	甲状腺
重症筋無力症	神経筋接合部
悪性貧血（巨赤芽球性貧血）	赤血球（赤芽球）
自己免疫性溶血性貧血	赤血球
特発性血小板減少性紫斑病	血小板
原発性胆汁性胆管炎	肝小葉間胆管
潰瘍性大腸炎	大腸
クローン病	小腸・大腸
自己免疫性肝炎	肝臓
1型糖尿病	膵臓（ランゲルハンス島）

Ⅱ　歯科的対応

（1）口腔顎顔面領域に生じる各種免疫疾患の徴候

　免疫疾患に罹患した患者には、顎顔面口腔領域にさまざまな徴候や症状が出現する。免疫疾患では、免疫不全や副腎皮質ステロイド薬の長期服用等から日和見感染を引き起こし、口腔カンジタ症や帯状疱疹や口唇疱疹などのヘルペスウイルスの回帰感染など発症する。自己免疫疾患では、標的となる臓器が粘膜、唾液腺、顎関節などにより、粘膜症状や唾液分泌減少による口腔乾燥、顎関節の変形や、疼痛をきたす。また、アレルギー疾患では、アレルギー反応に伴う皮疹や粘膜症状、出血斑などを生ずるほか、血管透過性の亢進に伴い、顔面浮腫をきたすことがある。

（2）歯科治療上の留意点

①一般的な注意事項

- 自己免疫疾患では、免疫抑制薬や副腎皮質ステロイド薬の全身投与が長期間にわたり行われていることが多いため、易感染性や創傷治癒遅延傾向を有することを念頭に、治療方針を立案する。
- 疾患特異的に口腔顎顔面領域に症状を発現するが、系統的な全身症状の一部分症であることが多く、専門科による全身的な治療内容や経過に留意しながら、対症的な治療を行う。
- 副腎皮質ステロイド薬の有害事象（副作用）や合併症の存在を念頭に、原疾患の主治医に必ず対診して、各種情報を入手する。

②副腎皮質ステロイド薬服用患者における留意事項

A．留意すべき副腎皮質ステロイド薬の主な有害事象（副作用）

a. 易感染性

副腎皮質ステロイド薬は、抗体産生や細胞性免疫などの免疫抑制作用や肉芽形成抑制作用を有するため、抜歯後感染などの感染症に留意する。また、日和見感染として口腔カンジタ症を発症することがあるので、高齢者や義歯装着者は特に注意して口腔内を診査する必要がある。観血的治療に際しては、術後感染に留意し、場合によっては抗菌薬の予防投与も考慮する。

b. 副腎皮質機能不全

副腎皮質ステロイド薬の投与により、代償的に副腎皮質の機能不全が生じ、外傷や手術など生体にストレスが加わった際に、急性副腎不全（副腎クリーゼ）を発症し、重篤なショック症状をきたすことがある。

過去1年以内に3週間以上、プレドニゾロンを5 mg以上連続投薬されている患者は、二次的に副腎皮質機能不全を発症している可能性が高く、抜歯などの観血的処置の際には、ヒドロコルチゾンやメチルプレドニゾロンなどを追加投与（ステロイドカバー）する。ステロイドカバーに用いる副腎皮質ステロイド薬の種類や容量は、手術侵襲と併せて主治医と相談して決定するのが望ましい。

c. ステロイド性骨粗鬆症

副腎皮質ステロイド薬は、主に骨芽細胞による骨形成抑制作用などから、二次的に骨粗鬆症を発症させ、原発性骨粗鬆症に比べて重篤で骨折リスクが高いとされている。そのため、経口副腎皮質ステロイド薬（プレドニゾロン換算5 mg/日以上）を3か月以上投与または投与予定がある場合は、ビスホスホネート製剤を第一選択とする薬物治療が推奨されている。そのため、長期副腎皮質ステロイド薬投与患者では、ビスホスホネート製剤が併用投与されている可能性を考慮して、顎骨壊死発症のリスクについても配慮する必要がある。

d. その他

副腎皮質ステロイド薬は、動脈硬化を助長し、高血圧、虚血性心疾患、脳梗塞など心血管障害の発症や増悪に関与するほか、糖尿病を増悪させる。また、うつ病などの精神障害をきたすことがある。

B. 主治医への対診

副腎皮質ステロイド薬が処方されている場合は、すみやかに原疾患の主治医に対診する。原疾患の病状や副腎皮質ステロイド薬投与に伴う有害事象、合併症の把握に加え、副腎皮質ステロイド薬の種類、投与量と投与期間、さらにビスホスホネート製剤など併用薬の情報を入手する。また、観血的処置を要する際には、予定手術の手術侵襲を伝え、ステロイドカバーの要否と方法について相談する。

（田中　彰）

1) Daniel A, et al：2010 Rheumatoid arthritis classification criteria；an American College of Rheumatology/ European League Against Rheumatism collaborative initiative. Ann Rheum Dis 69：1580-1588, 2010.
2) Hochberg MC, et al：Updating the American College of Rheumatology revised criteria for the classification of systemic lupus erythematosus. Arthritis Rheum 40：1725, 1997.
3) Petri M, et al：Derivation and validation of the systemic lupus international collaborating clinics classification criteria for systemic lupus erythematosus. Arthritis Rheum 64（8）：2677-2686, 2012.
4) Fujibayashi T, et al：Revised Japanese criteria for Sjögren's syndrome（1999）；availability and validity. Mod Rheumatol 14：425-434, 2004.

11 >> 精神・心身医学疾患

I 疾患の概要

（1）認知症（dementia）

　認知症と軽度認知障害がある。認知症は「通常、慢性あるいは進行性の脳疾患によって生じ、記憶、思考、見当識、理解、計算、学習、言語、判断等多数の高次脳機能障害からなる症候群」である。DSM-Ⅳ-TR[1] による定義を**表1**、DSM-5[2] の定義を**表2**に示した。認知症の有病率は、3.8 〜 11.0%[3] とされている。

　症状は、中核症状と周辺症状（認知症の行動・心理状態〈behavioral and psychological symptoms of dementia；BPSD〉）に分けられる。中核症状は、記憶障害をはじめとする認知機能障害であり、必ず認められる。周辺症状は、妄想などの心理症状と脱抑制などの行動異常からなる。周辺症状は、「中核症状」により起こるが、本人の性格、環境、身体状況によって発現する。認知症の前駆症状として、軽度認知障害（mild cognitive impairment；MIC）がある[3]。MIC は、認知機能は正常でないが、認知症の基準は満たさず、日常生活は保たれており、複雑な日常生活機能の障害は、軽度にとどまるものが多い[3]。

表1　DSM-Ⅳ-TR による認知症の定義

A. 多彩な認知障害の発現、以下の2項目がある
1）記憶障害
2）次の認知機能の障害が1つ以上ある
a. 失語（言語の障害）
b. 失行（運動機能は障害されていないのに、運動行為が障害される）
c. 失認（感覚機能が障害されていないのに、対象を認識または同定できない）
d. 実行機能障害（計画を立てる、組織化する、順序立てる、抽象化することの障害）
B. 社会的または職業的機能の著しい障害
C. せん妄の経過中にのみ現れるものでない

表2　認知症の定義（DSM-5）

A. 1つ以上の認知領域（複雑性注意、実行機能、学習および記憶、言語、知覚－運動、社会的認知）において、以前の行為水準から有意な認知の低下があるという証拠が以下に基づいている。
（1）本人、本人をよく知る情報提供者、または臨床家による、有意な認知機能の低下があったという懸念
（2）可能であれば標準化された神経心理学的検査に記録された、それがなければ他の定量化された臨床的評価によって実証された認知行為の障害
B. 毎日の活動において、認知欠損が自立を阻害する（すなわち、最低限、請求書を支払う、内服薬を管理するなどの複雑な手段的日常生活動作に援助を必要とする）
C. その認知欠損は、せん妄の状態でのみ起こるものではない
D. その認知欠損は、他の精神疾患によってうまく説明されない（例：うつ病、統合失調症）

（2）認知症の原因疾患

認知症の原因疾患には、神経細胞が変性（萎縮、消失、タンパク質の蓄積）する**変性性認知症**（**Alzheimer 型認知症**、**Lewy 小体型認知症**、**前頭側頭型認知症**）と、脳血管に起因する**脳血管性認知症**に分類できる。最も多いのが Alzheimer 型認知症、第2位は脳血管性認知症、第3位は Lewy 小体型認知症（Lewy 小体病）である[4]。

① Alzheimer 型認知症（Alzheimer dementia；AD）

病理変化として、**大脳の全般的な萎縮**、**老人斑（アミロイドタンパク）**、**神経原線維変化（タウタンパク）**、**海馬の萎縮**がみられる。65歳未満の発症を Alzheimer 病、65歳以上を Alzheimer 型認知症という。症状はゆっくり進行する。記憶は、近時記憶（数分〜数日）から障害され、即時記憶（数十秒以内）、遠隔記憶（数週から数十年）の順に障害され、最終的には完全健忘となる[5]。また、見当識障害も時間の失見当から始まり、場所、人物の順に失見当する[5]。**被害妄想**や**取り繕う**、**鏡現象**は、Alzheimer 型認知症に特徴的である[5]。終末期は、無動、無言となり、寝たきりになる（**表3**）。

表3　Alzheimer 型認知症の経過

	初期（軽度）	中期（中等度）		末期（重度）	終末期
HDS-R	18-25	11-17		0-10	
記憶障害	近時記憶障害	即時記憶障害	遠隔記憶障害	完全健忘	
見当識障害	時間の失見当	場所の失見当	人物の失見当		全失語
失語		健忘失語	感覚性失語		
精神症状	不安、うつ、妄想	幻覚、鏡現象			
行動障害	焦燥	他動、徘徊、暴力		不潔行為	
運動障害				失禁　痙攣	四肢拘縮
生活障害	I-ADL 障害		B-ADL 障害	ADL 全介助	嚥下障害

HDS-R：改訂 長谷川式簡易知能評価スケール（上記得点は目安）　I-ADL：手段的 ADL　B-ADL：基本的 ADL

② 脳血管性認知症（cerebrovascular dementia；VD）

脳血管性認知症は、脳血管障害（脳梗塞、脳出血、くも膜下出血）による認知症である。脳梗塞の小血管性病変型が大部分を占める（**表4**）。脳卒中の発作に伴い急激に発症し、梗塞が加わるたびに段階的に悪化する（**図1**）。精神機能の特徴は、**まだら認知症**（障害部位に対応した機能低下がみられるため、まだら状に低下。例えば「記憶障害はみられるが、判断力は保たれている」）や**情動失禁**（感情が不安定で些細なことで泣いたり笑ったりする）、抑うつ、自発性の低下がある。また、運動麻痺や感覚麻痺、仮性球麻痺などの**運動障害**を伴う。

表4　脳血管性認知症の原因

1. 多発梗塞型（皮質性）
2. 小血管病変型（皮質下性）
   a. 多発性ラクナ梗塞
   b. Binswanger 型
3. 局在病変型
4. その他
   低血圧、脳出血、くも膜下出血

＊混合型認知症

Alzheimer 型認知症と脳血管性認知症が共存し、同程度に認知症の症状に関与しているものを混合型認知症という。認知症全体の5〜20％を占める。

③ Lewy 小体型認知症（Lewy 小体病）（Lewy body dementia；LBD）

わが国の認知症の三大原因の一つで、約20％を占める[5]。大脳皮質などの脳の広範に Lewy 小体（異常な円形状の構造物のタンパク質）が出現する。進行性で、数分から数日間隔で変動する認

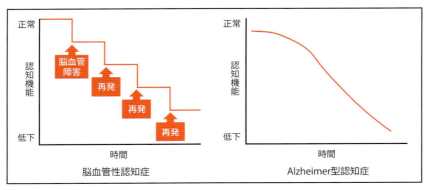

図1　認知機能の経過

知機能障害と幻視、幻聴が特徴的である。幻視は、人、虫、小動物として見える。過度な傾眠やせん妄（軽度の意識障害で混乱した状態。睡眠障害や興奮、幻覚などが加わった状態）に陥ることもある。また、パーキンソニズム（安静時振戦は目立たないが、無動や固縮）が認められる。

④前頭側頭型認知症（frontotemporal dementia；FTD）

初老期（40〜60歳）に発症する。前頭葉と側頭葉の萎縮を特徴とする。前頭葉は、人格、社会性、言語などを、側頭葉は記憶、聴覚、言語を司るところなので、被影響性の亢進、脱抑制、行動異常（わが道を行く）、人格変化、常同行動、食行動異常、反響言語、自発性の低下などがみられる（表5）。

表5　認知症の原因疾患の特徴

	Alzheimer型認知症	脳血管性認知症	Lewy小体型認知症	前頭側頭型認知症
疫学	女性に多い	男性に多い	60歳以降、男性に多い	初老期に多い
発症	緩やか	比較的急	緩やか	緩やか
進展	スロープを降りるように	階段状の進行	進行性、動揺性	進行性
全経過	10年	7年	ADより短い（7年）	一般的に早い
記憶障害	始めから出現	軽度	初期はADより軽度	ADより軽度
身体症状	重度まで出現しない	精神症状に先行or並行して	Parkinson症状　転倒、自律神経症状	失禁は早期に出現
精神症状	物取られ妄想（軽度で出現）	意欲、意識、感情の障害	幻視、認知機能の動揺	人格変化、感情の平板化、脱抑制、無関心、常同性

AD：Alzheimer型認知症

II　歯科的対応

（1）口腔顔面領域に現れる所見

口腔清掃の自立が困難となり、さらに痛み、腫れ、破折などを訴えられなくなり、歯科受診の機会がなかったり、歯科治療が困難なために齲蝕や歯周炎が多い[6]。多数歯の残根状態となる者も認める。認知症の初期は、かき込み食いを行うこともあり、窒息の原因となる[7,8]。認知症の進行により失行となり、食べるということがわからなくなり、胃瘻となることが多い。

（2）歯科治療上の留意点

① 一般的な対応

認知症の症状の記憶障害、取り繕う、事実の誤り、被害妄想、幻視、失敗行動などは、批判や非難をせずに、尊厳を守り、自尊心を傷つけない対応が重要である。改善を求めるための説明や失敗の指摘は苦痛を与え、外的な交流を狭める。できることを認めて、ほめることが重要である。そのために、認知症を理解することが不可欠である。国は、認知症について正しい知識をもち、認知症の人や家族を応援し、だれもが暮らしやすい地域をつくっていくボランティアとして、認知症サポーターを養成している。約1時間の研修を受講した者を**認知症サポーター**としている。また、付き添いの家族のことも十分に理解し、歯科受診しやすいように配慮する。家族・介護者の負担は大きく、うつ傾向がある[9]とされ、支援が必要な人である。認知症の高齢者だけでなく、家族のQOLや健康にも歯科治療に際して配慮する[5]。

② 口腔ケア

認知症の進行によって、口腔清掃の自立が困難となるので、状況をみて介助歯磨きを行う。ただし、自立に向けての保健指導は重要であるが、その記憶は長続きしないので、過度の期待はできないため、生活習慣の維持として実施する。症状の進行（中期以降）により介護抵抗を示す認知症の人も珍しくなく、介助歯磨きを拒否し、ときには介助歯磨きを行おうとすると、殴る、つねる、かみつくなどの暴力や暴言がみられることがある。歌を歌いながら磨く、原因を考えて対応するなど、さまざまな試みが提案されているが、確実な解決法はない。命令や説得、強引な対応は、かえって興奮させる。可能な範囲で介助磨きを行うことになるが、主治医に相談し、易怒性が顕著であれば、薬物投与も考慮される。

③ 歯科疾患

認知症を発症する前からの歯科管理が重要である。認知症の進行により、自分で痛みなどを訴えられずに、歯科疾患の進行を招く。定期受診（定期訪問）による管理は、齲蝕や歯周疾患の発症、増加、悪化を防止する。歯科疾患の多発と重症化したときは、積極的な歯科治療や通常の歯科治療が困難となり、全身麻酔や静脈内鎮静法が必要になることがある。しかし、全身麻酔が認知症をさらに悪化させることもある。

④ 有床義歯

認知症の進行により使えない確率が高い[10,11]が、実際には長谷川式簡易知能評価スケールが0点でも使用している者も存在し、試みてみないとわからない（**図2**）。義歯の装着よりも取り外すほうが簡単であるが、取り外せない人への製作は、慎重にする。また、認知症において新製義歯の使用率は低い[12]ので、義歯使用中であれば、旧義歯の修理を優先する。

義歯使用中の認知症では、管理が不可欠である。他人の義歯と入れ替わったり、義歯の誤飲・誤嚥に気付かないことがある。特に、

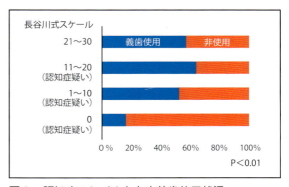

図2 認知症のレベルと有床義歯使用状況
（小柴慶一，小笠原　正，他：要介護高齢者における有床義歯の適応に関する研究．老年歯科医学 10：194-203，1996．より引用改変）

誤飲・誤嚥時に症状を訴えられず、義歯の発見に難渋し、誤嚥性肺炎 [13,14] や腹膜炎 [15-17] を起こした例もあり、毎日の管理の必要性について指導する。

⑤インプラント

インプラントはメインテナンスが重要である。しかし、障害により口腔清掃が自立できなくなり、口腔状況が悪化するとインプラント自体が感染源になる。さらに、インプラント周囲組織に膿瘍を形成した場合、合併疾患のために除去や治療が困難になることがある。高齢者のインプラントが問題となり、要介護になったときのことを想定したうえでインプラントの治療を検討する。

（小笠原　正）

【参考文献】

1）American Psychiatric Association，高橋三郎他訳：DSM-IV-TR精神疾患の分類と診断の手引．新訂版，76-77，医学書院，東京，2008.

2）American Psychiatric Association，日本精神神経学会監修，高橋三郎他訳：DSM-5 精神疾患の診断・統計マニュアル．594-615，医学書院，東京，2015.

3）日本神経学会．認知症疾患治療ガイドライン2010：第1章 認知症の定義，概要，経過，疫学，＜https://www.neurology-jp.org/guidelinem/degl/sinkei_degl_2010_02.pdf＞；2010［accessed 16.09.18］．

4）久永明人，池嶋千秋，朝田　隆：わが国における認知症の疫学的研究の現況（認知症治療と将来を見据えた支援のあり方）．老年精神医学雑誌 24（増刊1）：124-128，2013.

5）山口晴保，他：認知症の正しい理解と包括的医療・ケアのポイント．第2版，12-15,62-67,130-133，協同医書出版，東京，2013.

6）日本老年歯科医学会：認知症患者の歯科的対応および歯科治療のあり方－学会の立場表明 2015.6.22版，＜http://www.gerodontology.jp/publishing/file/guideline/guideline_20150527.pdf#search='%E8%AA%8D%E7%9F%A5%E7%97%87+%E6%AD%AF%E7%A7%91'＞；2015［accessed 16.09.19］．

7）馬場　尊，小笠原　正，他：日本摂食嚥下リハビリテーション学会eラーニング対応 第1分野 摂食・嚥下リハビリテーションの全体像．48-50，医歯薬出版，東京，2010.

8）菊谷　武：介護老人福祉施設における窒息事故の現状把握とその原因，食品による窒息の要因分析－ヒト側の要因と食品のリスク度 平成20年度 総括.分担研究報告書：16-24，2009.

9）松村　香，沼田加代，他：熊本市およびその近郊における主介護者の抑うつ状態に影響を及ぼす要因研究 主介護者の性格特性を加味して．厚生の指標 63：30-37，2016.

10）小柴慶一，小笠原　正，他：要介護高齢者における有床義歯の適応に関する研究．老年歯科医学 10：194-203，1996.

11）竹腰恵治，小谷順一郎，他：重度痴呆性老人の義歯装着可否の目安について．老年歯科医学 10：100-106，1995.

12）前田直人，坂本隼一，他：高齢者施設における認知症および寝たきり状況と義歯使用状況の関連 予備的研究．日本補綴歯科学会誌 4：419-426，2012.

13）坂井　誠，福岡正裕，他：気管支内への義歯誤嚥により肺炎，急性心不全を併発するも救命しえた重度パーキンソン病の1例．埼玉県医学会雑誌 39：335-339，2004.

14）中西徳彦，上田暢男，他：義歯誤嚥によると思われる肺放線菌症の1例．気管支学 20：147-149，1998.

15）Yamazaki D, Aoki I, et al：Perforative peritonitis caused by swallowing of a complete denture. Journal of General and Family Medicine 16：309-310，2015.

16）岡崎慎史，今野裕司，他：義歯誤飲による小腸穿孔性腹膜炎に対して腹腔鏡補助下手術を行った1例．日本臨床外科学会雑誌 75：3190，2014.

17）高尾智也，間野正之，他：腹腔鏡下手術が有用であった誤嚥義歯による腹膜炎の1例．日本腹部救急医学会雑誌 24：1207-1210，2004.

12 妊婦・授乳婦

I 疾患の概要

（1）妊娠に伴う身体の生理的変化

　妊娠が成立すると、**エストロゲン**（卵胞ホルモン）レベルが上昇すると同時に、通常は排卵後に上昇する**プロゲステロン**（黄体ホルモン）も上昇を示す。胎児の発育に従って子宮は増大し、それらに伴い母体の循環血液量や心拍出量も増加する。妊娠時には、母体から胎児に血液を供給するために血液循環量は非妊娠時より40％増加し、相対的に血漿量も増加する。それにより、水分の貯留と水血症（血液中の血漿および電解質の割合が増加した状態。浮腫を引き起こすことがある）が認められる。また、胎児による鉄需要の増加、ならびに血漿量の増加により、相対的に赤血球の割合が減少するために、ヘモグロビン値は低下し貧血様の症状を呈する。

　一方、血液の凝固能は、胎盤の剝離による出血に備えるために亢進し、血圧はプロゲステロンの上昇によって血管平滑筋が弛緩されることで、非妊娠時より5～15mmHg低下する。呼吸数は、横隔膜が非妊娠時より約4cm挙上されるため、胸式呼吸が多くなり増加する傾向がみられる。循環血液量が増加することで、腎血流量も増加して抗利尿ホルモンの代謝亢進が起こる。さらに、胎児による膀胱の圧迫もあるため、妊婦は多飲多尿（頻尿）傾向となる[1]。また、50～80％の妊婦で、妊娠初期（4～6週）から16週頃まで妊娠悪阻（つわり）も認められる。消化管の運動が減弱した場合には、嗜好の変化もみられる場合がある（図1）。

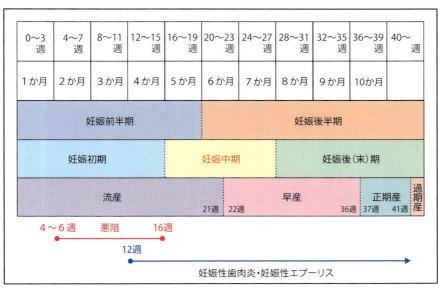

図1　妊娠期間の呼称

Ⅱ 歯科的対応

（1）妊娠に伴う口腔内の変化

妊娠に伴うエストロゲンやプロゲステロンの分泌増加は、口腔内で過剰な炎症反応を惹起する。特に、妊娠後期では唾液の分泌量の低下と粘調度の増加により、口腔内の自浄作用の低下とpH値の低下が引き起こされる。そのため、妊娠期は齲蝕や歯周炎の原因となる細菌が増加し、妊婦の60～70%で歯周炎や妊娠性歯肉炎などの発現や症状の悪化が認められる。また、グラム陰性桿菌をはじめとした口腔内細菌の増殖により、口臭が強くなることがある。

（2）妊娠時の病的変化

①全身的変化

A. 妊娠高血圧症候群

妊娠20週以降から分娩後12週までの間で高血圧（6時間以上あけて2回の測定で収縮期血圧が140mmHg以上、または拡張期血圧が90mmHg以上、あるいはその両方）、またはこれに尿タンパクを伴い単なる妊娠の偶発的な合併症としての変化でない場合には、妊娠高血圧症候群と診断される。原因は明確ではない。症状として、四肢や顔面の浮腫、血小板数の減少、血圧の上昇、子癇発作（痙攣）などがあり、胎児の発育にも影響する。

B. 仰臥位低血圧症候群

妊娠後期から末期では、成長した胎児と羊水により子宮が大きくなりその重量が増加する。デンタルチェアーなどで仰臥位をとると、子宮が下大静脈を圧迫することで下半身から右心室への静脈還流量が減少し、その結果、心拍出量が減少して血圧が低下する。症状として顔面蒼白、冷汗、呼吸困難、悪心、嘔吐などが認められる。左側臥位にすることで血流は回復し、症状も数分で軽快する（図2）。

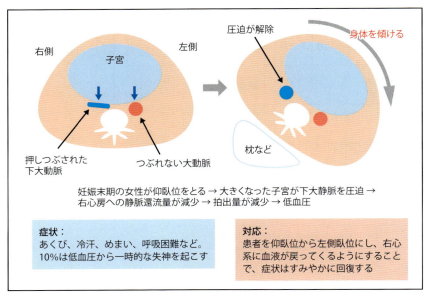

図2　仰臥位低血圧症候群

③口腔内の変化

A. 妊娠性歯肉炎

妊娠に伴う口腔内環境の悪化に加えて、歯肉溝滲出液中にエストロゲン・プロゲステロンが増加し、これを栄養源とする *Prevotella intermedia* が増加する。加えて、エストロゲン・プロゲステロンの増加によって、歯肉組織中のホルモンレセプターを介して細胞性免疫が抑制され、歯肉炎が助長される。妊娠 8 週頃に発症し、32 週頃にピークとなり出産とともに改善する[2]。

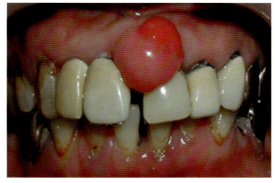

図3　妊娠性エプーリス
35歳、|1 の歯頸部から有茎性の腫瘤の増大を認める。

B. 妊娠性エプーリス

妊娠 12 週頃から、歯冠乳頭部や辺縁歯肉に、肉芽組織と毛細血管の増殖を主体とした炎症性変化による歯肉増殖として、妊婦の 1 ～ 5 ％程度に認められる。多くは出産後に自然消褪するので、支障がない場合には口腔衛生指導を行ったうえで経過観察を行う[2]（図3）。

（3）歯科治療上の留意点

①一般的な注意

妊産婦は、内分泌環境の変化、口腔内の自浄作用の低下、生活習慣の変化などにより口腔内環境が悪化することや、母子保健管理の観点からも、歯科管理が必要となる。加えて、2011 年に発刊された『産婦人科診療ガイドライン－産科編 2011』（産科ガイドライン）においても「妊娠中は歯科疾患が進行しやすいので、齲歯・歯周病について相談を受けたら歯科医受診を勧める（推奨レベル B：実施することが勧められる）」として記載されているので、妊産婦が歯科を受診する機会は多くなると考えられる。

妊娠自体は歯科治療の適応を制限しないが、胎児への影響が懸念される妊娠初期では、緊急性を認めない歯科治療は回避すべきである。先天異常の頻度は全分娩の 2 ～ 4 ％である。そのうち、70％が原因不明、25％が遺伝的要因、3％が母体の環境的な要因（薬剤・放射線・感染など）であるといわれ、全体に占める環境的要因は 0.1％である。しかし、実際に先天異常児が出生した場合は、治療や薬剤の影響を否定することはできないため、投薬や侵襲性のある治療は可及的に避けるべきである[1]。歯科治療を行う場合は、妊娠初期（～ 15 週）と終期（28 週以降）は応急的な対応に留め、一般的な歯科治療は中期（16 ～ 27 週）に行うことが望ましい。また、妊娠後期以降は、前述した仰臥位性低血圧症候群に配慮した診療姿勢が大切である。いずれも、以下の点に注意が必要である。

②エックス線撮影

胎児に対する放射線の影響は、被曝時期と被曝線量に依存する。産科ガイドラインでは「予定月経の直前から妊娠 10 週までは 50mGy 未満であればそのリスクは増加しない」とされている。頭部の単純撮影による胎児被曝量は最大で 0.01mGy 以下であるので、腹部を防護していれば歯科用エックス線撮影はほとんど問題ないと考えられる。

③投薬

図4に妊娠中の薬剤投与の時間的リスクを示す。服用時期が最も問題になるが、ほとんどの薬剤の添付文書に「妊産婦への有益性投与」について記載されている。したがって、投薬が必要な場合は、治療上の有益性と一般に経験上は危険の少ないとされる薬剤であることを患者に十分に説明したうえで、歯科医師の責任において投薬することになる。

A．消毒薬

最近の報告で、薬剤は経皮投与でも胎児に影響を与える可能性が指摘されている。口腔粘膜や皮膚に対しての消毒薬は、処置時あるいは術後数日間の使用では影響はないとされる。しかし、ポビドンヨードでは、胎児の甲状腺機能異常や甲状腺腫の原因になることが指摘され、添付文書にも長期と広範囲の使用は回避する旨が記載されている。いずれの消毒薬も、使用する範囲と使用量を最小限に抑えて用いる配慮が必要である。

B．局所麻酔薬

日本で使用されている歯科用局所麻酔薬のうち、胎児への有害作用が認められないのはリドカイン塩酸塩とプロピトカイン塩酸塩である。しかし、プロピトカイン塩酸塩は胎盤通過性が81.5％と高い、メトヘモグロビン血症により胎児への酸素供給量が減少する可能性がある、添加されるフェリプレシンに子宮収縮作用がある、などの懸念がある。したがって、妊婦への局所麻酔薬としては、リドカイン塩酸塩の使用が安全である。しかし、リドカイン塩酸塩にはアドレナリンが添加されているため、胎盤血管収縮による胎児への母体血流の影響の観点から1回の使用量は通常の使用量と同様にカートリッジ（2mL）で2本以内に留める[4]。

C．抗菌薬

胎児に対して安全性の高いものを選択することが望ましい。アミノグリコシド系は第Ⅷ脳神経障害、テトラサイクリン系は歯の着色等の原因となるので、使用は禁忌である。ニューキノロン系は日本では安全性が確認されていないため、同様に禁忌である。小児に対する適応があるペニシリン系、セフェム系は安全に使用できるが、アナフィラキシーに注意が必要なので、薬剤過敏症について十分な問診を行って投与する。これに過敏症がある場合は、マクロライド系を選択する[3]。

D．鎮痛薬

歯科に適用がある消炎鎮痛薬のほとんどが、妊婦に対しては有益性投与か禁忌となっているので、処方する際は添付文書を必ず確認すべきである。歯科で最も使用される非ステロイド性抗炎症薬（NSAIDs）は、羊水過少、胎児動脈管収縮を惹起する可能性があるため、基本的に妊娠経過中は禁忌とされている。わが国の産科ガイドラインをはじめ、世界的に母体における治療域の投与で安全に使用できる薬剤としては、アセトアミノフェンが推奨されている[3,5]。

E．授乳婦への投薬

① 受精前〜妊娠3週まで
胎児の奇形はないと考えられる。
All or None（影響があるとすれば流産）

② 妊娠4週〜妊娠7週末まで
重要臓器の発生・分化が行われる期間。奇形に関して最も注意が必要な時期。

③ 妊娠8週〜妊娠15週末まで
重要臓器の形成は終了しているが、生殖器や口蓋に対する危険性あり。

③ 妊娠16週以降
奇形のリスクは低いものの、胎児毒性に注意が必要。

図4　妊娠中の薬剤投与

ほとんどの薬剤は、添付文書に「授乳中の中止が望ましい」旨の記載がされているが[5]、内服薬で母乳に移行する量は内服した量の1％以内とされ、その有害性はきわめて少ないと考えられている[3]。そのため、①母体への薬剤投与の必要性、②同じ効果の薬剤のなかで最も安全性が高い薬剤の選択、③乳児へ影響する可能性を考慮して投与すれば、母乳育児を継続しても支障はないとされる。安全とされる抗菌薬、消炎鎮痛薬は「C．抗菌薬」「D．鎮痛薬」と同様である。ただし、抗がん薬、放射線治療物質は投与すべきではない。また、抗てんかん薬、向精神薬は慎重投与とすべきである。

(片倉　朗)

【参考文献】
1) 高松　潔，宮田あかね：妊娠中の患者に対する歯科治療の注意点．歯科学報 113：87-90，2013．
2) 山根源之，草間幹夫，久保田英朗，片倉　朗，北川善政，里村一人編：口腔内科学．永末書店，京都，2016．
3) 川辺良一：妊婦への投薬．歯科薬物療法 35：40-48，2016．
4) 金子明寛，須田英明，佐野公人，柴原孝彦，川辺良一：歯科におけるくすりの使い方 2015-2018．デンタルダイヤモンド社，東京，2014．
5) 日本歯科薬物療法学会編：新版 日本歯科用医薬品集．永末書店，京都，2015．

13 》》 乳幼児

　乳児は、児童福祉法では生後0日から満1歳未満までの子をいい、幼児は、満1歳から小学校就学までの子供のことをいう。乳幼児は身長・体重だけでなく、各臓器の機能が未熟なため、歯科治療を行ううえでは全身疾患はなくとも、その特徴を理解しておく必要がある。

I　疾患の概要

(1) バイタルサイン (表1)

　乳幼児のバイタルサインは、成人に比べて環境や条件によって変動しやすく、全身状態の変化もすみやかであるにもかかわらず、その変化を表現することが困難である。よって、異常の早期発見のためには、バイタルサインの変動に十分留意しなければならない。

表1　バイタルサインの比較

生理機能	乳児	幼児	成人
脈拍数 (/分)	120～130	100～110	60～80
呼吸数 (/分)	30～40	20～30	16～18
体温 (℃)	36.0～37.4	36.0～37.4	35.5～36.9
血圧mmHg 収縮/拡張)	90/60	100/60	120/80
体重 (kg)	10	20	60

　脈拍は、少ない1回拍出量を心拍数の増加で補うため、成人に比べて脈拍数は多くなる。

　呼吸は、左右の肋骨が平行に走行していることや肋間筋などの発達が未熟なことなどから、成人に比べて1回換気量を増加させにくく、酸素の必要消費量は呼吸数で補っている。また、酸素予備量に対して酸素消費量が多いため、低酸素状態の影響を受けやすい（図1）。

　体温は、体温調節機構や発汗機能が未熟であり、体重あたりの体表面積が大きく、皮下脂肪組織

も少ないことから環境温度の影響を受けやすい。

血圧は、心臓（左心室）が未熟なため、収縮期血圧が低い。

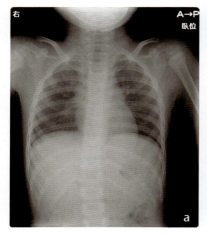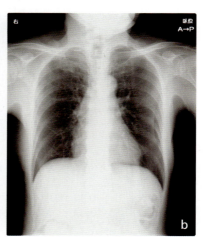

図1 乳幼児と成人の胸郭の比較
a：1歳　**b**：成人

II 歯科的対応

（1）歯科治療上必要な対応や留意点

歯科疾患に対する治療内容は成人のそれと変わることはあまりないが、治療に対する協力は期待できない。

①局所麻酔

局所麻酔の経験が初めてであることが多いため、本人や家族のアレルギーに対する問診は十分に行わなければならない。また、処置当日は体調を十分聴取しておく。

麻酔操作については恐怖心を与えないことが重要である。注射器がなるべく視界に入らないよう工夫する。刺入時の疼痛緩和に表面麻酔は必須である。注射針は33Gなどの細い針を使用する。カートリッジは体温に近い状態で用い、注入はまず、皮内注射の要領で粘膜下に少量注入してから緩徐に追加していく。

乳幼児の局所麻酔による偶発症で最も多いのは咬傷である。事前に保護者には、麻酔効果の持続時間や未知の違和感であることから、噛んだり吸ったりしないよう注意深く観察することを十分説明しておく必要がある。

②投薬

乳幼児は、肝臓や腎臓などの臓器が十分機能していないので、薬の量や種類に留意しなければならない。したがって、服用は回数やタイミング、剤形に配慮する。

用量は、添付文書にも記載されているが、算出は体表面積、年齢、体重などから換算する。以下に、主な算出方法を列挙する。

A．体表面積近似値

a．Augsberger（II）の式（2歳以上）

小児薬用量＝（年齢×4＋20）/100 ×（成人量）

B. 体表面積

a. Crawford 式

小児薬用量＝（体表面積：[m^2]）/1.73 ×（成人量）

　　※体表面積 [m^2] ＝体重 [m^2] の 0.425 乗×身長 [m^2] の 0.725 乗× 0.007184

b. Von Harnack の表（**表2**）

表2　Von Harnack の表

年齢	未熟児	新生児	3か月	6か月	1歳	3歳	7.5歳	12歳	成人
量	1/10	1/8	1/6	1/5	1/4	1/3	1/2	2/3	1

C. 年齢

a. Young 式

小児薬用量＝（年齢）/（12 ＋年齢）×（成人量）

③神経発達障害

　神経発達障害は先天異常とは異なり、目に見える障害ではないため診断が困難であり、障害により診断の時期には差がある。神経発達障害がみられる場合には、必要に応じて全身麻酔などの全身管理下での歯科治療を考慮する。

　発達障害の診断には、世界保健機構（WHO）の疾病及び関連保健問題の国際統計分類（ICD；International Statistical Classification of Diseases and Related Health Problems）の ICD-10 や、アメリカ精神医学会の診断基準 DSM（Diagnostic and Statistical Manual of Mental Disorders）の DSM-5 がよく用いられるが、その多くはそれぞれで診断名が異なる。

　発達障害のなかで、乳幼児期に診断されることがあるのは、DSM-5 では、知的能力障害や、自閉スペクトラム症／自閉症スペクトラム障害、注意欠如・多動症／注意欠如・多動性障害などである。

A. 知的能力障害（ID；intellectual disability）

　知的能力障害は発達期に発症し、概念的、社会的、および実用的な領域における知的機能と適応機能両面の欠陥を含む障害である。さまざまな中枢神経系疾患が原因となるため、正しい診断を受けて、早期に治療・療育・教育を行う必要があり、家族への支援もかかせない。

　DSM-5 における診断では、3つの基準を満たさなければならず、重症度は軽度・中等度・重度・最重度に分類される（**表3**）。障害が重度であれば早期に診断可能であるが、軽度の場合は診断が遅れる。幼児期には、言葉の遅れ、言葉数が少ない・理解している言葉が少ないなどから疑われる。また、合併症が先に気づかれていた後に ID が判明することもある。

　原因は、染色体異常、感染症や外傷などの出生前・周産期・出生後障害が挙げられる。改善させることは難しいものの、恵まれた環境下では適応機能などが向上する可能性が十分あることから、本人だけでなく家族への支援も欠かせない。

表3　DSM-5 における知的能力障害（ID）の診断基準

A. 臨床的評価および個別化、標準化された知能検査によって確かめられる、論理的思考、問題解決、計画、抽象的思考、判断、学校での学習、および経験からの学習など、知的機能の欠陥。

B. 個人の自立や社会的責任において発達的および社会文化的な水準を満たすことができなくなるという適応機能の欠陥。継続的な支援がなければ、適応上の欠陥は、家庭、学校、職場、および地域社会といった多岐にわたる環境において、コミュニケーション、社会参加、および自立した生活といった複数の日常生活活動における機能を限定する。

C. 知的および適応の欠陥は、発達期の間に発症する。

B. 自閉スペクトラム症／自閉症スペクトラム障害（ASD；autism spectrum disorder）

自閉スペクトラム症／自閉症スペクトラム障害は、「対人関係の障害」「**コミュニケーションの障害**」「パターン化した興味や活動」などの特徴をもつ障害で、生後まもなくから明らかになる。

原因は、遺伝的要因や先天性の脳機能障害が原因と考えられている。胎内環境や周産期のトラブルなどの関与も指摘されている。有病率は約500人に1人いるといわれ、軽症まで含めると、約100人に1人いるといわれる。男女比は約4：1で、自閉症者の近親者では、発生頻度が約5～10倍になる。てんかんを合併していることも少なくなく、その場合は薬物療法を行う。

アスペルガー障害は、DSM-5では診断名から削除されたが、広義の「自閉症」の一型で、自閉症の3つの特徴のうち「対人関係の障害」と「パターン化した興味や活動」の2つの特徴を有し、特別なコミュニケーションの障害がないとされている。幼児期における言語や知能の発達の遅れがないことから診断されにくいが、「ひとり遊びを好む」「同じ遊びを繰り返す傾向が強い」「行動のパターン化」などの特徴から、この時期に診断されることも増加している。

C. 注意欠如・多動症／注意欠如・多動性障害（AD/HD；attention-deficit/hyperactivity disorder）

注意欠如・多動症／注意欠如・多動性障害は、「不注意」と「多動・衝動性」を主な特徴とする発達障害の概念の一つである。AD/HDは、家庭・学校生活でさまざまな困難をきたすため、環境や行動への介入や薬物療法が試みられる。

有病率は、小児では約3～7％程度とされ、前頭葉や線条体のドーパミンの機能障害や遺伝的要因が関連していると考えられている。小学校入学時までに症状が現れることが多い。治療は、**薬物療法**、環境への介入、行動への介入などを組み合わると効果が高いといわれている。薬剤には、メチルフェニデート、アトモキセチンなどがある。

（石垣佳希）

【参考文献】
1) 古屋英毅，金子　譲，他編：歯科麻酔学．第6版，455-456，医歯薬出版，東京，2005.
2) American Psychiatric Association，高橋三郎他監訳：DSM-5 精神疾患の分類と診断の手引．17-41，医学書院，東京，2014.
3) 厚生労働省，e-ヘルスネット，＜https://www.e-healthnet.mhlw.go.jp/＞.

14 ≫ がん（周術期口腔機能管理を除く）

Ⅰ 疾患の概要

（1）がんと歯科診療

①背景

がんは、異常に分裂した細胞からなる**増殖性**の組織で、病理学的には**浸潤性**を示す[1]。がんは、発生部位である原発巣から周囲組織内へ浸潤して増殖を続け、脈管内に浸潤した細胞は、リンパや

血流によって転移する。生命の維持に必須の部位が冒されると、生命が脅かされることになる。

1981年以降、がんは日本人の死因第1位であり、厚生労働省の統計によると、2014年のがんによる死亡数は年間約37万人、総死亡数の約30%を占めている。がんの罹患数では、2008年に新たにがんと診断された人は、約75万人と推計される。日本人の2人に1人はがんに罹り、3人に1人はがんで死亡するという身近な病気である。

②がん治療に関わる有害事象

近年、がんの治療方法は目覚ましく進歩し、治療成績の向上による生命予後の延長が著しい。一昔前までの不治の病といったイメージは払拭されつつあり、がん患者の多くは、治療後に社会復帰を果たしている。歯科医師は、口腔がん診療に直接携わり、耳鼻咽喉科や頭頸部外科などと境界領域を接している。本領域のみならず、他科との連携は必須であり、化学療法、放射線療法の有害事象としての口腔粘膜炎、骨転移の治療薬として使用する骨修飾薬の有害事象である顎骨壊死等への対応など、その意義についての認識は高まりつつある。

③がん治療とチーム医療

がん治療は、治療効果を確保したうえで苦痛を軽減し、安全に行う必要がある。がん治療に伴う重篤な有害事象によって、治療の完遂が難しくなり、結果的に治療の効果が低下することもある。がんの症状は、有害事象を含め多岐にわたるため、専門性の高い多種多様な医療スタッフと情報を共有し、業務を分担しつつ互いに連携・補完し、患者の状況に的確に対応する包括的チーム医療が求められている[2]。

（2）がん化学療法

抗がん薬は、がん細胞に作用するだけでなく、細胞分裂の盛んな骨髄や、turn overの短い粘膜などの正常細胞にも作用する。がん化学療法の有害事象には、骨髄抑制、消化器・皮膚症状、心・肺毒性、神経障害、肝・腎障害、アレルギー反応などがある[3]。

（3）放射線治療

放射線治療に伴う有害事象には、治療中あるいは終了直後にみられる急性（早期）反応、数か月以降に出現する遅発反応、数年後にみられる晩期反応がある[3]。急性反応として食欲不振、悪心、嘔吐、全身倦怠感などが現れる。照射野に限局して生じる局所反応は、皮膚、粘膜、骨髄などの細胞分裂を繰り返している組織に生じる。遅発・晩期反応の皮膚潰瘍や骨壊死などは、発症すると治療に難渋することが多い。

（4）骨吸収抑制薬

①作用機序

がんの骨転移や骨粗鬆症の治療の一つにビスホスホネート（bisphosphonate；BP）製剤やモノクローナル抗体製剤がある。BP製剤は、骨のハイドロキシアパタイト（hydoroxyapatite；HA）と強い親和性を示し、骨吸収抑制作用がある。骨基質のHAに結合したBP製剤は、骨吸収の際に破骨細胞に取り込まれ、その機能を抑制する。また、破骨細胞のアポトーシスを起こし、骨吸収を抑制する。モノクローナル抗体製剤であるデノスマブは、破骨細胞の形成と活性化に必須の因子であるRANKL（receptor activator of NF-κB ligand）の作用を阻害する。破骨細胞による骨吸収を

抑制する結果、骨転移が抑制され骨量が増加する。

②骨吸収抑制薬の有害事象

骨吸収抑制薬関連顎骨壊死（anti-resorptive agent-related osteonecrosis of the jaw；ARONJ）や、大腿骨非定形骨折がある。ARONJ の頻度は数％と必ずしも高くないが、副腎皮質ステロイド薬などとの併用や薬剤効果の増強などにより、臨床的に患者数の増加が予想され、注意が必要である。

Ⅱ　歯科的対応

（1）がん化学療法

①骨髄抑制

分子標的薬を除くほとんどの抗がん薬には、好中球減少や血小板減少、貧血などの骨髄抑制が認められる[4]。発熱性好中球減少症は、重篤な感染症に至ることもあるため、抗菌薬の投与や顆粒球コロニー刺激因子（granulocyte-colony stimulating factor；G-CSF）の投与などを考慮する必要がある。

歯科治療に際しては、抗がん薬の種類、投与間隔を聴取し、血液検査結果を参照する。発熱など副作用の有無を確認し、発熱時はすべての歯科治療を控える。白血球や血小板の著しい低下がみられる場合は、術後の感染や出血のリスクがある。したがって、血液データの改善を待つか、あるいは緊急性のある外科処置などが必要な場合は、術前からの抗菌薬の投与を検討する。

②消化器症状

悪心や嘔吐、口内炎を含む粘膜炎が現れる。抗がん薬の種類によって、発生頻度や重症度に差はあるが、40 ～ 70％に口内炎を発症する[5]。発生機序として、抗がん薬により口腔粘膜上皮の生理的な turn over が阻害され、抗がん薬投与 7 ～ 10 日目に初期の口内炎が起こる。10 ～ 14 日目には、抗がん薬による白血球減少によって、局所感染による二次的な口内炎が生じると考えられている[6]。その後は自然に治癒するが、全身状態や口腔内の衛生管理が低下すると、感染によって炎症が重症化し、治癒が遅延する。口内炎による摂食嚥下障害は、QOL を著しく低下させ、がん治療の継続が困難になることもある。

③その他

歯性感染症や味覚異常、口腔乾燥症などの症状が現れる。抗がん薬により、感染に対する生体の防御機能は低下する。さらに、悪心・倦怠感などで口腔内の衛生状態が悪化すると感染が起こりやすくなる。免疫力が低下した場合、それまで症状のなかった慢性歯周炎が、深い歯周ポケット内での嫌気性菌増殖により、急性転化して疼痛や腫脹などの症状をもたらすことがある。特に易感染状態では、敗血症に注意が必要である。

副作用の症状を軽減するため、口腔内環境を良好に保つことの重要性が報告されている。がん治療を開始する少なくとも 2 週間前までには、侵襲を伴う歯科治療を終了していることが望ましい。抗がん薬治療期間中も継続して管理を行い、良好な口腔内環境を維持する必要がある。

（2）放射線治療

①照射による口腔症状

口腔や鼻腔、咽頭、喉頭などの頭頸部のがんやリンパ腫に対する放射線治療では、口腔が照射野

に含まれることがある。その場合、口内炎や味覚異常、口腔乾燥症などが現れる。放射線性口内炎は、抗がん薬による口内炎と比べ、重症・長期化する傾向がある。そのために照射継続が困難になることもある。

症状は、治療開始20Gy前後から口腔粘膜の発赤、浮腫、紅斑が出現する。照射線量が増加するにつれ、びらんや潰瘍を認めるようになる。びらんや潰瘍の表面は淡黄色の偽膜で覆われ、接触痛が強く、易出血性である。照射が終わると通常3〜4週ほどで徐々に改善する。

照射を受けた唾液腺組織は、腺房細胞が傷害され分泌機能が低下する。なかでも漿液性細胞の損傷が先行するため、早期より唾液の粘稠性が増加する。さらに50Gy以上の高線量の照射では、不可逆的な腺房細胞の萎縮が起こり、唾液の分泌量は著しく低下し、口腔乾燥が持続する。

②歯科治療と放射線

放射線が照射された顎骨は、感染に対する抵抗力が低下する。治療後数年経過しても、抜歯や根尖病巣、歯周炎などの歯性感染を契機に顎骨骨髄炎や骨壊死を生じる危険性があるため、抜歯を要する歯は照射開始前に処置する必要がある[7-10]。

放射線照射後は定期的に診察を継続する。侵襲的な歯科治療はできるかぎり避け、保存的に治療する。抜歯をする際は、照射範囲や照射量を確認し、抜歯予定の歯が照射範囲に含まれていないことを確認する。抜歯が必要と判断された場合は、放射線性骨壊死の発症リスクを念頭に、予防的に抗菌薬を投与する。できるかぎり侵襲の少ない術式を用い、骨露出部は一期的に縫合閉鎖する。骨壊死を起こした場合、保存的な治療が困難なことが多く、腐骨の外科的な除去が必要な場合がある。

口腔乾燥は、照射開始の約2週後から始まり、終了後も症状の回復には時間がかかる。唾液が少ないと口の中が不快に感じられ、味覚が低下する。唾液による自浄作用の低下により、口腔内の細菌が増えやすく、照射後短期間で多発性の齲蝕が生じることがある[9,11]。

（3）骨修飾薬

①歯科治療時の留意点

ARONJについて、顎骨壊死検討委員会ポジションペーパー2016[12]によると、骨吸収抑制薬の投与が予定されている場合、主治医である医師と緊密に連携をとり、ARONJが発症した場合の対応について十分に協議、検討する。患者には、ARONJ発生のリスクについて説明し、ARONJの病状、経過、予後、および処置などについて正確な情報を提供する。すべての歯科治療は、投与開始の2週間前までに終えておくことが望ましい。骨吸収抑制薬投与中は、定期的な口腔内診査を推奨する。がん患者で骨吸収抑制薬の投与を遅らせることができない場合では、骨吸収抑制薬投与と歯科治療を並行して進めることもやむを得ない。

骨吸収抑制薬を投与中の場合は、感染の原因となりうるものを可及的に取り除く。できるだけ保存的な歯科治療を行うが、ARONJ発症の誘因となる抜歯など、侵襲的歯科治療が避けられない場合、術前から抗菌薬を投与し、侵襲の程度、範囲を可及的に最小に抑え、処置後に残存する骨の鋭端は平滑にし、創部は骨膜を含む口腔粘膜で閉鎖する。骨吸収抑制薬を投与中のがん患者の場合は、原則として休薬しない。がんの骨転移は基本的に進行性であり、疼痛や機能障害を引き起こす。骨転移の治療法選択は、治癒よりも期待される予後を念頭におく必要がある（「第4章2-3）BP、抗ランクル抗体」p.217参照）。

（丹沢秀樹）

【参考文献】

1) 秦　順一監修：標準病理学．第3版，医学書院，東京，2006．
2) 厚生労働省．チーム医療の推進について（チーム医療の推進に関する検討会 報告書），＜http://www.mhlw.go.jp/shingi/2010/03/dl/s0319-9a.pdf＞；2010 ［accessed 16.09.30］．
3) 日本臨床腫瘍学会：新臨床腫瘍学－がん薬物療法専門医のために．南江堂，東京，2006．
4) Bodey GP, Buckley M, et al：Quantitative relationships between circulating leukocytes and infection in patients with acute leukemia. Ann Intern Med 64：328-40, 1966.
5) Lalla RV, Sonis ST, et al：Management of oral mucositis in patients who have cancer. Dent Clin North Am 52：61-77, ⅷ, 2008.
6) Sonis ST：A biological approach to mucositis. J Support Oncol 2：21-36, 2004.
7) Reuthe T, Schuster T, et al：Osteoradionecrosis of the jaws as a side effect of radiotherapy of head and neck tumour patients－a report of a thirty year retrospective review. Int J Oral Maxillofac Surg 32：289-295, 2003.
8) Chang DT, Sandow PR, et al：Do pre-irradiation dental extractions reduce the risk of osteoradionecrosis of the mandible？ Head Neck 29：528-536, 2007.
9) 浅井昌大，全田貞幹，他：頭頸部がん化学療法をサポートする口腔ケアと嚥下リハビリテーション．オーラルケア，東京，2009．
10) 飯田善幸，鬼塚哲郎，他：上下顎骨骨髄炎・壊死．耳喉頭頸 81：683-687，2009．
11) Horiot JC, Schraub S, et al：Dental preservation in patients irradiated for head and neck tumours；a 10-year experience with topical fluoride and a randomized trial between two fluoridation methods. Radiother Oncol 1：77-82, 1983.
12) 米田俊之，萩野　浩，杉本利嗣，太田博明，高橋俊二，宗圓　聰，田口　明，永田俊彦，浦出雅裕，柴原孝彦，豊澤　悟：骨吸収抑制薬関連顎骨壊死の病態と管理：顎骨壊死検討委員会ポジションペーパー2016．

15 》 その他特殊な対応が必要な患者

（1）AIDS

Ⅰ　疾患の概要

① AIDS とは

　AIDS（エイズ）とは acquired immunodeficiency syndrome の略称で、**後天性免疫不全症候群**と訳されている。

　病原体は、**ヒト免疫不全ウイルス（HIV；human immunodeficiency virus）**による感染症である。HIV はレトロウイルスの一種で、HTLV-Ⅲ（ヒト細胞性白血病ウイルスⅢ型）とも呼ばれ、AIDS 患者および ARC（AIDS-related complex：エイズ関連症候群）患者から HIV 抗体が高率に検出される。

　感染経路は、①同性愛など性的接触による感染、②薬物の静脈注射、特に注射針の共用による麻薬の常用者に多い、③血友病患者に対する輸入血液製剤に混入した AIDS ウイルスからの感染など、輸血や血液、唾液、精液を介して感染する。日常歯科臨床において、抜歯、歯石除去、歯周手術などの観血処置の際に歯科医が感染する機会は少なくない。

② AIDS の診断

　AIDS の診断は、HIV 抗体の各種検出方法によって診断される。

　　①酵素抗体法（ELISA 法）：スクリーニング試験

　　②ゼラチン粒子凝集反応法（PA 法：受身粒子凝集反応法）：スクリーニング試験

　　③免疫蛍光法（IFA 法）、間接蛍光抗体法：確認試験

　　④ウエスタンブロット法（WB；Western Blot 法）：確認試験。biotin-avidin 反応系応用

通常、酵素抗体法（ELISA法）およびゼラチン粒子凝集反応法（PA法）で、HIV抗体の有無をスクリーニング検査し、陽性の場合、免疫蛍光法（IFA法）あるいはウエスタンブロット法（WB法）で確認試験を行う。検査上の注意として、AIDS治療と感染に対する医学的および社会的対応が十分でない現在、HIV抗体の検査は、患者のプライバシーと人格権を守るために、患者が検査を受けることに承諾したときにのみ施行され、検査結果は主治医のみに報告される。

③ AIDS治療の現状

①早期に強力な抗HIV療法を開始すること。

②治療目標は、血漿中ウイルス量（HIV RNA量）を検出限界以下に抑え続けること。

③強力な多剤併用療法（HAART；highly active antiretroviral therapy）を行うこと。

を原則とする。母子感染にも有効である。

現在行われている治療方法[1]は、ヌクレオシド系逆転写酵素阻害薬2剤とプロテアーゼ阻害薬の三者併用療法が基本である。日本においては、全国のエイズ拠点病院によって治療がなされている。

Ⅱ 歯科的対応

①口腔顎顔面領域に生じるAIDSの兆候

HIVウイルスは、リンパ球に親和性を有し、細胞性免疫の機能低下を引き起こす。HIV感染後発症したものをAIDSと呼び、その結果全身臓器に免疫不全症を生じ、日和見感染（カンジダ、カリニ肺炎など）やヘルペスウイルスに感染しやすく、単純疱疹、帯状疱疹を発症し、悪性腫瘍（カポジ肉腫など）で生命を失うことになる（**図1**）。HIVウイルスに感染しても、AIDSに移行しなければ免疫不全を生じることはない。

AIDSの病期は大きく3期に分けられる。

A. 感染初期（急性期）

感染後2～8週経ってから発熱、倦怠感、筋肉痛など、インフルエンザ様症状が出現する。

B. 無症候期

2～3週間続いて自然に消退し、無症状期（AC；asymptomatic carrier、無症候キャリア）に入る。著しい速度で、毎日数億個前後のウイルスが複製される。ウイルスはCD4陽性リンパ球に感染し、CD4陽性リンパ球は平均2.2日で死滅するといわれている。無症候期では、ウイルスとCD4陽性リンパ球数が平衡状態を呈する。

C. AIDS発症期

HIV感染後AIDS発症までの潜伏期は、平均8～12年で、ウイルスが優位となって血漿中ウイルス量（HIV RNA量）が増加し、CD4陽性リンパ球が減少して免疫不全状態となり、AIDSを発症する。血漿中ウイルス量（HIV RNA量）はHIV感染症の進行速度を示し、CD4陽性リンパ球数はHIV感染者の免疫状態を示す。治療開始基準は、血漿中ウイルス量が5,000～20,000コピー/mL以上、CD4陽性リンパ球数は500/mL以下である。感染に関してはB型肝炎ウイルス（HBV）より感染力は弱く、消毒はHBVと同様に扱えば問題はない。

②歯科治療上の注意点

AIDSを発症した患者の口腔内に生じる日和見感染である口腔カンジダ症[2]、ヘルペスウイルスの感染によって生じる単純疱疹や帯状疱疹に対しては、抗真菌薬や抗ウイルス薬が対症的に用いられている。

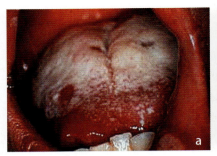 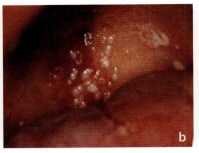 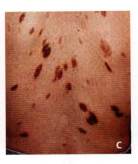

図1　40歳男性、AIDS発症
a：口腔内症状：舌白苔、口腔カンジダ症、口腔乾燥症　b：ヘルペス性口内炎　c：皮膚カポジ肉腫（血管肉腫）

（2）臓器移植

I　疾患の概要

①臓器移植と現状

　臓器移植（organ transplantation）は、損傷あるいは失われた臓器の機能を代行させるために他の正常な臓器を移植することで、自分の臓器を移植する**自家移植**（autogenic transplantation）と、他人の臓器を移植する**他家移植**（allogenic transplantation）の２つがあるが、多くは後者の他家移植を指す。歴史的には骨、角膜移植に次いで腎臓移植を、1954年ハーバード大学のJ.マレーが１卵性双生児で成功したのが端緒となって世界各国で試みられるようになり、透析治療とともに慢性腎不全患者の救命が可能となった。

　他家移植において、臓器をもらうほうを**レシピエント（recipient）**あるいは臓器受給者と呼び、臓器を提供するほうを**ドナー（donor）**あるいは臓器提供者と呼ぶ。さらに、臓器移植は、生きているドナーから提供される「生体移植」と、死亡後のドナーから提供される「死体移植」があるが、日本においては脳死をヒトの死とする2010年臓器移植法改正により、心臓、肺、肝臓、小腸などの臓器移植が可能になった。一方、臓器を提供するドナーの条件として、生前の意思を尊重して日本臓器移植ネットワークに登録していなければならない。免疫抑制薬の発達により、血液型が違っても臓器移植は可能である。骨髄移植は「生体移植」の一つである。

②臓器移植後組織拒絶反応の防止

　心臓、肺、肝臓、小腸や骨髄移植など臓器移植において、**組織拒絶反応**の発症を抑えることを目的に、副腎皮質ホルモン薬であるメチルプレドニゾロン（methylprednisolone）、シクロスポリンA（cyclosporin A）、アザチオプリン（azathioprine）、タクロリムス（tacrolimus）などの免疫抑制薬が投与され、これらの免疫抑制薬は、移植後２週間から漸次減量して低濃度で継続的に維持される。腎移植の場合、通常移植１日前からシクロスポリンとして１日量９～12mg/kgを１日１回または２回に分けて経口服用し、以後１日２mg/kgずつ減量する。維持量は１日量４～６mg/kgを標準とするが、症状により適宜増減する。心移植、肺移植、膵移植、肝移植の場合、通常移植１日前からシクロスポリンとして腎移植よりやや多めの１日量14～16mg/kgを１日２回に分けて経口服用し、以後徐々に減量し、維持量は１日量５～10mg/kgを標準とするが、症状により適宜増減する。骨髄移植の場合、通常移植１日前からシクロスポリンとして１日量６～12mg/kgを１日１回または２回に分けて経口服用し、３～６か月間継続し、その後徐々に減量し中止する。いずれも、移植後は免疫抑制状態になるため、感染防止のためにクリーン・ルームで管理される。

II 歯科的対応
①口腔顎顔面領域に生じる臓器移植患者の合併症
臓器移植後に生じる GVHD が生じることがある。GVHD の項で解説する。
②歯科治療上の注意点
臓器移植を行う 1 か月前には、感染源となりうる齲蝕、根尖病巣、場合によっては智歯周囲炎発症の危険性がある智歯の抜歯などの治療をあらかじめすませておく必要がある。特に、白血病再発症例や急性骨髄性白血病に対する治療では、骨髄移植前に多剤大量制がん薬の投与と、照射量 12Gy 前後の全身照射（total body irradiation；TBI）後に骨髄移植（bone marrow transplantation；BMT）が行われるため、移植前の顎口腔領域の感染源の除去が必要である。

（3）GVHD

I 疾患の概要
① GVHD とは
GVHD（graft-versus-host disease：移植片対宿主病）とは、臓器移植後に生じる合併症の一つである。レシピエントがドナーからの移植片（graft：グラフト）を免疫応答によって排除するものを拒絶反応と呼ぶのに対して、GVHD はグラフトが宿主（host）であるレシピエントを攻撃することによって生じる。発症時期によって、**急性 GVHD** と **慢性 GVHD** がある。急性 GVHD は移植後 100 日以内に発症し、皮疹、肝障害、下痢などが主症状で、T 細胞によって引き起こされると考えられている。慢性 GVHD は移植後 100 日以降に発症し、移植生着後に造血幹細胞から新たに分化・成熟した T 細胞によって引き起こされると考えられている。自己免疫疾患に類似した症状を呈し、慢性 GVHD はその症状が口腔に発現する場合が多いため、診断に口腔扁平苔癬様症状や、口唇腺の生検が有用である[4,5]（**図2**）。

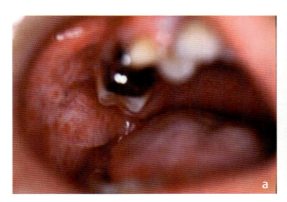
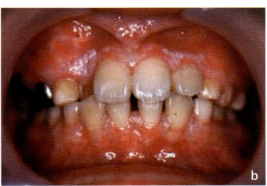
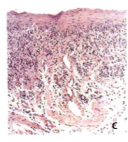
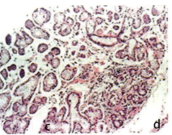

図2 12 歳男子、骨髄移植後 105 日の口腔内所見
a,b：口腔扁平苔癬様の頬粘膜びらんと歯肉の白斑がみられる。口腔は乾燥している。慢性の GVHD と診断された。
c,d：頬粘膜および口唇腺の病理組織学的所見。リンパ球浸潤の病変が著明である。

② GVHD の治療の現状

慢性 GVHD に対する治療は、１〜２臓器に限局し、かつ機能異常をきたしていない場合には、局所療法を選択する。３臓器以上に及ぶ場合、または１臓器に限局していても機能障害を呈する場合で、中等度以上の重症度を示す場合には全身療法の適応となる[6]。

③ 輸血後 GVHD

輸血後に生じる GVHD（post-transfution GVHD；PT-GVHD）は輸血後２〜30日後に発症し、頻度は 0.1 〜 1％とまれであるが、新鮮血輸血後に生じ、臨床症状として発熱、皮膚病変、肝障害、下痢を必発し、最終的には汎血球減少から敗血症などの重症感染症により死亡率がきわめて高い。

組織適合性のない２者間で輸血が行われた場合に、輸血血液に混入したドナーのリンパ球が受血者を非自己と認識して拒絶反応が生じると考えられている。対策としては、新鮮血輸血を避けるか輸血血液の放射線照射が有効である[7]。

Ⅱ　歯科的対応

① 口腔顎顔面領域に生じる GVHD の兆候

口腔扁平苔癬様症状や白板症、硬化性病変による開口制限を呈する。また、口腔カンジダ症や歯肉炎の所見を呈することもある。

② 歯科治療上の注意点

移植直後は免疫抑制薬の投与によって感染しやすい状態にあるため、移植後６か月は観血的治療は避けるほうが望ましいとされている。免疫機能が低下すると、口腔カンジダ症やヘルペスウイルス感染を伴いやすいため、抗真菌薬や抗ウイルス薬の投与が必要である。

（又賀　泉）

【参考文献】
1）Sax PE, Wohl D, Yin MT, et al：Tenofovir alafenamide versus tenofovir disoproxil fumarate, coformulated with elvitegravir, cobicistat, and emtricitabine, for initial treatment of HIV-1 infection；two randomised, double-blind, phase 3, non-inferiority trials. Lancet 385：2606-2015, 2015.
2）Meiller TF, Jabra-Rizk MA, et al：Oral Candida dubliniensis as a clinically important species in HIV-seropositive patients in the United States. Oral Surg Oral Med Oral Pathol Oral Radiol Endod 88：573-580, 1999.
3）Santos GW, Tutschka PJ, Brookmayer R, et al：Marrow transplantation for acute nonlymphocytic leukemia after treatment with busulfan and cyclophosphamide. N Engl J Med 309：1347-1353, 1983.
4）篠原正徳，中村誠司：移植片対宿主病（GVHD）．日口粘膜誌 4：1-24，1998.
5）桜井一成，吉岡　済，他：骨髄移植後の慢性GVHDにおける口唇腺生検材料による評価．厚生年金病院年報 21：283-289，1995.
6）日本造血細胞移植学会：造血細胞移植ガイドライン GVHD．2008.
7）高橋孝喜，十字猛夫：輸血後GVHD．Current therapy 7：1056-1061，1989.

2 患者管理上問題となる薬剤服用患者への対応

1 >> 抗腫瘍薬

（1）抗腫瘍薬とは

　抗腫瘍薬（抗がん薬）とは、悪性腫瘍（がん）の増殖を抑えることを目的とした薬剤である。がんの三大治療である手術、化学療法、放射線療法のうち化学療法に入る。抗腫瘍薬の目的は大きく3つに分かれ、単独治療で治癒を目指すもの（血液腫瘍などが対象）、手術、放射線治療と併用して治療効果を上げる補助療法（ほとんどの固形がんが対象）、そして症状緩和、延命のための治療に分かれる。抗腫瘍薬の種類として、従来は細胞分裂の早いがん細胞の性質に狙いを定めた薬剤が主流であったが、近年はがんの分子生物学的性質に着目した分子標的薬が登場し、治療成績が劇的に向上している。また、近年治癒を期待できないがんであっても、その増殖を抑えることにより、少しでも長い期間QOLを改善しながら日常生活を送れるよう維持する目的で使用されることも多い。

　したがって、現在は多彩な種類の抗腫瘍薬が登場し、多くのレジメ（使用法）が存在することから、以前にもまして多彩な有害事象が報告されていることが知られている。また、担がん状態（がんが体の中で消失せず残っている状態）であっても、抗腫瘍薬で一時的にがんの進行が抑制され日常生活を送っている患者もいることから、抗腫瘍薬を服薬中の患者が歯科診療所を訪れる機会は増えている。

（2）従来の抗腫瘍薬と分子標的薬の違い

　従来の抗腫瘍薬は細胞周期に作用することにより、増殖速度が速い細胞に選択的に薬理作用を現す（図1）。このため、細胞分裂を起こす正常な細胞も標的となるため、選択毒性が低いことが問題となる。特に細胞分裂の速い、造血細胞、腸管上皮や粘膜上皮の基底細胞といった正常細胞は標的となりやすく、高い割合で白血球、赤血球、血小板の減少や、口腔粘膜炎が発現する（図2）。

　一方、分子標的薬は、細胞の増殖や浸潤、転移などに関わるがん細胞特有の分子をターゲットとするという考えに基づいて創生された薬であり、選択毒性が高いとされる。しかし、がんの進行に影響を与える特定の分子は、正常細胞にも存在するため、副作用は発現する。しかも、標的分子が異なると副作用も異なるため、薬剤の種類の分多彩な副作用が存在する。例えば、頭頸部癌に適応のセツキシマブ（アービタックス®）は、上皮成長因子受容体（EGFR）に結合して、EGFRの働きを阻害するモノクローナル抗体であるが、その副作用はアレルギー反応・皮膚症状・下痢・低マグネシウム血症である。また、進行性乳癌の治療で用いられる、mTOR阻害薬エベロリムス（アフィニトール®）は、口腔粘膜炎が約60％に発現し、重篤な副作用として間質性肺炎が挙げられる。したがって、分子標的薬のおのおのの副作用について確認しておく必要がある。

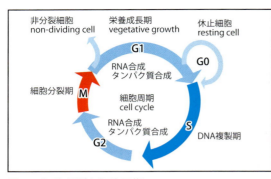

図1　細胞分裂と細胞周期

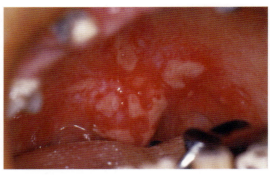

図2　抗腫瘍薬（TS-1）により発症した口腔粘膜炎

（3）従来の抗腫瘍薬の主な副作用と歯科治療上の注意

　従来の抗腫瘍薬の種類と代表的な副作用を**表1**に示す。主な副作用として、血液毒性（好中球減少による易感染）、貧血、血小板減少（易出血性）、消化管症状（食欲不振、胃部不快、悪心・嘔吐、下痢）、肝機能障害、腎機能障害、間質性肺炎、心毒性、皮膚障害、粘膜炎、脱毛などが挙げられる。また、抗腫瘍薬が原因による二次性がんの発生も問題となる。

　歯科治療上注意しなければならない主な副作用は、血液毒性と粘膜炎の発現である。抗腫瘍薬を服用中の患者については、必ず主治医に対診し、歯科治療上の注意点について確認することが重要である。血液毒性と口腔粘膜炎の副作用については、歯科治療を妨げる大きな要因であり、個々の抗腫瘍薬によって発現頻度が異なるため、必ず投薬内容を確認する。主治医と適切に連携をとり、患者の全身状態が落ち着いていれば（寛解期）、通常の歯科治療を完遂することは可能である。ただし、抗腫瘍薬の種類にかかわらず、口腔環境を改善させることにより、口腔内に発生する有害事象の重症化を予防できることは認識すべきである（本章「3-1）がん治療患者の口腔管理（周術期

表1　従来の抗腫瘍薬の種類とその副作用

従来の抗腫瘍薬	種類	主な副作用
アルキル化薬： DNAをアルキル化しDNA合成を阻害する（全周期に作用）	イフォスファミド（IFO）、シクロホスファミド（CPA）、メルファラン（L-PAM）、ダガルバジン（DTIC）など	血液毒性、粘膜炎
白金化合物： DNAと結合しDNA合成を阻害する（全周期に作用する）	シスプラチン（CDDP）、カルボプラチン（CBDCA）、ネダプラチン（CDGP）など	腎障害、嘔吐、悪心、末梢神経障害、粘膜炎
代謝拮抗薬： 核酸代謝に拮抗する（S期に作用）	フルオロウラシル(5-FU)、テガフール(FT)：5-FUのプロドラッグ、テガフール・ギメラシル・オテラシルカリウム（TS-1）、メトトレキサート（MTX）など	血液毒性、粘膜炎
トポイソメラーゼ阻害薬： DNAトポイソメラーゼを阻害することによって、DNA合成を阻害する（S期に作用）	イリノテカン（CPT-11）、エトポシド（EPT）など	血液毒性、粘膜炎、脱毛
微小管阻害薬： 微小管（細胞分裂時DNAを引き寄せる細胞骨格）を阻害する（M期に作用）	ドセタキセル（DTX）、パクリタキセル（PTX）、ビンクリスチン（VCR）、ビンブラスチン（VLB）など	血液毒性、脱毛、末梢神経障害、口内炎
抗がん生物質： DNA傷害作用、タンパク合成阻害（G2およびM期に作用）	塩酸ブレオマイシン（BLM）、硫酸ペプロマイシン（PEP）、アントラサイクリン系（ダウノマイシンDNR）など	肺線維症、粘膜炎、心毒性（アンスラサイクリン系）

口腔機能管理)」〈p.228〉を参照)。

①血液毒性

　抗腫瘍薬の代表的な副作用である血液毒性は、白血球減少、血小板減少、貧血として現れる。

　白血球減少は、一般に好中球数が 2,000/mm^3 以下になると抜歯などの侵襲的歯科治療で術後感染をきたしやすいため、回復を待ってから行うべきである。また、好中球数が 500～1,000/mm^3 では、全身感染症の発症リスクが高まるといわれ、さらに 500/mm^3 以下では高頻度に感染症を合併する。症状としては、高熱、咽頭痛が発現し、ときに肺炎や敗血症を合併する。口腔内では、粘膜炎の重症化だけでなく、歯周病の急性転化、カンジダ症の発症、ヘルペス感染症などのリスクが高まる。抗腫瘍薬の投与中または投与後に好中球数が、500/mm^3 以下になる状態を最下点（**ナディア：Nadir**）と呼び、一般に歯科治療は行ってはならない（**図3**）。

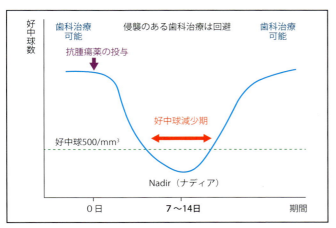

図3　抗腫瘍薬の投与による好中球数の推移

　通常、抗腫瘍薬の投与終了後 7～14 日目に発症するといわれている。侵襲的歯科治療は、主治医とよく相談して抗腫瘍薬の投与開始前に済ませておくことが原則であり、やむをえない場合は、白血球数が 2,000/mm^3 または好中球数が 1,000/mm^3 を超えるまで回復するのを待ってから行う。出血を伴うルートプレーニングについても同様である。一方で侵襲を伴わない口腔衛生管理については、全期間を通して行う必要があり、口腔衛生の向上に務める。しかし Nadir 時は注意が必要で、粘膜を傷つけないように清掃を行う必要がある。術者もこの時期は感染源を持ち込まないように、グローブやマスクの着用などスタンダードプリコーションを徹底する。

　また、血小板減少については、一般的に血小板数が 5 万/mm^3 以上であれば止血に配慮しながらの侵襲的歯科治療は可能である。ルートプレーニングについても同様で、あらかじめ止血床を作成したり術中に局所止血薬や歯周包帯を用いるなど、異常出血に対する対策を行う必要がある。血小板数が 3 万/mm^3 以下であれば、侵襲的歯科治療の前に血小板輸血を考慮する。出血を伴わない口腔衛生管理については、どの状態においても施行されるべきであるが、血小板数が 3 万/mm^3 以下になると自然出血の可能性もあるので、主治医とよく相談して慎重に行うべきである。

②口腔粘膜炎

　多くの抗腫瘍薬にみられる代表的な副作用である。粘膜炎を起こしやすい抗腫瘍薬を**表2**に示す。粘膜炎を放置すると、潰瘍が増大し強い疼痛と摂食嚥下障害が起きる。その結果、低栄養による症

表2　口腔粘膜炎を起こしやすい主な抗腫瘍薬

分類	主な薬剤
アルキル化薬	ブスルファン、カルボプラチン、シスプラチン、シクロホスファミド、イホスファミド、メクロレタミン、メルファラン、プロカルバジン、チオテパ
アントラサイクリン系	ダウノルビシン、ドキソルビシン、イダルビシン、エピルビシン、ミトキサントロン
代謝拮抗薬	カペシタビン、シタラビン、フルオロウラシル、フルダラビン、ゲムシタビン、ヒドロキシウレア、メトトレキサート、メルカプトプリン、ペメトレキセド、プララトレキサート、チオグアニン
抗腫瘍性抗生物質	ダクチノマイシン、ブレオマイシン、マイトマイシンC
タキサン系	ドセタキセル、パクリタキセル
トポイソメラーゼ阻害薬	エトポシド、トポテカン、イリノテカン、テニポシド
分子標的薬	スニチニブ、ソラフェニブ、テムシロリムス、エベロリムス、エルロチニブ、セツキシマブ、パニツムマブ

（Negrin RS, Bedart JF, et al：Oral toxicity associated with chemotherapy. [UpToDate] Literature review current through, ＜https://www.uptodate.com/contents/oral-toxicity-associated-with-chemotherapy; 2012＞より引用改変）

状の増悪を認め、原疾患の治療の継続が困難となる場合もある。

③口腔感染症

　抗腫瘍薬の副作用である血液毒性、あるいは粘膜炎が重症化すると摂食嚥下障害、低栄養となり、日和見感染が発症しやすくなる。主な感染症はカンジダ症、ヘルペス感染である。また、これらが長期にわたると、齲蝕や歯周病が増悪し、歯周病や根尖性歯周炎の急性転化をきたす。

（4）口腔内の有害事象への対応

①口腔粘膜炎の対応

　口腔粘膜炎の治療について、確立したものは報告されていないが、一般的に粘膜炎の重症化を予防するために、口腔内を清潔に保つことが重要で、口腔清掃の徹底と含嗽の励行、保湿剤の使用が推奨される。含嗽剤は、通常アズレン製剤を用いることが多い。アズレン製剤は、抗炎症作用、抗アレルギー作用、肉芽新生および上皮形成促進作用を有しており、創傷治癒の促進および炎症組織の直接的な消炎を目的として使用される。

　また、粘膜炎による疼痛が強い場合は、口腔衛生管理や通常の歯科治療が困難となる場合がある。この際は、あらかじめリドカイン塩酸塩ビスカスなどの局所麻酔薬を疼痛部位に塗布して、無痛下に処置を行う必要がある。また、びらんや潰瘍部は出血しやすいため、局所麻酔薬を浸漬したガーゼなどで保護しながら治療を行うとよい。また、治療中に出血した場合は圧迫止血を基本として、アドレナリン生食や局所止血薬を適宜用いて止血を行う。接触痛が著明となり、食事の摂取が困難となる場合は、アズレンスルホン酸ナトリウム水和物に局所麻酔薬を配合して日常的に使用する（処方例）。また、化学療法や放射線治療後の粘膜炎は局所で産生されるフリーラジカルが原因といわれているため、フリーラジカルの除去、粘膜保護作用、組織修復作用を期待して、アロプリノール配合含嗽剤やメシル酸カモスタット含嗽液も用いられている。粘膜炎の予防としては、クライオセラピーが有効であるとの報告や、エベロリムスなどの分子標的薬で頻発する粘膜炎の予防に副腎皮質ステロイド含有含嗽薬の使用が有効であるとの報告がある。

〈局所麻酔薬入り含嗽剤（処方例）〉

　使用方法：キシロカインビスカス®3mL、ハチアズレ®20g、グリセリン60mL＋精製水

500mL に溶解し、1回 50mL 含嗽する。

②悪心・嘔吐時の対応

　抗腫瘍薬の代表的な有害事象に、悪心・嘔吐の発現が挙げられる。代表的な薬剤としてシスプラチン（CDDP）が知られ、他にも多くの抗腫瘍薬で発現する。悪心・嘔吐のメカニズムは、上部消化管に優位に存在する 5-HT3 受容体と第4脳室の chemoreceptor trigger zone（CTZ）に存在する NK1 受容体が複合的に刺激され、延髄の嘔吐中枢が興奮することで悪心を感じ、さらに遠心性に臓器の反応が起こることで嘔吐すると考えられている。一般的にシスプラチン投与に伴う悪心・嘔吐は投与後1〜3時間から発現し始め、6〜8時間後に第1のピークを迎える。そして、投与後24時間以降に再度発現し始め、48〜72時間後に第2のピークを迎える2相性を示すことが知られている。

　抗腫瘍薬の悪心・嘔吐対策として、通常制吐薬が併用される。代表的な制吐薬は、5-HT3 受容体拮抗薬、デキサメタゾン、NK1 受容体拮抗薬（アプレピタント、ホスアプレピタント）である。口腔清掃状態が不良であると、口腔内が不快となり嘔吐を誘発しやすいため、含嗽薬（アズノール含嗽薬®やネオステリングリーンア®など）の使用や口腔清掃による清涼感の向上に努める。これらは食欲増進にもつながる。また、嘔吐を繰り返すと胃液による酸蝕症も考慮しなければならず、歯科治療、口腔衛生管理を慎重に行う必要がある。

③味覚異常の対応

　抗腫瘍薬の有害事象の一つに味覚障害がある。味覚障害は、一般的に抗腫瘍薬による味蕾などの化学受容器や神経細胞の損傷、唾液分泌減少による食物に対する味覚感受性の低下、悪心・嘔吐に伴う食思不振、栄養障害など複合的な要因で発症するといわれている。味覚異常の対応は、対症療法が主体となる。具体的には、悪心・嘔吐時の対応に順じて口腔衛生管理を行い、さらに湿潤剤を用いた口腔乾燥感の改善、カンジダ症の治療など、良好な口腔環境の維持に努める。また、血清亜鉛値が低下している場合は、亜鉛製剤の投与が適応となるが、今のところ味覚異常の改善に効果があるのか明確なエビデンスはない。

（5）抗腫瘍薬投与患者に対する歯科的薬剤の使用上の注意

　抗腫瘍薬は、対象が悪性疾患であることから他の薬剤の投与基準とは異なり、至適用量が最大耐用量（maximum toleranted dose；MTD）と近似している。また、抗腫瘍薬が用量規制毒性（dose limiting toxicity；DLT）近くまで投与されていることが多いことから、肝障害や腎障害をはじめとする臓器障害きたしている場合も少なくない。このため、化学療法をうけた患者に対する歯科的薬剤の投与は慎重に行う必要がある。

　例えば、悪心・嘔吐が発現している場合、投与経路や投与剤形など服用しやすいよう配慮しなければならない。また、シスプラチンに代表される多くの抗腫瘍薬は、腎臓で代謝されるため腎障害をきたしやすい。このため、歯科領域で用いる非ステロイド性抗炎症薬や、腎排泄型の抗菌薬の使用に注意する必要がある。腎排泄型の主な抗腫瘍薬は、白金化合物（シスプラチン、カルボプラチン、ネダプラチン）、代謝拮抗薬（フルオロウラシル、テガフール、テガフール・ギメラシル・オテラシルカリウム、メトトレキサート）、抗がん抗生物質（ブレオマイシン塩酸塩、ペプロマイシン硫酸塩）である。肝代謝型の主な抗腫瘍薬は、アルキル化薬（イフォスファミド、シクロホスファミド、メルファラン）、トポイソメラーゼ阻害薬（イリノテカン、エトポシド）、微小管阻害薬：微

小管（ドセタキセル、パクリタキセル、ビンクリスチン、ビンブラスチン）、mTOR 阻害薬（エベロリムス、イマチニブなど）である。ただし、抗腫瘍薬は全身障害性の薬物であるため、血液検査で肝機能、腎機能を始め、全身状態をよく確認して歯科領域の薬物投与を考慮する必要がある。

（野村武史）

【参考文献】
1) 一般社団法人日本癌治療認定医機構教育委員会：がん治療認定医教育セミナーテキスト．第9版，国際医学情報センター，東京，2015.
2) Negrin RS, Bedart JF, et al：Oral toxicity associated with chemotherapy.[uptodate] Literature review current through, <https://www.uptodate.com/contents/oral-toxicity-associated-with-chemotherapy; 2012>
3) 厚生労働省：重篤副作用疾患別対応マニュアル 抗がん剤による口内炎（平成21年5月），<http://www.pmda.go.jp/files/000145819.pdf>；2009.
4) Freifeld AG, Bow EJ, et al：Clinical practice guideline for the use of antimicrobial agents in neutropenic patients with cancer；2010 update by the infectious diseases society of America. Clin Infect Dis 52：e56-93, 2011.
5) Provan D, Stasi R, et al：International consensus report on the investigation and management of primary immune thrombocytopenia. Blood 115：68-186, 2010.
6) Lalla RV, Bowen J, et al：Mucositis guidelines leadership group of the multinational association of supportive care in cancer and international society of oral oncology（MASCC/ISOO）. MASCC/ASOO clinical practice guidelines for the management of mucositis secondary to cancer therapy. Cancer 120：1453-1461, 2014.
7) Hope S Rugo, Lasika Seneviratne, et al：Prevention of everolimus-related stomatitis in women with hormone receptor-positive, HER2-negative metastatic breast cancer using dexamethasone mouthwash（SWISH）；a single-arm, phase 2 trial. Lancet Oncol 18：654-662, 2017.
8) 日本癌治療学会編：制吐薬適正使用ガイドライン 2010年5月第1版．金原出版，東京，2010.
9) 厚生労働省：重篤副作用疾患別対応マニュアル薬物性味覚障害（平成23年3月），<https://www.pmda.go.jp/files/000145452.pdf>；2011.

---

2 >> 抗血栓療法と歯科治療

（1）抗血栓薬の種類

抗血栓薬は、**抗凝固薬**、**抗血小板薬**、血栓溶解（線溶）薬の3つに分類される[1]。

A．抗凝固薬
〈経口〉（**表3**）
- ワルファリンカリウム（ワーファリン®）
- direct oral anticoagulants（DOAC）：直接作用型経口抗凝固薬
    - 直接トロンビン阻害薬
        - ダビガトランエテキシラートメタンスルホン酸塩酸製剤（プラザキサ®）
    - 選択的直接作用型第Ⅹa因子阻害薬
        - リバーロキサバン（イグザレルト®）
        - アピキサバン（エリキュース®）
        - エドキサバントシル酸水和物（リクシアナ®）

〈非経口〉
    - ヘパリン製剤（未分画ヘパリン）
- 低分子量ヘパリン

ダルテパリン（フラグミン®、ヘパクロン®）

エノキサパリン（クレキサン®）

- 抗トロンビン薬

アルガトロバン（アルガロン®、ノバスタン®、スロンノン®）

- ヘパリノイド

ダナパロイドナトリウム（オルガラン®）

- 合成Ｘa阻害薬

フォンダパリヌクスナトリウム（アリクストラ®）

B. 抗血小板薬

〈経口〉（表3）

- アスピリン（バイアスピリン®、バファリン81®）
- 塩酸チクロピジン（パナルジン®、チクロピン®）
- 硫酸クロピドグレル（プラビックス®）
- ジピリダモール（ペルサンチン®、アンギナール®）
- シロスタゾール（プレタール®）
- イコサペント酸エチル（エパデール®）
- 塩酸サルポグレラート（アンプラーグ®）
- トラピジル（ロコルナール®）
- ベラプロストナトリウム（ドルナー®、プロサイリン®）
- リマプロストアルファデクス（オパルモン®、プロレナール®）

C. 血栓溶解薬

- t-PA剤（組織型プラスミノーゲンアクチベーター）
- ウロキナーゼ

表3　わが国で用いられている代表的な経口抗血栓薬

種類	商品名
抗凝固薬	ワーファリン®、プラザキサ®、イグザレルト®、エリキュース®、リクシアナ®
抗血小板薬	バイアスピリン®、バファリン81®、パナルジン®、チクロピン®、プラビックス®、ペルサンチン®、アンギナール®、プレタール®、エパデール®、アンプラーグ®、ロコルナール®、ドルナー®、プロサイリン®、オパルモン®、プロレナール®

①ワルファリンの作用機序と特徴

　ワルファリンは、ビタミンK依存性凝固因子の第Ⅱ（プロトロンビン）、Ⅶ、Ⅸ、Ⅹ因子の生合成を抑制することで抗凝固作用を示す（図4）。至適用量域は狭く、用量調整が必要である。内服後、薬効発現には約48時間前後を要する。他剤との飲み合わせや納豆や青汁などの食品の影響を受けやすい。抗凝固活性のモニタリングはPT-INR値で可能である[1]。

② DOACの作用機序と特徴

　DOACは、単一の凝固因子を直接阻害することにより抗凝固作用を示す（図4）。一度用量を決定すると、ほぼそのままで投薬を継続できる。内服後、薬効発現にトロンビン阻害薬の場合は数時間、第Ⅹ因子阻害薬に関しては約12時間前後の半減期で薬効が表れる。他剤との相互作用は少なく、食事の影響もきわめて少ない。反面、抗凝固活性のモニタリングは基本的にはできない[1]。

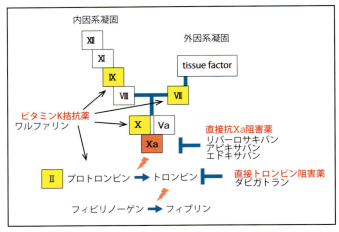

図4 ワルファリンとDOACの作用機序

- ダビガトラン（プラザキサ®）

　1日2回の服用。酒石酸というカプセルで覆われており、胃腸障害、胸やけ、ディスペプシアが出やすい。腎代謝なので、腎障害患者には使いづらい。イトラコナゾールとは併用禁忌である。

- リバーロキサバン（イグザレルト®）

　1日に1回の服用。肝代謝なので、中等度以上の肝障害患者には慎重投与もしくは禁忌。アゾール系抗真菌薬は併用禁忌である。

- アピキサバン（エリキュース®）

　1日2回の服用。減量する基準が非常に明確で、①年齢・80歳以上、②血清クレアチニン値が1.5mg/dL以上、③体重60kg以下である。この薬の特徴として、抗凝固薬の最も留意すべき出血という副作用に対し、事前に十分対処が可能である。

- エドキサバントシル酸水和物（リクシアナ®）

　1日に1回の服用。大出血の出現頻度はワルファリンより少ない。深部静脈血栓症に対して、唯一保険承認を得ている。

③抗血小板薬の作用機序と特徴

抗血小板薬の作用として、① cAMPの増加、② TXA2（トロンボキサンA2）の減少に分けられる。これらを介して、血小板血栓形成の原因である血小板凝集能を抑制する[1]。

（2）抗血栓療法が必要な患者

不整脈、冠動脈疾患、心臓弁疾患や脳血管血流循環障害をもつ患者に対して抗血栓薬が投与される。弁膜症疾患（僧帽弁狭窄症や人工弁置換術後）の抗血塞栓症治療は現状では、ワルファリンのみ使用が可能である。DOACは非弁膜症性心房細動に適応される[2]。

A．抗凝固薬対象疾患

静脈血栓症（心房細動、静脈血栓塞栓症、心原性脳梗塞、リウマチ性弁膜症）

B．抗血小板薬対象疾患

動脈血栓症（アテローム血栓性脳梗塞、心筋梗塞、狭心症、閉塞性動脈硬化症）

C．血栓溶解薬対象疾患

急性心筋梗塞、急性肺塞栓症

（3）抗血栓薬の中断リスク（出血リスクと血栓リスク）

　抗血栓療法を受けている患者が観血的処置を受けるにあたり、適切な薬剤の減量や中止が必要である場合がある。しかし、不用意な中断に伴って血栓塞栓症の発症率が上昇することに留意すべきである。出血リスクと血栓リスク、検査・処置の侵襲度と必要性を考慮し、方針を決定する[1-3]。

①ワルファリンの中断

　ワルファリンは半減期が長いため、服用忘れによる影響は数日後に出現する。一度低下したPT-INRを元に戻すためには日数を要する。ワルファリン投与患者の抜歯に際する休薬例で約1％の患者が脳梗塞を発症し、そのうち80％が死亡したとの報告がある[4]。やむをえず中止して手術・処置を行う場合は、代替療法の未分画ヘパリンへ変更することが必要である。

② DOAC の中断有無

　ダビガトラン、リバーロキサバン、アピキサバンは半減期が短いことから、中断や服用忘れによる影響は中止後早期に出現する。やむをえず中止して手術・処置を行う場合は、従来の抗凝固薬の休薬時対応と同様に代替療法（ヘパリン等）を考慮する。

③抗血小板薬の中断有無

　抗血小板薬は、血小板の凝集を抑えて血が固まるのを防ぐ薬理作用をもつ。脳梗塞患者が服用中のアスピリンを中止すると、脳梗塞発症率は3.4倍になると報告されている[5]。

④抗血小板薬と抗凝固薬の併用による出血リスクの増大

　虚血性心疾患患者に、抗凝固薬とともに抗血小板薬を併用する場合がある。2剤の抗血小板薬を服用されている患者（ステント留置後の dual antiplatelet therapy；DAPT）は非常に増えている。さらに、抗凝固作用薬を加えて3剤併用となった場合、出血性合併症、特に致死的出血の副作用が増加するといわれている。どうしても3剤併用する必要がある場合は、モニタリング可能なワルファリンを併用することが、危険回避の意味で有用性が高いといわれている[1-3]。

（4）歯科外科治療時における抗血栓薬の継続

　抗血栓療法中患者が観血的処置を受ける際、抗血栓薬の中断の可否は処置・手術の侵襲度、患者の検査値の状態、薬の作用の可逆性などさまざまな要因が影響するため一概にはいえない。代表的な歯科外科治療の普通抜歯は低リスク手術であり、継続下に行うことが望ましいとされる。循環器疾患における抗凝固・抗血小板療法に関するガイドライン[2]において、抜歯、白内障手術、術後出血への対応が容易な場合の体表面の小手術、消化器内視鏡による観察のみのときの抗凝固療法や抗血小板療法の継続は、クラスⅡaとして勧められている（クラスⅡa：有益／有効であるという意見が多いもの）[1-3]。

①抜歯とワルファリン：PT-INR ≦ 3.0 であれば継続下抜歯

　欧米のワルファリン服用患者の抜歯の基準としては、INR値は3.5または4.0以下であれば、ワルファリンを減量または中止することなく、局所止血処置を適切に行えば出血管理は可能である。しかし、この基準は日本人を含むアジア人に適応できるとは限らない。最近の The American college of cardiology（ACC）/ The American heart association（AHA）の抗血栓療法に関するガイドライン[6]において、INR値の推奨は2.0〜3.0の moderate anticoagulant therapy が主流であることから、多くの患者の抜歯時のINR値は2.0〜3.0で維持されているものと思われる。ワルファ

リン投与を受けている日本人において、骨削合を伴わない普通抜歯の場合、INR 値≦ 3.0 であれば、維持量のワルファリンを継続して抜歯を行っても、止血管理は可能である。

②抜歯と DOAC：抗凝固活性モニタリング検査が基本的にない

ワルファリンに比べて使用実績や経験が十分積み重ねられていないため、確定的な指針はない。実臨床では、①内服の 6 時間以後に抜歯処置を行う、②抜歯当日朝食後分内服薬を中止にて抜歯施行、止血確認後に内服指示、といった方法が行えるなどの報告もある [7]。また、血栓塞栓症のリスクが高い患者には内服継続下に抜歯を行うが、①高齢者、②低体重、③腎機能低下、④抗血小板薬の併用、⑤多数歯、難抜歯施行などは出血性副作用の発現が考えられる [1]。医科主治医と十分連携する。やむなく減量や中断の可能性を考慮する場合もある。

A．直接トロンビン阻害薬：ダビガトラン（プラザキサ®）

ダビガトラン血中濃度と APTT が相関するため、随時採血で APTT ＞ 80 秒で減量を考慮する。ただし、血栓塞栓症のリスクが高い患者には、現在のところエビデンスがなく、内服継続下に抜歯を行う。

B．選択的直接作用型第Ⅹ a 因子阻害薬

- リバーロキサバン（イグザレルト®）

内服継続下に抜歯を行う。リバーロキサバン血漿中濃度をある程度推察したい場合は、PT値が血漿中リバーロキサバン濃度と相関するため、PT 変化量により処置前の指標とする。

- アピキサバン（エリキュース®）

血中濃度を反映する指標は明らかでない。1 日 2 回の服用のため、抜歯処置後、夜間の再出血が問題になる場合がある。

- エドキサバントシル酸水和物（リクシアナ®）

血中濃度を反映する指標は明らかでない。

C．抗血小板薬：原則継続

高、低リスク血栓塞栓群ともに、INR が適切な治療域にある場合は継続下での施行を原則とする。

（5）抗血栓薬使用患者の抜歯後止血法

抗血栓薬使用患者の抜歯における実際の止血方法を以下に述べる。前述したように、至適治療域に PT-INR をコントロールしたうえでのワルファリン継続下抜歯や、DOAC や抗血小板薬内服患者で出血性副作用のリスク因子がない場合の止血対応法が主となる。高度出血のおそれのある場合は、あらかじめ医科主治医と連携し、減量や中止、代替療法の検討を行う。また、症例によっては、当初から入院管理下の抜歯を考慮する [1-3]。

①創部出血には、ガーゼ圧迫止血法が基本
②局所止血薬（アテロコラーゲン、酸化セルロース）を抜歯窩に挿入し、その上からガーゼ圧迫止血
③局所止血薬を抜歯窩に挿入し、抜歯窩創縁を縫合、圧迫止血（図 5）
④サージカルパック、止血シーネ装着（図 6）

①予期せぬ出血性合併症への対応

上記止血法が適切に行われていれば、ほとんどの症例は止血管理が可能である。しかしながら、十分な事前準備にもかかわらず、予想外に止血困難な状況に陥る場合がある（図 7）。また、術直

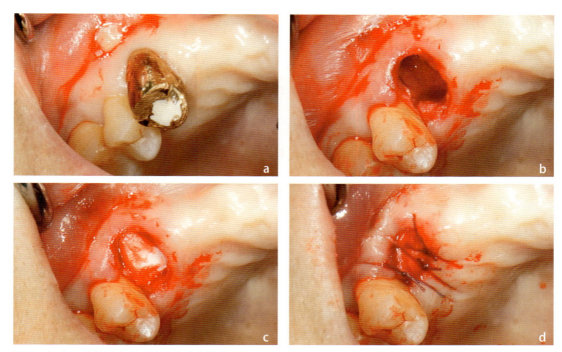

図5　抗血栓薬使用患者の抜歯後止血法①
a：4| 根尖性歯周炎（瘻孔あり）　b：抜歯窩　c：アテロコラーゲン製剤挿入　d：歯肉縫合

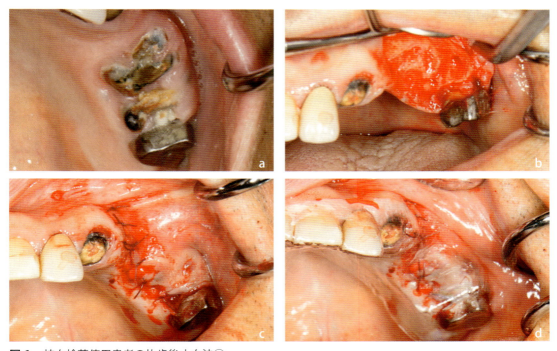

図6　抗血栓薬使用患者の抜歯後止血法②
a：|5 6 根尖性歯周炎（癒着歯）　b：抜歯窩　c：歯肉定位縫合　d：止血シーネ装着

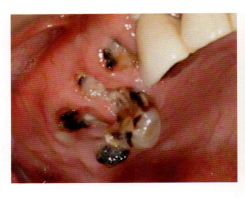
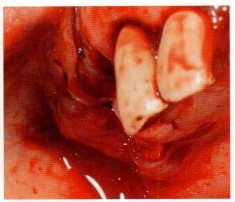

図7　６５４」抜歯後出血
止血困難にてガーゼタンポナーデ施行。

後は止血確認しても、下記の注意事項にあるように術後NSAIDsをはじめとした出血性副作用を増悪させるような薬剤の使用によって時間をおいた後に出血を生じさせる場合もある。開業一般歯科医院で起こった場合は、術後投薬内容や指導事項が守られていたかなどを確認し、高度医療機関への搬送も遅滞なく考慮する。再度の局所処置以外にも、以下の対応を行うことがある。

①ワルファリン継続下に出血性合併症が起こった場合、必要に応じてビタミンKを経静脈的に投与し、止血
②ヘパリン投与中に生じた出血性合併症の場合、硫酸プロタミンによる中和で止血
③早急にワルファリン効果を是正する必要がある場合、新鮮凍結血漿や乾燥ヒト血液凝固第Ⅸ因子複合体製剤（保険適応外）の投与で止血

②**注意事項**

ワルファリン服用患者の抜歯後に、鎮痛薬として非ステロイド性抗炎症薬（nonsteroidal anti-inflammatory drugs；NSAIDs）やシクロオキシゲナーゼ-2（cyclooxygenase-2；COX-2）阻害薬を使用すると後出血が出現することがある。

DOAC服用患者の抜歯後は、ワルファリン服用患者同様NSAIDsをはじめ、マクロライド系抗菌薬、抗真菌薬の併用がDOAC作用増強による出血性副作用を発現させることがある。

（喜久田利弘、近藤誠二）

【参考文献】
1）科学的根拠に基づく抗血栓療法患者の抜歯に関するガイドライン 2015年改訂版．学術社，東京，2015．
2）循環器疾患における抗凝固・抗血小板療法に関するガイドライン 2009年改訂版．日本循環器学会，2009．
3）抗血栓療法中の患者に対する検査・処置・手術を行なう際の抗凝固薬・抗血小板薬の院内取り扱い規約　改訂第2版．福岡大学病院，2013．
4）Wahl MJ：Dental surgery in anticoagulated patients. Arch Intern Med 158：1610-1616, 1998.
5）Maulaz AB, Bezerra DC, et al：Effect of discontinuing aspirin therapy on the risk of brain ischemic stroke. Arch Neurol 62：1217-1220, 2005.
6）Fuster V, Ryden LE, Cannom DS, Crijns HJ, Curtis AB, Ellenbogen KA, et al：ACC/AHA/ESC 2006 guidelines for the management of patients with atrial fibrillation—excecutive summary. J Am Coll Cardiol 48：854-906, 2006.
7）平成24-25年度 学術振興会指定研究成果報告書—診査・診断・治療のガイドライン—．九州歯科大学同窓会学術振興会，2016．

3　BP、抗ランクル抗体

　ビスホスホネート（BP）は、破骨細胞を抑制することにより骨吸収を阻害する薬剤で、骨転移を有するがん患者、および骨粗鬆症患者の治療に広く用いられている。さらに、骨粗鬆症やがんの骨転移による骨病変の新たな治療薬として抗ランクル抗体（デノスマブ）も用いられるようになった。デノスマブはRANKL（receptor activator of NF κ B ligand）に対するヒト型IgG2モノクローナル抗体製剤で、BPと同じように破骨細胞による骨吸収を抑制する。しかし、半減期が1か月前後と短く、BPのように骨に沈着、残留せず、破骨細胞にアポトーシスを誘導しないなどの違いがあることから、投与患者に顎骨壊死（ONJ）は発生しないと期待された。その予想に反してデノスマブ治療を受けている患者にも、BRONJと同様のONJ（DRONJ；denosumab-related ONJ）がほぼ同じ頻度で発生することが判明した。このように作用メカニズムは異なるが、いずれも破骨細胞による骨吸収を治療ターゲットとするBPとデノスマブとが臨床的に酷似するONJ発生に関与することから、両者を包括したARONJ（anti-resorptive agents-related ONJ）という名称が使われ、2016年のわが国のポジションペーパーでも引用されている[1]。

　さらに、がん治療において抗がん薬としばしば併用される血管新生阻害薬、あるいは分子標的治療薬、特にチロシンキナーゼ阻害薬などの投与を受けている症例でもONJが発症することから、BRONJとDRONJの発症も包含して、薬剤関連顎骨壊死（MRONJ；medication-related ONJ）という名称を欧米では提唱している（表4、図8）[2]。

表4　顎骨壊死と関連している薬

骨吸収抑制薬	ビスホスホネート注射薬（静注薬）・経口薬 抗RANKL抗体：デノスマブ
血管新生阻害薬	チロシンキナーゼ阻害薬：スニチニブ、ソラフェニブ 抗VEGFヒトモノクローナル抗体：ベバシズマブ mTOR阻害薬：シロリムス

GF（vascular endothelial growth factor）：血管内皮増殖因子
mTOR（mammalian target of rapamycin）：哺乳類ラパマイシン標的タンパク質

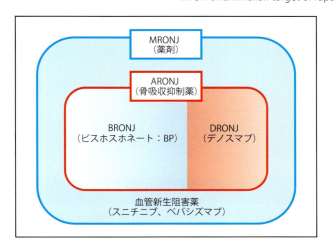

図8　BRONJ、DRONJ、ARONJ、MRONJ

（1）bisphosphonate（BP）の薬理動態

　BPは生体内物質であるピロリン酸のアナログであり、ピロリン酸の構造中心にあるP-O-P結合の酸素原子が炭素原子に置き換えられてP-C-P結合となったため、酵素による加水分解を受けな

くなっている。BP はまた、炭素原子上の２つの水素原子を置換することにより、種々の BP 製剤を合成することができ、その側鎖により生物学的および薬力学的特性、毒性などが異なる（**表５**）。BP は骨ミネラルとの親和性がきわめて高く、投与経路にかかわらず骨に選択的に集積する。骨に集積した BP は破骨細胞に選択的に取り込まれ、メバロン酸経路を阻害することによりアポトーシスを誘導し、骨吸収を阻害する。腸での吸収率は低く、１％未満である。P-C-P 結合は加水分解を受けないため体内では代謝を受けず、他の薬剤との相互作用はほとんどない。吸収された BP のうち、20 ～ 50％が活性な骨表面に吸着され、残りはその日のうちに尿や便に排泄される。したがって、BP の血中半減期は１～ 15 時間と短いのに対し、骨格における半減期は年単位とはるかに長い（**図９**）。

表5　BP 製剤の分類

化学構造からの分類	用法からの分類
窒素を含まないビスホスホネート 　**第一世代** 　　エチドロネート 　　　ダイドロネル®（経口製剤・大日本住友製薬） 　　クロドロネート 　　チルドロネート	**注射薬**（主に悪性腫瘍の骨転移で使用される） 　**第二世代** 　　アレディア®（ノバルティスファーマ社） 　　オンクラスト®（万有製薬） 　　テイロック®（帝人ファーマ） 　**第三世代** 　　ビスフォナール®（アステラス製薬） 　　ゾメタ®（ノバルティスファーマ社）
窒素を含むビスホスホネート 　**第二世代** 　　パミドロネート 　　　アレディア®（注射用製剤・ノバルティスファーマ） 　　ネリドロネート 　　オルパドロネート 　　アレンドロネート 　　　オンクラスト®（注射用製剤・万有製薬） 　　　テイロック®（注射薬・帝人ファーマ） 　　　フォサマック®（経口製剤・万有製薬） 　　　ボナロン®（経口製剤・帝人ファーマ） 　　イバンドロネート	**経口薬**（主に骨粗鬆症で使用される） 　**第一世代** 　　ダイドロネル®（大日本住友製薬） 　**第二世代** 　　フォサマック®（万有製薬） 　　ボナロン®（帝人ファーマ） 　**第三世代** 　　アクトネル®（味の素／エーザイ） 　　ベネット®（武田薬品工業／ワイス）
第三世代 　　チルドロネート 　　インカドロネート 　　　ビスフォナール®（注射用製剤・アステラス製薬） 　　リセドロネート 　　　アクトネル®（経口製剤・味の素／エーザイ） 　　　ベネット®（武田薬品工業／ワイス） 　　ミノドロネート 　　ゾレドロネート 　　　ゾメタ®（注射用製剤・ノバルティスファーマ）	

（2）抗ランクル抗体の薬理動態

　骨の代謝回転が起こるとき、骨吸収（骨が壊される過程）に関与する細胞として破骨細胞がある。この破骨細胞が働くことによって骨が吸収されて溶出する。この破骨細胞の活性化に抗ランクル抗体の標的である RANK リガンド（RANKL）が大きく関与している。

　RANKL は破骨細胞の形成、機能調節に関わっていて、骨粗鬆症患者では RANKL の数が増えており、これによって破骨細胞のより活性化しやすい環境が整っている。この RANKL を阻害する働きをもつのが抗ランクル抗体（デノスマブ）である（**表６**）。デノスマブはモノクローナル抗体で

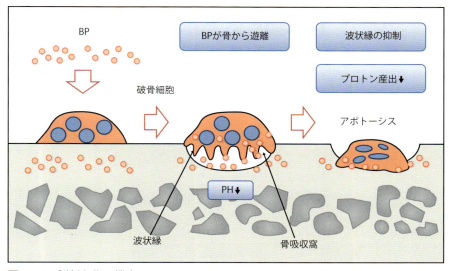

図9 BP製剤と作用機序

表6 抗ランクル抗体製剤の種類

世代	一般名	製品名	投与方法	適応
抗RANKL抗体	デノスマブ	ランマーク®	皮下 （4週間1回）	悪性腫瘍 多発性骨髄腫
		プラリア®	皮下 （6か月1回）	骨粗鬆症

あり、選択的にRANKLを抑制することができる。その結果、破骨細胞の働きを抑えることによって骨が溶け出していく過程が遮断され、骨密度や骨量の上昇を期待することができる。がん患者ではがん細胞の骨転移が起こっているケースがあり、がん細胞による破骨細胞の活性化にもRANKLが関与している。そのため、デノスマブ投与によってRANKLを阻害し、異常に骨が壊されていく過程を抑え、がん患者でも骨病変を抑制することが可能となる（**図10**）。

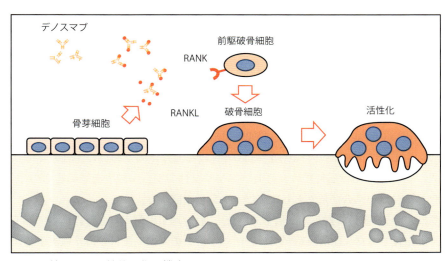

図10 抗ランクル抗体と作用機序

（3）口腔顎顔面領域に生じる ARONJ の発症頻度

世界における MRONJ の発生頻度（**表7**）および BRONJ と DRONJ の発生頻度の比較を**表8**と**図11**に示す。（公社）日本口腔外科学会による BRONJ の全国調査を基に、わが国における BRONJ の動態について、また国外での 2,400 例の BRONJ のレビューと比較検討を行った[3,4]。

表7　BP 製剤と MRONJ の発生頻度

種類＼地域	AAOMS	欧州口腔顎顔面外科学会	国際タスクフォース	日本
経口薬	0.01%	0.01〜0.04%	0.001〜0.069%	0.01〜0.02%
注射薬	0.8〜1.2%	0.88〜1.15%	-	1〜2%

表8　デノスマブの顎骨壊死リスク

製品名	投与方法	適応	発生頻度
ランマーク	120mg 皮下（4週間1回）	悪性腫瘍 多発性骨髄腫	0.7〜1.9%
プラリア	60mg 皮下（6か月1回）	骨粗鬆症	0.04%

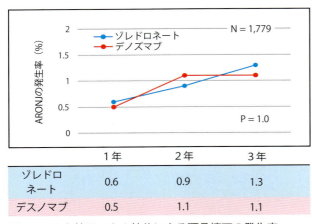

図11　BP と抗ランクル抗体による顎骨壊死の発生率

　症例数は 2006 年では 28 例、2008 年では 263 例（1年間で 87.7 例）、2015 年では 4,797 例（1年間で 1,599 例）となり、2008 年と比較すると 19.3 倍、2006 年と比較すると 171.3 倍となっていた。BRONJ 急増の原因は、対象施設数が 2015 年調査では最も多く 501 施設であったことも一因だが、病態認知度、BP 処方機会、歯性感染の増加なども大きな要因と考える（**図12**）。平均年齢は 2006 年、2008 年は 68.1 歳に対し、2015 年は 74.6 歳と上昇傾向であった。性差では女性に多く発生していた。わが国における性差は、経時的にやや女性の割合の減少を認めるものの、国外のレビューと比較し、女性の割合が依然として高いといえる（**図13**）。

　発生部位では下顎骨が多く、上顎骨に対し約2倍であった。これは過去の報告ともほぼ同等であった（**図14**）。上顎骨は多孔質で豊富な血液供給があるのに対し、下顎骨は皮質骨が厚く血液供給が障害されるため、頻度が高いとされる。また、頻度は低いが上下顎に及ぶ症例も認められた。国外のレビューでも、下顎が 65％と最も多く、次いで上顎が 27％であり、上下顎も 8％に認められた

と報告している。わが国の割合と比較しほぼ同等であることから、人種差はなく、解剖学的構造によるものが大きいと考える。

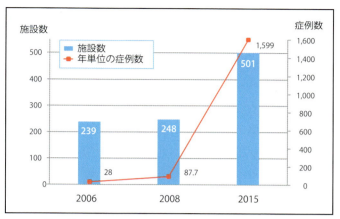

図12　施設数とBRONJ患者数の推移

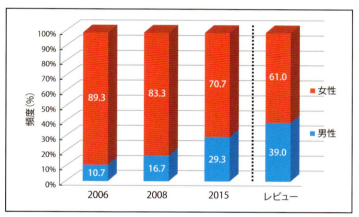

図13　BRONJの性差

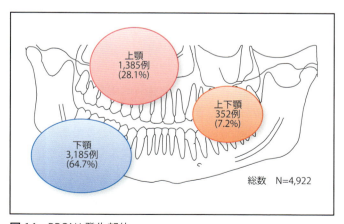

図14　BRONJ発生部位

（4）ARONJ の診断基準とステージング

ARONJ の診断基準として、以下の３つを満たすことが必要である。

　①現在あるいは過去に骨吸収抑制薬（BP または抗ランクル抗体）による治療歴がある。

　②顎顔面領域に骨露出を認める。または口腔内外の瘻孔から骨が触知され（プローベ）、医療
　　従事者が指摘してからその状態が８週間以上持続している。

　③顎骨への放射線照射歴がなく、明らかな顎骨へのがん転移がない。

ただし、ステージ０に対してはこの基準は適用されていない。BP 投与患者において下唇を含む
オトガイ部の知覚異常（Vincent 症状）は、歯槽骨が露出する前にみられる ARONJ の予兆症状（ス
テージ０）とされている。ステージ０の取り扱い 2012 年版ポジションペーパーでは、骨露出は
ないが、ONJ 様臨床症状を呈するケースを "ステージ０ ONJ" と診断すると提唱した。ステージ０
は ARONJ ケースの 25 ～ 30％の割合でみられるが、ステージ０と診断されたケースの半分は骨露
出を呈する ONJ には進展せず治癒することから、ONJ 国際タスクフォースは過剰診断につながる
おそれがあるとして、ステージ０の診断名を採用していない。一方、AAOMS はステージ０を ONJ
と診断するとしている。本ポジションペーパーでは、臨床診断の際の利便性および治療上の観点か
ら、AAOMS の見解に準じて "ステージ０" を ONJ として診断する。**表9** にわが国のポジションペー
パーが提唱した ARONJ の臨床症状とステージング、そして**表10** に各ステージにおける治療法を
示す。

　低用量骨吸収抑制薬を使用中で骨壊死の兆候がない患者では、他の臨床症状を加味しながら日常
歯科診療で用いる口内法エックス線写真、パノラマエックス線写真が潜在的 ARONJ 診断に有効で
ある（**図15**）。骨壊死の兆候がなくても、悪性腫瘍患者のように高用量骨吸収抑制薬使用患者では
骨壊死発症リスクは高いため、感染源の評価は特に重要である。骨壊死が臨床的に疑われる患者の
場合、CT や歯科用コーンビーム CT も初期変化を捉える助けとなる。悪性腫瘍との鑑別が重要な
場合は CT、MRI が有用であり、特に MRI は骨に加え周囲軟組織の評価に有用である。現時点では、
画像的に BRONJ と DRONJ との間に明らかな違いは指摘されない。

（5）歯科治療上の問題点

歯科治療の際には、骨吸収抑制薬による治療開始前と治療中で対応が異なる。

①骨吸収抑制薬の治療開始前

治療開始前からの歯科的介入が重要である。今後、医科の処方医から歯科的精査・治療の依頼も
増加するものと考えられ、医科との綿密な連携が求められる。医科処方医より、投与疾患の現状、
治療方針、薬剤の種類・投与量や投与期間、併存疾患、予後について情報提供が必要であるととも
に、歯科医より治療の必要性、侵襲度、治療期間について情報提供を行い、情報交換を行うことで
同一の見解を共有することが重要である（**表11**）。患者に対しては、リスクと治療効果のバランス
を考慮し、治療方針の立案と説明、そして患者教育が必要である。

歯科治療は、口腔衛生管理と感染源の除去が重要である。口腔衛生管理としては、義歯は不適合
の場合、褥瘡の原因になるため適合の確認と調整を行う。齲蝕・歯周治療、補綴処置のほかに、そ
の他のリスク因子として、大きな分葉状の骨隆起が挙げられる。骨隆起上の粘膜は菲薄化しており、
粘膜壊死から骨露出をきたすこともあるため、除去を検討する。感染源の除去としては、保存不可

表9　ARONJのステージング

ステージ0（非露出骨症例）	臨床的に壊死骨は認めないが、 〈症状〉 歯原性では説明できない歯痛 顎関節部まで放散する下顎骨の鈍くズキズキする疼痛 上顎洞粘膜の炎症と肥厚と関連すると思われる上顎洞の疼痛 感覚神経機能の変化 〈エックス線所見〉 歯周炎に起因しない歯槽骨の欠損や吸収 骨梁の変化—高密度な線維性骨とリモデリングされていない抜歯窩 歯槽骨と／または周囲骨の骨硬化領域 歯根膜腔の開大／不明瞭（歯槽硬線の肥厚と歯根膜空隙の減少）
ステージ1	無症状で感染を伴わない骨露出、骨壊死またはプローブで骨に達する瘻孔を認める
ステージ2	感染を伴う骨露出、骨壊死またはプローブで骨に達する瘻孔を認める
ステージ3	ステージ2に加え、1つ以上の下記の症状を伴う 下顎では下顎下縁や下顎枝にいたる、上顎では上顎洞、頬骨にいたるなど歯槽骨を越えて露出した壊死骨、病的骨折、口腔外瘻孔、鼻・上顎洞口腔瘻孔、下顎下縁や上顎洞へ進展性骨溶解

表10　改訂版ポジションペーパーによるARONJの治療法

ステージ0と1	抗菌性洗口薬の使用、 瘻孔や歯周ポケットに対する洗浄、 局所的抗菌薬の塗布・注入
ステージ2	抗菌性洗口薬と抗菌薬の併用、 難治例：複数の抗菌薬併用療法、 長期抗菌薬療法、連続静注抗菌薬療法、 腐骨除去、壊死骨搔爬、顎骨切除
ステージ3	感染源となる骨露出／壊死骨内の歯の抜歯、 栄養補助剤や点滴による栄養維持、 腐骨除去、壊死骨搔爬、顎骨切除 広範囲な場合、顎骨辺縁切除、区域切除

病期に関係なく、分離した腐骨片は非病変部の骨を露出させることなく除去する。露出壊死骨内の症状のある歯は抜去を検討する。

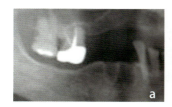 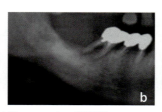 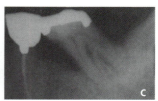

図15　ARONJステージ0のパノラマエックス線所見
a：抜歯後3か月、歯槽硬線が明確に残存し抜歯窩の骨梁も不明確。
b：歯根膜空隙の拡大、骨梁の緻密化、骨硬化所見
c：歯根膜腔の不明瞭、歯槽硬線の肥厚、周囲骨硬化所見

や予後不良な歯の抜歯、また口腔と交通する埋伏歯は抜歯の対象となる。骨への侵襲的治療後では、骨吸収抑制薬や血管新生阻害薬の開始は、骨性治癒が得られる3か月程度の治癒期間経過後からが望ましいが、がんなど長期待機が困難な場合には上皮化の得られる14〜21日後に開始するように依頼する。また、口腔衛生状態を良好に保つこと、定期的な経過観察が必要性についてなど患者教育を行う（図16）。予防的歯科処置を受けた患者では、ARONJの発生が有意に減少することが報告されている[5]。

表11 顎骨吸収抑制薬治療の開始前または治療中のチェックシート

顎骨壊死・歯科治療に関する患者教育ができているか	◇顎骨壊死の発生頻度と症状・兆候について ◇口腔衛生と定期検診の重要性
原疾患	◇悪性腫瘍　　◇骨粗鬆症　　◇その他
薬剤の種類	◇ビスホスホネート　　◇非ビスホスホネート
投与経路	◇注射薬（静注・皮下注）　　◇経口薬
薬剤の投与期間	◇投与開始前　　◇投与中（　　年　　か月）
口腔内の状態	◇歯の動揺　◇歯周病　◇歯根破折　◇齲蝕 ◇根尖病変　◇埋伏歯　◇骨隆起 ◇義歯の安定性と義歯性潰瘍の有無
口腔衛生状態とケア	◇衛生状態 良好　　◇衛生状態 不良
画像検査	◇異常あり　　◇異常なし （歯槽骨の骨硬化像、歯槽硬線の肥厚、歯根膜腔の拡大など）

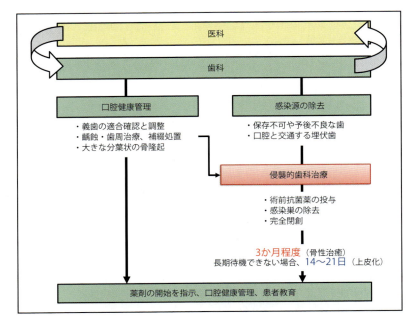

図16　ARONJと歯科治療－骨吸収抑制薬治療開始前

②骨吸収抑制薬の治療中

　骨吸収抑制薬や血管新生阻害薬による治療中の対応として、齲蝕治療や根管治療、矯正など通常の歯科治療の問題はないとされている。

　骨への侵襲が伴う抜歯や歯周外科治療、歯科インプラント治療などについては注意を要する。BP内服によるBRONJ発生率は、BP内服期間が4年未満では0.05％程度であったのに対し、4年以上では0.21％に上昇すると報告されている（図17）[5]。そのためAAOMSでは、BP製剤内服期間が4年以上の場合には、全身状態が許せば休薬を考慮することを推奨している（予防的休薬）。休薬期間は、BP製剤が特異的に作用する破骨細胞の寿命が約2週間であること、骨のリモデリングが2～3か月であることから、最終投与から2か月経過すると血中濃度遊離BPはきわめて低値になると考えられ、2か月の休薬を推奨している。また、BP製剤内服期間が4年に至らない場合でも、副腎皮質ステロイド薬の併用や糖尿病、喫煙がある場合には、特に重要な発生危険因子とされ、休薬を考慮する。またその他に、血管新生阻害薬、抗がん薬や免疫抑制薬の使用、関節リウマチなどが発生危険因子とされている。また、BP製剤内服期間が4年に至らず、かつ発生危険因子

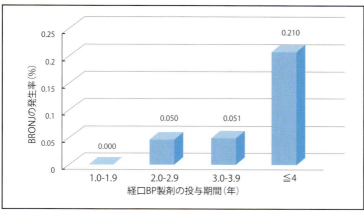

図17　BRONJ発生率と経口BP製剤の投与期間

もない場合の休薬は、骨折リスクが高まるとの報告もあり、注意が必要である。

　デノスマブは、BP製剤と異なり骨と結合せず、血中半減期は1か月前後とされている。また、投与中止後、骨リモデリングに対する効果の大部分は、投与中止後は6か月以内に消失する。デノスマブの投与方法は、悪性腫瘍や多発性骨髄腫の場合は、4週間に1回皮下投与で、骨粗鬆症の場合は6か月に1回皮下投与である。そのため、骨粗鬆症の場合、休薬は必要ないかもしれないとの見解もあるが、血管新生阻害薬と合わせてさらなる検討が求められる。

　侵襲的歯科治療時には、術前より抗菌薬の投与を行う。抗菌薬の種類としては、BRONJの露出骨の分離菌の多くはペニシリン系抗菌薬に感受性があるとされ、第一選択である。ペニシリンアレルギーの場合には、ニューキノロン、クリンダマイシンなどが有効とされている。侵襲的歯科治療は、侵襲の程度、範囲を可及的に最小に抑えるとともに、炎症巣の確実な除去、残存骨の鋭縁は平滑とし、術創は骨膜を含む口腔粘膜で完全閉創とする。完全閉創にすることにより、創部の細菌を1/10以下に抑制することができる。しかし、死腔が存在することになるため、炎症巣の完全除去ならびに口腔衛生管理で感染予防を行う必要がある。抜歯後のBP製剤の再開は、骨性治癒が得られる3か月程度経過後が望ましいが、長期待機が困難な場合には、14〜21日経過後に上皮化を確認後に再開するように依頼する（図18）。

　歯科インプラント治療についてのエビデンスは現在乏しい。骨吸収抑制薬使用中の患者には無理に行うべきではないとされている。骨への侵襲が加わるため、抜歯術と同程度のリスクと考えられている。インプラント埋入後に骨吸収抑制薬を処方される場合は、必ずしも処方が禁忌とはいえない。オステオインテグレーションが完了した以降ならば、新たにインプラント部の骨治癒が阻害される可能性は低いとする報告もある[5]。しかし、埋入インプラントに対するメインテナンスは必須で、定期的なリコールで口腔内を観察するとともに口腔衛生管理を十分に行うことが重要である。患者に対しては、ARONJを引き起こす可能性があることを十分に説明し、同意を得ることはもちろんである。

（6）今後の課題

　これまでの実態調査でわが国のARONJの原疾患には、骨粗鬆症症例が多いことが明らかとなった。骨粗鬆症にはBP内服薬が重用されてきたが、服用回数と服用時の体位規定などで倦厭する場

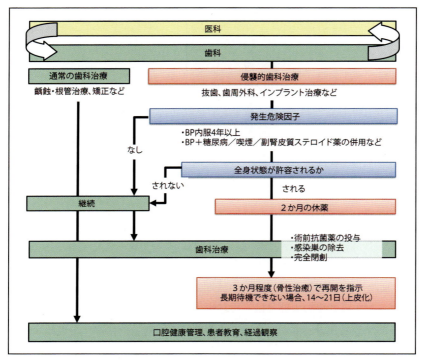

図18　ARONJと歯科治療－骨吸収抑制薬治療開始中

合もあり、皮下注や点滴も代替傾向にある。もともと経口よりも注射のほうが、骨への移行がよく、より一層のONJ発生の可能性が危惧される。わが国における注射薬はアレンドロネート（ボナロン®1月1回）やイバンドロネート（ボンビバ®1月1回）が適応とされてきたが、2016年9月にはゾレドロネート（リクラスト®1年1回）が承認された（表12）。このように、新規薬に対しても大規模な臨床研究が必要である。また、需要の高まっているデノスマブは6か月1回の投与であること、血中半減期は1か月程度であることなどから、休薬の時期と必要性について今後さらなる追跡調査が求められる。

表12　骨粗鬆症に処方するBPとデノスマブ注射薬の種類

BP

世代	一般名	製品名	投与方法
第2	アレンドロネート	ボナロン®	注射（4週1回 900μg） 【経口（1日1回 5mg、1週1回 35mg）】
第2	イバンドロネート	ボンビバ®	注射（1月1回 1mg） 【経口（1月1回 100mg）】
第3	ゾレドロネート	リクラスト®	注射（1年1回 5mg）

デノスマブ

製品名	適応	投与方法
プラリア	骨粗鬆症	60mg 皮下（6か月1回）

　BPと抗ランクル抗体だけでなく、併用薬剤、さらに血管新生阻害薬などの他剤への対応も考慮

する。腫瘍内科、整形外科のみでなく、内科、皮膚科からの処方もあり、患者の既往症の確認は今まで以上に綿密な問診を行わなくてはならない。

ARONJ に対する予防も含めた治療法の確立も急務である。また、ARONJ 急増の実態に対して患者と医療従事者に啓発活動に努めていくとともに、歯科側は徹底的な口腔管理を躊躇してはならない。そのためにも医科処方医や薬剤師なども含めた、新たな医歯薬連携の構築が重要である。歯科は医科を知り、医科も歯科を知る時期到来ともいえる。

（柴原孝彦）

【参考文献】

1) 顎骨壊死検討委員会：骨吸収抑制薬関連顎骨壊死の病態と管理；顎骨壊死検討委員会ポジションペーパー 2016. 日本口腔外科学会.< https://www.jsoms.or.jp/medical/wp-content/uploads/2015/08/position_paper2016.pdf＞；2016年10月11日［accessed 16.10.20］.

2) Ruggiero SL, Dodson TB, Fantasia J, Goodday R, Aghaloo T, Mehrotra B, O'Ryan F：American Association of Oral and Maxillofacial Surgeons. American Association of Oral and Maxillofacial Surgeons position paper on medication-related osteonecrosis of the jaw－2014 update. J Oral Maxillofac Surg 72：1938-1956, 2014.

3) 日本口腔外科学会学術委員会：BRONJ治療に関する実態調査, 2015. 日本口腔外科学会, <https://www.jsoms.or.jp/medical/wp-content/uploads/2016/06/bronj_jsoms_201512.pdf＞；2016［accessed 16.10.20］.

4) Filleul O, Crompot E, Saussez S：Bisphosphonate-induced osteonecrosis of the jaw；a review of 2,400 patient cases. J Cancer Res Clin Oncol 136：1117-1124, 2010.

5) 柴原孝彦, 岸本裕充, 矢郷　香, 野村武史：薬剤・ビスフォスフォネート関連顎骨壊死MRONJ・BRONJ－最新 米国口腔顎顔面外科学会と本邦の予防・診断・治療の指針. クインテッセンス出版, 東京, 2016.

3 がん治療と緩和医療

1 >> がん治療患者の口腔管理（周術期口腔機能管理）

（1）がんの治療と周術期口腔機能管理の目的

①はじめに

　がんは全身の臓器に発生する疾患で、各々治療法も治療成績も異なる。しかし、局所再発しやすいことや遠隔転移するという共通の病態を示すことから、原則として①外科療法（手術療法）、②放射線療法、③化学療法のいずれかの治療が行われる。この３つの治療法は、全く異なるアプローチで制がん効果を示すことから、それぞれの有害事象について理解しておく必要がある。また、重要なことは、いずれも適切な口腔管理を行うことにより、治療を中断するような重篤な有害事象を予防することができる。各治療法における口腔機能管理の目的を**表1**に示す。

表1　がん治療における口腔機能管理の目的

	外科療法	放射線治療 ※頭頸部癌	がん化学療法
術後の主な合併症	術後肺炎 術後の合併症 （治癒不全、感染）	口腔粘膜炎 口腔乾燥 カンジダ ヘルペス感染 味覚異常 骨髄炎	口腔粘膜炎 カンジダ ヘルペス感染 味覚異常
周術期口腔機能管理の主な目的	肺炎予防 合併症予防	粘膜炎の重症化の予防	粘膜炎の重症化の予防

②外科療法

　外科療法は、基本的に手術によってがんをすべて取り除く（根治手術）治療法であり、大きく原発切除と転移リンパ節の郭清からなる。切除後は形態や機能を回復させるため、再建が行われる。代表的な例として、食道癌の手術が挙げられる。食道癌は、手術侵襲の大きながんの一つで、術後の合併症をいかに防ぐかが重要といわれている。開胸、開腹し、食道の切除、所属リンパ節の郭清を行い、胃や結腸、小腸を用いて再建する。術後は低栄養や感染に注意し、縫合不全、誤嚥性肺炎などの合併症をクリアしなければならない。このことから、術前や術後の周術期に口腔の管理を行うことにより、口腔内細菌を減らすことは、合併症の予防、肺炎の予防に有効であると考えられている。

③放射線治療

　頭頸部癌の治療において、機能を温存するという点から、放射線治療が選択されることが多い。この際放射線の影響により、口腔内にさまざまな合併症が発現する。このなかで**口腔粘膜炎**は、治

療開始直後より生じるため、治療の継続を妨げる重大な合併症と考えられている。

口腔粘膜炎の症状別分類は、国際的なガイドライン「Common Terminology Criteria for Adverse Events v4.0（CTCAE）」に掲載されている。「有害事象共通用語規準 v4.0 日本語訳 JCOG 版」の口腔粘膜炎のグレード分類は、「第2章 5-5）**表6**」（p.108）を参照。一般的に、Grade 2 から 3 に移行すると、自発痛の増大や経口摂取障害などにより著しく QOL が低下し、治療を中断しなくてはならない。放射線治療や化学療法による粘膜炎の発症機序は、最初は放射線や抗がん薬が直接口腔粘膜の上皮細胞（基底細胞）に作用して、粘膜を損傷することで始まるが、その後は口腔細菌による炎症の増悪により重症化が進んでいく（「第2章 5-5）**図2**」p.108 参照）。

また、放射線治療により、唾液腺が障害を受け、口腔乾燥や味覚異常を生じ、これも重症化の一因となっている。また、そのほかに、治療中の低栄養、免疫能の低下などにより、カンジダ症、ヘルペス感染、骨髄炎が発症することがあり、その歯科的対応も重要となる。放射線治療患者では、ほぼ全例口腔粘膜炎を発症するため、放射線治療の前後で口腔管理を行い、粘膜炎を重症化させないことが目標となる。

④がん化学療法

がん化学療法は、抗がん薬を全身（または局所）投与することにより、がん細胞を殺滅する治療法である。従来の抗がん薬は細胞周期に作用して、分裂の早いがん細胞に作用する一方で、骨髄細胞や上皮の基底細胞のような分裂の早い正常細胞にも攻撃することが知られている。このため、がん化学療法により、血液毒性や口腔粘膜炎が高率に発症する（「本章 2-1）抗腫瘍薬」p.205 参照）。化学療法による粘膜炎の発症率は約 40％程度といわれ、放射線治療と同様、粘膜炎が重症化すると、治療薬の減量あるいは中止しなければならない。

近年、がんに特有の分子生物学的特性を生かし、そこに作用する抗体製剤が登場し、治療成績を向上させている。この薬剤を分子標的薬と呼び、さまざまながんの治療に用いられるようになった。このなかで、頭頸部癌に適応のあるセツキシマブや mTOR 阻害薬（エベロリムス）など、多くの分子標的薬が粘膜炎を発症しやすいことが明らかとなった。分子標的薬における粘膜炎の発症機序は、まだ明らかになっていないが、いずれにせよ、がん化学療法においてもその治療前後で口腔管理を行うことにより、粘膜炎の重症化を予防することが重要となる。また、放射線治療と同様全身状態の悪化により、カンジダ症、ヘルペス感染などの日和見感染の発症に対応しなければならない。

（2）周術期口腔機能管理の実際

周術期とは、治療の前後の期間をいい、この期間に口腔管理を行うことを**周術期口腔機能管理**という。術前から歯科が介入し、積極的に口腔管理を行うことにより、治療期間の短縮や入院期間の短縮が期待されている。このような、がんの治療を側面からサポートする治療を**支持療法（サポーティブケア）**と呼ぶ。実際に行う口腔健康管理とは、患者自身が歯科医師、看護師、歯科衛生士の指導下に行う口腔ケアと、歯科医師や歯科衛生士が専門的に行う専門的口腔管理に分かれる。

専門的口腔管理は、主に口腔清掃や義歯調整を行う**口腔衛生管理**と、低下した口腔機能の改善を目的とする**口腔機能管理**に分類される。具体的には、口腔内の汚れや食物残渣、細菌などを物理的に除去するケアを行った後、歯ブラシなどの清掃器具や手指を用いて、口腔周囲の筋肉や神経、感覚器などを刺激したり、口腔の運動や体操をすることにより、口腔機能や感覚などの維持、回復を図る。口腔管理の評価や介入方法、介入回数の決定については施設によって異なるのが現状である。

【参考文献】
1) 有害事象共通用語規準 CTCAE v4.0 日本語訳 JCOG版．<http://www.jcog.jp/doctor/tool/CTCAEv4J_20160310_miekeshi.pdf>；2009［accessed 16.10.01］．
2) アフィニトール®副作用マネジメント No.1 口内炎．NOVARTIS ONCOLOGY，2014．
3) Sonis ST：A biological approach to mucositis. J Support Oncol 2：21-36, 2004.

2　終末期がん患者の口腔管理

　口腔は食べる器官であると同時に、会話を通じて人とコミュニケーションを取るなど、重要な働きをしている器官である。そのため、口腔の障害は著しくQOLを低下させる。終末期がん患者において最も強い苦痛は、腫瘍増大に伴う疼痛が挙げられるが、口腔のトラブルも決して少なくはない。口腔内の主な苦痛には、**口内炎（粘膜炎）、口腔カンジダ症、味覚異常、口臭、口腔乾燥症**と、これらに起因する疼痛や出血がある。口腔内のトラブルは、その原因のいかんを問わず、経口摂取量を減少させ、QOLや栄養状態を著しく悪化させる。非消化器癌の患者においては、一般的に死亡する約2週間前までは経口摂取が可能であるとされ、終末期であっても栄養状態が良好な患者ほどQOLが良好に保たれることが知られている。このようなことより、終末期がん患者における口腔管理は大変重要である。

（1）終末期がん患者における口腔内のトラブル

①口内炎（粘膜炎）（stomatitis）

　終末期がん患者では、約50％に口内炎が発症するとされる。口内炎の原因としては、免疫能やQOLが低下することにより、**日和見感染症（口腔カンジダ症）やヘルペスウイルス**による口内炎が主なものである（図1）。体重減少や口腔乾燥により義歯の不具合が生じ、義歯床下粘膜に潰瘍が形成され、二次感染が生じて口内炎を発症することも少なくない。好中球が減少した患者に粘膜炎が合併すると、合

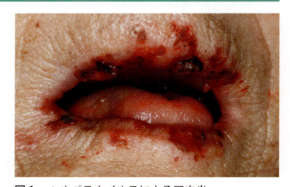

図1　ヘルペスウイルスによる口内炎

併していない患者に比べて、敗血症の発生率が4倍になることが報告されている。
　また、精神的または痛みなどによる身体的ストレス、経口摂取不良によるビタミン不足により**アフタ性口内炎**が増加するとされているが、後期終末期患者では多くない。口内炎は疼痛や出血を伴うため、著しくQOLを低下させる。特に、経口摂取が可能な患者においては、栄養状態を悪化させるのみではなく、患者の楽しみも奪ってしまう。

②口腔乾燥症（xerostomia）

　終末期がん患者において、口腔乾燥（口渇）の訴えは非常に多く、終末期がん患者の80〜90％で認められる（図2）。口腔乾燥症は、口腔内の疼痛や味覚障害、口臭、口腔カンジダ症など、

さまざまな口腔内トラブルの原因となる。口腔乾燥症の原因は、①口呼吸、酸素マスク使用などによる口腔の保湿力低下、②熱性疾患、下痢、糖尿病や腹水、胸水の貯留による体液量の減少、③向精神薬、抗コリン薬、オピオイドなどの使用、④GVHDがある。口腔乾燥症は、介助者による口腔ケアを著しく困難にすると同時に口腔環境を劣悪化させ、口腔カンジダ症の発症や口臭などの原因にもなる。

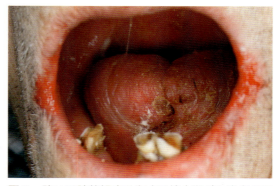

図2　強い口腔乾燥症を有する終末期がん患者の口腔内

③日和見感染症・口腔カンジダ症（oral candidiasis）

がん終末期患者では、宿主の抵抗力やQOLの低下により、高率に口腔カンジダ症が発症する。口腔内には、肺炎桿菌、緑膿菌、黄色ブドウ球菌、MRSA（メチシリン耐性黄色ブドウ球菌）など、多くの日和見菌が存在しているが、そのなかで、**カンジダ**の検出率が最も高い。口腔カンジダ症は口内炎や口腔内出血の原因でもある。また、両側の口角炎はカンジダが関与している。

④口臭（halitosis）

口臭は患者のみならず、その家族も不快にさせる。口臭の大部分は口腔由来である。その原因は、進行した齲蝕や歯周病からの不快臭や、主に舌苔から嫌気性菌が産生する**揮発性硫化物（VSC；volatile sulfur compounds）**である。唾液による被膜は、舌苔から揮発性硫化物の気化を妨げているが、口腔乾燥症患者では被膜が脆弱なため、口臭が強くなる。また、終末期がん患者では口腔乾燥のほか、非経口摂取による舌苔の増加、口腔清掃状態の劣悪化や免疫機能の低下による歯周病の進行により、口臭が強くなる。また、終末期がん患者では、原疾患や全身状態の悪化に伴う口臭にも注意を払う必要がある。口腔・鼻咽喉疾患では口腔癌、副鼻腔癌、呼吸器疾患では気管支拡張症、肺癌、消化器疾患では食道憩室、食道ヘルニア、幽門狭窄症、代謝性疾患では糖尿病、肝疾患、腎疾患、トリメチルアミン尿症などが知られている。

⑤味覚障害（dysgeusia）

味覚低下、消失、異味（金属味など）などを生じる。がん治療に伴う味覚異常は、放射線治療、抗がん薬（5-FU系、タキサン系、EGFR）の使用など各種治療により、粘膜（味蕾）が障害を受けることにより生じる。がん化学療法を受けた患者の約40〜80％で、味覚障害がみられる。Pt製剤使用後の味覚障害や異味は一過性である。終末期患者では、口腔カンジダ症、口腔乾燥症や口内炎による味覚障害のほか、高血糖や嗅覚の低下、微量元素の低下によるも味覚障害もみられる。食事の工夫をすることが大切である。

⑥出血（bleeding）

出血は、口臭の原因や感染の原因になる（図3）。また、患者のみならずその家族も不安にさせる。出血では、その原因を考えることが重要である。歯周組織の炎症性疾患、清掃不良、口内炎、易出血性（全身状態悪化に伴う血小板数や凝固能の低下、DIC）を原因として考慮する。口角や口唇からの出血では口腔カンジダ症を疑う。

⑦疼痛（pain）

終末期がん患者の疼痛は、口腔カンジダ症、口内炎（粘膜炎）、口腔乾燥症、炎症に伴う疼痛、

全身状態の悪化に伴う疼痛、骨転移による疼痛、心因性疼痛が原因となって生じる。

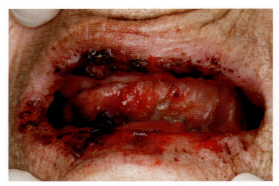

図3　口腔内からの出血を認める終末期がん患者

（2）歯科対応、歯科治療上の留意点

①口内炎（粘膜炎）

疼痛が強い場合には、処置前に鎮痛薬を服用させる。含漱時に疼痛を生じる場合は、生理食塩水で含嗽させるとよい。口腔清掃は二次感染予防の柱であり、小さなブラシや低刺激で発泡剤非含有の歯磨剤の使用を考慮する。

口内炎の治療では原因を特定することが重要で、カンジダやヘルペス、感染症などの場合は原因の治療を行う。しかし、終末期のがん患者の場合には原因が特定できないことが少なくない。その場合は対症療法となり、疼痛対策と二次感染予防が中心となる。

②口腔乾燥症

乾燥が強い場合には、ジェルタイプの保湿剤をあらかじめ口腔粘膜に塗布しておくと粘膜の保護につながる。口唇が乾燥している場合には、処置前にワセリン塗布しておく。含嗽ができる場合は、あらかじめ含嗽をさせ口腔粘膜を加湿しておくことも有効である。

口腔乾燥患者では、口腔乾燥感の改善と二次的な疾病発症の予防や治療、口腔内環境劣悪化の予防と改善が治療目標となる。終末期のがん患者の場合では、原因を特定できても除去できないことが多く、その場合は対症療法となる。基本的な対応は保湿と加湿である。循環体液量の減少（脱水）がみられる場合は水分付加が必要であるが、中期以降の終末期がん患者の場合、安易に補液量を増やすことは口渇の解決にはつながらず、腹水や胸水を増加させるため、呼吸苦や腹満感を悪化させるので避けるべきである。顎関節脱臼や下顎呼吸、呼吸器装着などによる開口が原因の場合は、保湿が重要である。

対処法は病室の加湿とマスクの使用、保湿剤の使用が重要である。オピオイドや向精神薬など薬剤性の場合やGVHD、放射線照射が原因の場合は、保湿と加湿の両者が必要になり、ジェルタイプ保湿剤の使用は保湿と加湿両者の効果がある。嚥下機能に問題がなければ、各種含嗽剤や人工唾液、スプレータイプ保湿剤の使用もよい。シュガーレスのガムや飴、氷をなめさせるのもよい。

③口臭

原因である舌苔は、通常の口腔ケアでは除去困難である。非経口摂取患者に多く、舌ブラシなどを使用して機械的に除去する必要がある。黒毛舌は重大な疾病やその前兆ではないので、徐々に除去すればよい。疼痛を伴う白苔は口腔カンジダ症を疑い、真菌学的な検査を行う。口腔乾燥症を有する患者では、ジェルタイプ保湿剤の舌背部への塗布が必要である。各種含嗽剤やチューインガム

には明らかな口臭予防効果はないが、シセテインプロテアーゼ配合タブレットでは舌苔やVSC軽減効果を報告されている。

④出血

口腔清掃の不良による歯肉の腫脹・発赤を生じて出血をきたした場合では、原則歯磨きは継続する。しかし、白血球数が2,000/μL以下である場合は出血により**敗血症**を生じやすくなり、血小板数が5万/μL以下、凝固因子の低下、播種性血管内凝固症候群（disseminated intravascular coagulation；DIC）の場合には、止血が困難になるため、器具などによる粘膜や歯肉の損傷には細心の注意を払う必要がある。疼痛が強い場合には、処置前に鎮痛薬を服用させる。

びらんや口内炎のある場所は避け、易出血性の場合は**軟毛歯ブラシ**を使用したり、出血させないように歯面の汚れのみを丁寧に除去するようにする。出血が生じた場合には、ガーゼによる圧迫（場合によりエピネフリンを含有させる）で完全に止血をさせてから、処置やケアを終了させることが重要である。口唇などからの止血が困難な場合には、ワセリンを塗布するのもよい。

⑤疼痛

A．全身状態の悪化に伴う疼痛

ヘルペス性口内炎、鉄欠乏性貧血、悪性貧血（血清ビタミンB_{12}の低下）などがある。ビタミンB_{12}は胃で吸収されるため、胃切除後の患者に生じやすい。舌乳頭の萎縮と発赤、疼痛を生じる。原因疾患の治療が必要であるが、ビタミンB_{12}吸収障害の患者では、注射によるビタミンB_{12}の投与が必要である。

B．骨転移による疼痛

他部位と同様に、骨転移の疼痛に対するオピオイドは効果を示しがたく、**NSAIDsの併用**が必要である。また、骨転移による疼痛緩和に対する放射線治療の有用性は証明されている。口腔領域でのデータではないが、60～90％で何らかの痛みの軽減が可能とされている。ビスホスホネート製剤も骨転移による疼痛に効果がある。

C．神経障害性疼痛

NSAIDsやオピオイドが効きづらいので、鎮痛補助薬を使用する。しかし、鎮痛補助薬の神経障害性疼痛全般に対する有効性は40～60％とされ、十分なエビデンスと保険適応がないのが現状である。アミトリプチリン塩酸塩（トリプタノール®）やプレガバリン（リリカ®）の使用が勧められるが、専門家に意見を求めることが必要である。

D．心因性疼痛

有名なものが舌痛症である。「舌に異常感を訴えるがそれに見合うだけの器質的変化がなく、心理情動因子に起因するもの」と定義され、舌にヒリヒリ、ピリピリ感を訴えるが器質的変化がみられず、強いがん恐怖を有することが多い。うつ病の場合では、味覚異常や口腔粘膜の違和感、口腔乾燥、食欲低下を訴えることが多い。しかし、治療開始後や終末期に口腔の心因性疼痛を訴える患者は少ない。うつ病を疑う場合には、早期に専門家への対診が必要である。

3 緩和ケア

（1）緩和ケアの定義

2002年のWHOによる緩和ケアの定義は「生命を脅かす疾患に伴う問題に直面する患者と家族に対し、疼痛や身体的、心理社会的、スピリチュアルな問題を早期から正確にアセスメントし解決することにより、苦痛の予防と軽減を図り、QOL（quality of life：生活の質）を向上させるためのアプローチである」とされている。緩和ケアとは、生命を脅かす疾患に伴う疼痛や身体のつらさ、気持ちのつらさ、生きている意味や価値観についての疑問、仕事や療養場所、医療費のことなど、患者のみならず家族が直面するさまざまな問題に対して支援する医療である。また、緩和ケアは疾患の病期や治療・療養場所を問わず、いつでもどこでも提供される必要がある。従来、緩和ケアは「看取りの医療」や「終末期医療」と取られがちであったが、2002年のWHOの定義では「身体や心のつらさ」にも焦点が当てられるようになった。このことにより、緩和ケアは進行がんの患者のみならず、がんと診断されたときから、がんの疼痛のみならずさまざまな患者の苦痛を和らげるために、早期に提供されることが重要と考えられるようになった。

2006年に成立したがん対策基本法をもとに策定された、第一次がん対策推進基本計画では「治療開始の初期段階からの緩和ケアの実施」が重点項目に挙げられ、2012年に改訂された第二次がん対策推進基本計画においては「**がんと診断されたときからの緩和ケアの推進**」に変更されており、緩和医療・ケアとは決して終末期ケアではない（**図4**）。さらに、WHOの定義のごとく、緩和ケアはがん患者やその家族だけが対象ではない。最近わが国においても、非がん疾患への緩和ケアの提供も注目され、重症心身障害児者、神経難病、慢性肺疾患、慢性心疾患、代謝性疾患、認知症高齢者など広い領域に及んでいる。しかしながら、現在のわが国の緩和ケア病棟には、がんあるいはAIDS患者しか入棟できないという健康保険上の制約がある。

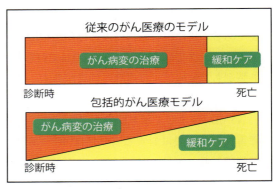

図4 がん医療のモデル
（日本医師会監修：がん緩和ケアガイドブック．8，青海社，東京，2010．より引用改変）

（2）がん患者の緩和ケア

①わが国における現状

緩和ケアを専門的に提供する施設や機関には、ホスピスや緩和ケア病棟がある。しかし、わが国においては緩和ケアの専門施設を使用しているがん患者は1割程度とされ、がん患者に対して十分な緩和ケアが提供されてはいないと考えられる状況である。また、疼痛治療で使用される医療用麻薬量は欧米先進国に比べ、非常に少ない状況であり、わが国においてはがん性疼痛が十分に除痛されていないことが予想される。

②がん患者の緩和ケアの特徴

　がん患者の特徴としては、亡くなる直前まで比較的 QOL が保たれているが、最後の数か月に急速に QOL が低下することも少なくない。そのため、それらの症状に対して、時宜な評価と適切な対応が必要である。また、「がん」と診断されること自体が、患者・家族にとって大きな精神的負担になるため、その後の治療法の選択や治療中止の決断などの場面で、精神的、社会的、スピリチュアルなケアが必要かつ重要である。近年、QOL とは別に、QALYs（quality adjusted life years：質調整生存年）という概念が提唱されている。これは、グラフの縦軸に QOL、横軸に生存年数をプロットした場合の面積を評価する方法で、これをもとに「病の軌跡」と呼ばれる種々の疾患に特徴的な経過が描かれている（図 5）。

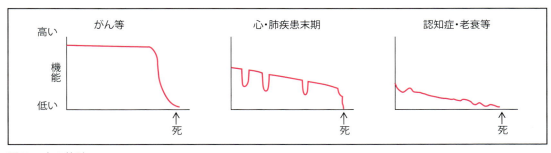

図5　病の軌跡
（Lynn J：Serving patients who may die soon and their families. JAMA 285（7）：925-932, 2001. より引用改変）

③歯科対応、歯科治療上の留意点

　歯科医師は口腔がん診療に直接携わる以外にも、口腔がん以外のがん患者の口腔内病変の評価や口腔清掃を含む口腔管理を行うことにより、がん患者のサポートを行っている。そのため、歯科医師が、がん患者に緩和医療・ケアを提供する機会は多い。口腔管理については頭頸部癌、呼吸器癌、消化器癌患者の周術期、がん化学療法や頭頸部癌に対する放射線治療中患者、終末期患者の口腔機能管理に対して、診療報酬の算定が可能となっている。また、骨転移の治療薬として使用するゾレドロン酸水和物（ゾメタ®）や、デノスマブ（ランマーク®）の併発症である顎骨壊死に対する対応も大変重要である。

（3）非がん患者の緩和ケア

①非がん患者の緩和医療・ケアの対象となる疾患と特徴

　非がん疾患の緩和医療・ケアの対象となる患者は「生命を脅かす疾患を患い、何らかの緩和医療・ケアを必要とする患者のうち、主たる疾患が悪性腫瘍でない患者」と定義されている。非がん疾患の緩和医療・ケアの対象者は、脳卒中、認知症、神経難病、呼吸器疾患、心不全、腎不全、肝不全などの**慢性疾患の終末期の患者**ある。非がん疾患は細胞壊死や退行性変化による衰退が基本的病態で、最期には呼吸および身体機能と摂食嚥下機能が障害されることが多い。そのため、非がん疾患患者の終末期における苦痛は、呼吸困難や長期臥床に伴う種々の老年症候群、摂食嚥下障害が多い。

②がんと非がんの病態と軌道の違い

　がんの基本的病態は局所での増殖・浸潤と全身への転移であり、ほとんどの進行したがんは、比較的早期から疼痛が出現し、全身臓器の機能不全、終末期には悪液質を引き起こす。
　一方、非がん疾患はもともと障害される臓器も多様であり、また、脳卒中のように突然発症する

もの、腎不全や肝不全のように潜在多岐に進行するもの、心疾患や呼吸器疾患のように急性増悪を繰り返すもの、Alzheimer型認知症（AD）のように緩やかに機能が低下するのも、筋萎縮性側索硬化症（ALS）のように比較的早くから呼吸や嚥下機能が低下するものなど、臨床経過も多種多様であり、疾患の軌道の共通点がほとんどない。これは、非がん疾患の多くが、細胞壊死や退行性変化による衰退が基本的病態であり、疾患や個人によって機能が低下する部位や臓器、進行の仕方やスピードがさまざまであるからである。さらに、非がん疾患では、「標準的な治療やケアが行われたか」「延命治療を選択したか」が軌道や予後に大きく影響する。これらの理由から、非がん疾患の軌道は非常に複雑で多様であり、がんのような予後予測は困難である。

③非がん疾患の苦痛の特徴

　がんと非がん疾患の症状には明らかな違いがある。がんは基本的に疼痛が早期から発生し、増強しながら、長期持続する。さらに、がんが原発巣や転移先で増大することによって、呼吸不全、麻痺、肝不全や腎不全などを起こし、だるさと食欲不振、るい痩などの全身症状を引き起こす。このようにがんは、種類にかかわらず、症状において一定の共通性・法則性が認められる。

　一方、非がん疾患は、障害される部位や速度は疾患や個人により異なり、法則性に乏しい。ただ、最期は生命保持に必要な呼吸機能や嚥下機能が侵されるため、終末期の苦痛としては呼吸困難や嚥下障害、食思不振が出現しやすい。多くの非がん疾患では、疾患の標準的な治療を最期まで行うことが緩和ケアとなる。そのため、症状緩和のためにも積極的な原疾患の治療を継続することが必要であり、標準的な治療・ケアの上にオピオイドの投与など緩和ケアの手技を加えていく。非がん疾患終末期の症状緩和では、呼吸困難を中心に、嚥下障害、感染症に伴う発熱、喀痰や唾液などの分泌物の管理、褥瘡などの廃用症候群に伴う諸症状のマネージメントが必要になる。

④歯科対応、歯科治療上の留意点

　誤嚥性肺炎を背景とした医療・介護関連肺炎は、全肺炎の6割を占める最も一般的な肺炎である。肺炎は非がん疾患の最大の死因であり、呼吸困難の原因となるため、緩和ケアの観点から口腔管理は非常に重要である。

（岩渕博史）

【参考文献】
1）杉原一正，岩渕博史監修：口腔の緩和医療・緩和ケア－がん患者・非がん患者と向き合う 診断・治療・ケアの実際. 永末書店，京都，2013.
2）日本医師会監修：がん緩和ケアガイドブック. 青海社，東京，2010.
3）井部俊子，開原成允，京極高宣，前沢政次編：在宅医療辞典. 中央法規，東京，2009.

MEMO

第5章

緊急時の対応

1. 歯科治療時の偶発症
2. 救急時の対応

1 歯科治療時の偶発症

1 >> 血管迷走神経反射

（1）成因

　極度の精神的ストレスや強い痛み刺激が誘因となり、**副交感神経（迷走神経）**が優位な状態になると発症する。歯科治療中に生じる全身的偶発症では最も頻度が高い。通常、精神的ストレスや痛みを感じた際には交感神経が優位となり、血圧は上昇し、頻脈となる。しかし、これらの精神的ストレスや痛み刺激が非常に強い場合には自律神経のバランスが逆転し、迷走神経が優位となる。この逆転現象は誰にでも生じる可能性があり、水平位よりも座位で診療しているときのほうが起こりやすい。

（2）症状

　血圧低下、**徐脈**、意識障害（意識レベル低下〜意識消失）、顔面蒼白、悪心、嘔吐、冷汗などの症状がみられる。

(3) 処置

　患者が不快感を訴えたり、意識レベルが低下した場合には、ただちに歯科治療を中断し、バイタルサインをチェックする。血圧低下と徐脈を認めた場合には血管迷走神経反射と診断し、水平仰臥位にして両下肢を挙上し（図1）、酸素吸入を行う。両下肢を挙上することにより、下肢の静脈血が心臓へ還流しやすくなり、心拍出量は増加して血圧は上昇する。大部分の症例では以上の処置で症状は回復する。症状が持続する場合には、静脈路を確保し、細胞外液補充液を急速に輸液するとともに**アトロピン硫酸塩水和物**（0.5mg）を静脈内投与する。アトロピン硫酸塩水和物は副交感神経遮断薬で、迷走神経緊張状態を改善し、脈拍数は増加して血圧は上昇傾向を示す。もしも低血圧が持続する場合には、エフェドリン塩酸塩（4～10mg）やエチレフリン塩酸塩（2～5mg）などの昇圧薬を静脈内投与する。

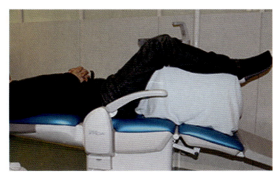

図1　両下肢の挙上

(4) 予防

　誘因となる精神的ストレスや痛み刺激を軽減する。精神的ストレスの軽減には精神鎮静法の併用が有用である。**亜酸化窒素吸入鎮静法**と**静脈内鎮静法**のいずれでも、至適な鎮静状態が得られれば血管迷走神経反射の発生は予防することができる。もしも、歯科治療に対する恐怖心が強い場合には、より確実な鎮静効果が得られる静脈内鎮静法のほうがよいかもしれない。痛みを伴う歯科治療を行う際には、局所麻酔を確実に奏効させ、無痛的な治療を行う。浸潤麻酔や伝達麻酔の注射に伴う痛みも血管迷走神経反射を誘発することがあるため、針の刺入点への表面麻酔を併用する。また、歯科治療に対する不安や恐怖心が非常に強い患者では、マイナートランキライザーなどの鎮静薬の前投与も効果がある。

2　過換気症候群

(1) 成因

　不安や恐怖心、強い痛み刺激に伴う極度の精神的ストレスにより過換気が誘発される。比較的若い女性に多くみられ、過去に何らかの精神的ストレスにより過換気症候群を経験したことがある患者が多い。すべての人において精神的ストレスが過換気を誘発するわけではなく、過換気症候群患者でなぜ過換気が誘発されるかについてはいまだ不明である。運動時のように二酸化炭素産生が増加していない状態で過換気を行うと、血中の二酸化炭素分圧が次第に低下し、**呼吸性アルカローシス**を呈して一連の症状がみられるようになる（図2）。これらの症状はさらに精神的ストレスを強め、悪循環が生じる。

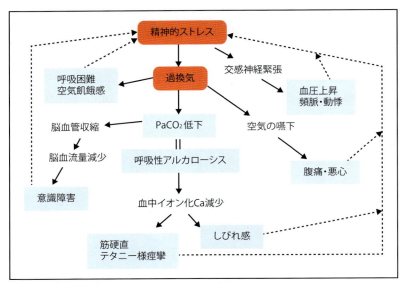

図2　過換気症候群の病態

（2）症状

過換気（過呼吸＋頻呼吸）、呼吸困難、**空気飢餓感**、意識障害、**筋硬直**、**テタニー様痙攣**、口唇周囲や手足のしびれがみられる。精神的ストレスに伴う交感神経緊張により、血圧や脈拍数は増加していることが多い。動悸、腹部膨満感、腹痛、悪心などを訴えることもある。

（3）処置

呼吸状態が過換気であることを確認したならば、息をこらえたり、ゆっくり息をするように患者を誘導する。うまく過換気状態が改善されれば、一連の症状も次第に消失する。しかし、大部分の患者は呼吸困難感や空気飢餓感を訴え、さまざまな症状が生じることによりパニック状態に陥っているため、ゆっくり呼吸するように誘導しても呼吸をコントロールすることが不可能であることが多い。その場合には静脈路を確保し、**ミダゾラム**（0.05～0.075mg/kg）やジアゼパム（10mg）などの鎮静薬を静脈内投与する。以前は過換気発作に対して、ビニール袋や紙袋を用いた呼気の再吸入が行われていたこともあるが、この方法は低酸素血症を誘発し、二酸化炭素が蓄積しすぎて高炭酸ガス血症となる可能性があるため、現在は推奨されていない。

（4）予防

誘因となる精神的ストレスや痛み刺激を軽減する。精神鎮静法の併用は、精神的ストレスの軽減に有用であるが、過換気症候群の場合には、確実な鎮静効果が得られる**静脈内鎮静法**のほうがよい。亜酸化窒素吸入鎮静法では、至適な鎮静状態となる前に過換気状態となることがあり、一度過換気状態となると亜酸化窒素吸入による鎮静は成功しない。また、術前から不安や恐怖心が強い患者では、マイナートランキライザーなどの鎮静薬の前投与も有効である。

（澁谷　徹）

3. 局所麻酔中毒

(1) 成因

局所麻酔薬の血中濃度が過度に上昇することにより発症する。局所麻酔薬の投与量に加え、投与部位の血流状態、血管収縮薬の有無などにより影響を受けるが、基本的にすべての局所麻酔薬は血中濃度上昇により中毒症状を発現する。主な局所麻酔薬の基準最高用量（中毒量）を**表1**に示す[1]。

表1　主な局所麻酔薬の基準最高用量（中毒量）

局所麻酔薬	基準最高用量 (mg) 血管収縮薬無添加	基準最高用量 (mg) 血管収縮薬添加
リドカイン	200	500
プロピトカイン	400	600
メピバカイン	500	500

一般に、歯科臨床における局所麻酔薬の使用料では、基準最高用量を超えることはまれであるが、**下顎孔伝達麻酔**による下歯槽動脈への強圧での直接誤注入や、星状神経節ブロック時の椎骨動脈への誤注入などでは少量の使用でも中毒症状を引き起こす可能性がある[2]（**図3**）。また、表面麻酔薬スプレーを大量に使用した場合も中毒量を超える可能性が考えられる。

リドカインでは、血中濃度が5～10μg/mL以上になるとさまざまな中毒症状が発現する[3]。高齢者や肝機能障害、腎機能障害を有する患者では、局所麻酔薬の分解・排泄が低下している症例もあるため、注意が必要である。

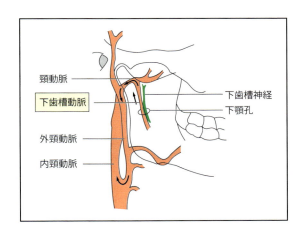

図3　下歯槽動脈からの逆流
下歯槽動脈に強圧で誤注入された局所麻酔薬は、外頸動脈を逆流し内頸動脈を経由して脳循環に流入することがある。
（Jastak JT, Yagiela JA：Regional anesthesia of the oral cavity, 185, Mosby, St Loues, 1981. より引用改変）

（2）症状

　血液脳関門を通過した局所麻酔薬の脳内濃度上昇により、**中枢神経症状**や**心血管系症状**の発現をみる。中毒の初期では、興奮、頭痛、痙攣などの中枢神経刺激症状がみられる。末期では意識消失や血圧低下、徐脈、心停止などの抑制症状がみられる（**表2**）。中枢神経症状は、呼吸・循環系症状より低い血中濃度から出現するとされている。

表2　局所麻酔中毒の症状

初期症状（軽症）	〈刺激症状〉 あくび、めまい、頭痛、不安、興奮、多弁、動悸、呼吸促進
中等度	傾眠、痙攣（顔面→全身）、頻脈、血圧上昇、悪心、嘔吐、呼吸抑制
末期（重症）	〈抑制症状〉 意識消失、血圧低下（心筋抑制・血管拡張）、徐脈、心停止、呼吸停止

（3）処置

　軽症の場合は、水平仰臥位とし酸素吸入を行い**バイタルサイン**のチェックを行う。全身痙攣に対してはミダゾラムやジアゼパムなどの抗痙攣作用を有する薬物の投与を緩徐に行う。その際、呼吸抑制に注意する。血圧低下に対しては昇圧薬の投与を行う。意識消失、呼吸停止に対しては救急蘇生法を開始する[4]。

（4）予防

　局所麻酔薬の使用を必要最小限にとどめる。下顎孔伝達麻酔を行う際は**吸引テスト**を行い、局所麻酔薬の誤注入を避ける。ミダゾラムなどを用いた静脈内鎮静法は痙攣閾値を上昇させるとされている。

4　≫　アナフィラキシーショック

（1）成因

　特定の起因物質（アレルゲン）の侵入により、複数臓器に全身性のアレルギー症状が惹起され、生命に危機を与え得る過敏反応を「アナフィラキシー」と呼び、さらに血圧低下や意識障害を伴う重篤な病態を「アナフィラキシーショック」という。アナフィラキシーの多くは、**IgE** が関与する免疫学的機序により発症するが、IgE が関与しない免疫学的機序や、非免疫学的機序により肥満細胞が直接活性化されることなども誘因となり得る。

　アナフィラキシー反応を起こす可能性のある歯科用薬剤・材料として、抗菌薬、NSAIDs、局所麻酔薬、防腐剤、ラテックス、ヨード類、パラフォルムアルデヒド、CPP-ACP（リカルデント®）

などが報告されている。

（2）症状

　アナフィラキシー反応の症状はさまざまであるが、通常、皮膚・粘膜、気道、消化器、心血管系、中枢神経系の2つ以上の器官系に生じる。一般に、アレルゲンの曝露後数分から数十分後に、初期症状として蕁麻疹や皮膚の発赤などの全身的な**皮膚症状**を認めることが多いとされている。また、呼吸困難、咽頭部浮腫などの呼吸器症状、悪心などの消化器症状、血圧低下などの循環器症状もみられることがある（**表3**）。

　発症初期では、反応の進行や重症度を判断することは困難であり、数分で致命的な結果をまねく危険性がある。また、初期症状が改善した後に、再度アナフィラキシーの症状が出現する二相性アナフィラキシーが1〜20％の頻度で出現するとされている。

表3　アナフィラキシーの主な症状（％は症状発現頻度）

皮膚症状 （90％）	呼吸器症状 （40〜60％）	消化器症状 （25〜30％）	その他
蕁麻疹・血管性浮腫 顔面紅潮 搔痒感 眼瞼浮腫 口唇浮腫	鼻搔痒感 鼻閉・鼻汁・くしゃみ 呼吸困難・喘鳴 喉頭搔痒感・浮腫 嗄声（かすれ声）	悪心・嘔吐 腹痛 下痢 嚥下障害	血圧低下 めまい・失神・失禁 胸痛・動悸 不安・不穏状態 拍動性頭痛 意識混濁

（Lieberman P, et all：The dianosis and management of anaphylaxis；an updated practice parameter. J Allergy Clin Immunol 115（3 Suppl 2），483-523，2005．より引用改変）

（3）処置

　アナフィラキシーと診断されたならば、迅速な対応が必要となる。基本的な対応手順を次に示す。

①薬物の投与中止・除去

　消毒薬の使用や点滴による薬物投与を行っている場合は、すぐにその使用を中止する。ラバーダムやロールワッテなど口腔内に挿入されている器具類は除去する。

②バイタルサインの確認を継続的に行う

　意識、呼吸、脈拍、皮膚症状などについて継続的に観察、評価する。

③緊急コール

　人手を集め、すみやかに救急車や高次医療機関に応援要請を行う。

④アドレナリンの筋肉注射

　アナフィラキシーに対する薬物治療として、**アドレナリン**が第一選択薬となる。大腿部に0.1％アドレナリン0.01mg/kg（最大量：成人0.5mg、小児0.3mg）の筋肉注射を行う。症状の改善がみられなければ追加投与を行う。経静脈投与は心停止もしくは心停止に近い状態では必要であるが、それ以外では不整脈、高血圧などの有害事象の原因となるため推奨されない。

⑤水平位

　患者を**水平仰臥位**とする。呼吸が苦しいときは少し上体を起こす。また、嘔吐している場合は、

誤嚥を防ぐために顔を横向きにする。

⑥酸素投与

意識レベルの低下や呼吸抑制、循環抑制がみられる場合は、気道確保と**酸素投与**が必要となる。酸素投与はフェイスマスクにて6〜10L/分程度で行う。

⑦可能であれば静脈路確保と輸液療法

必要に応じて0.9％（等張／生理）食塩水を5〜10分間に5〜10 m L/kg（成人）、あるいは10mL/kg（小児）投与する。

⑧心肺蘇生

必要に応じて胸骨圧迫、人工呼吸などの**心肺蘇生法**を開始する。

（山口秀紀）

【参考文献】
1) 一戸達也編：無痛治療の実践テクニック 歯科における安全で確実な局所麻酔. 89-94，第一歯科出版，東京，2013.
2) Jastak JT, Yagiela JA：Regional anesthesia of the oral cavity. Mosby, 185, St Loues, 1981.
3) 渋谷　鑛監修：改訂 全身管理と救急蘇生法，79-79，学際企画，東京，2013.
4) 小谷順一郎編：スタンダード全身管理・歯科麻酔学. 第3版，248-250，学建書院，東京，2014.
5) 日本アレルギー学会監修：アナフィラキシーガイドライン. 日本アレルギー学会，2014.
6) Lieberman P, et all：The dianosis and management of anaphylaxis；an updated practice parameter. J Allergy Clin Immunol 115（3 Suppl2），483-523，2005.
7) 海老澤元宏．「食物アレルギーの診療の手引き2014」検討委員会：厚生労働科学研究班による食物アレルギーの診療の手引き2014，＜http://www.foodallergy.jp/manual2014.pdf＞；2014[accessed 16.09.30].

5 ≫ 血管収縮薬による過剰反応

（1）成因

血管収縮薬による過剰反応は、アドレナリン添加2％リドカイン塩酸塩の大量投与や血管内誤注入、アドレナリンに対する感受性が高い患者への使用（**甲状腺機能亢進症**、**高血圧症**、褐色細胞腫など）、アドレナリンと相互作用を有する薬剤を服用している患者への使用（**非選択性β遮断薬**、**三環系抗うつ薬、モノアミン酸化酵素〈MAO〉阻害薬**など）でみられる。口腔粘膜は血流が豊富であるため、浸潤麻酔によってもアドレナリンは口腔粘膜から吸収され、数分後には症状がみられ、血中濃度は5分後に最高になる。

（2）症状

動悸、頭痛、血圧上昇、頻脈、不整脈などの交感神経刺激症状を示す。また、患者は不安感から呼吸困難、悪心・嘔吐を訴え、過呼吸や震えをきたすこともある。これらの症状は、局所麻酔薬中毒の初期症状である中枢神経刺激症状と類似するが、局所麻酔薬中毒では続いて血圧低下や徐脈などが起こるが、アドレナリンによる反応では血圧上昇と頻脈が持続する。

Mooreらは、健常人に少量のアドレナリン（0.015mg〈20万倍希釈液3 mL〉）を血管内に投与したときの反応として、①脈拍数の増加（平均20〜40％）、②血圧の上昇（平均10〜25％）、

③口唇周囲の蒼白、④全身の温感、⑤動悸、⑥全身の脱力感、特に下肢、⑦不安感などの症状が投与20〜40秒後に起こり、約3分間持続、また、心電図上の変化は約50％の人にみられ、T波の逆転、T波の平坦化、接合部調律、ST低下、心室性期外収縮、上室性頻拍などがみられたと報告している。

（3）処置

歯科治療を中止し、患者を安心させ、安静にして酸素吸入を行い、経過を観察する。体位は水平位よりも、やや体を起こすほうがよい。血液中へ吸収されたアドレナリンはすみやかに代謝されるため、通常症状は一過性である。

（4）予防

アドレナリン添加のものを使用する場合には、その使用量を最小限とし、血管内への誤注入を避ける。下顎孔伝達麻酔時には、必ず吸引テストを行う。過去に本症状を経験した患者では不安を訴えることがあるので、アドレナリン添加2％リドカイン塩酸塩の使用を避け、フェリプレシン添加プリロカイン（プロピトカイン）製剤またはメピバカイン製剤を考慮する。健常成人では、アドレナリンの総投与量は200〜300μg以下に抑える。

アドレナリンと相互作用のある代表的な薬剤としては、非選択性β遮断薬（プロプラノロールなど）がある。これら服用患者にアドレナリン添加2％リドカイン塩酸塩を使用すると、そのβ遮断作用によってアドレナリンのα作用が優位となり、全末梢抵抗が増加するために血圧が著明に上昇する可能性がある。心拍数は圧受容体反射により徐脈となる。β1選択性遮断薬では、これらの反応は起こりにくい。三環系抗うつ薬やMAO阻害薬は、交感神経終末におけるカテコールアミンの再取り込みを阻害し、受容体近傍でのカテコールアミン濃度を上昇させるために、アドレナリンの作用を増強する。これら服用患者にアドレナリン添加2％リドカイン塩酸塩を使用すると、血圧は上昇する。高血圧症に使用されるα1遮断薬（プラゾシンなど）や、精神疾患治療薬であるフェノチアジン誘導体（クロルプロマジンなど）やブチロフェノン誘導体（ハロペリドールなど）は、α遮断作用を有している。これら服用患者にアドレナリン添加2％リドカイン塩酸塩を使用すると、そのα遮断作用によってアドレナリンのβ作用が優位となり、全末梢抵抗が減少するために血圧が過度に低下する可能性がある。アドレナリンと相互作用のある薬剤服用患者では、歯科用アドレナリン添加2％リドカイン塩酸塩は1アンプル以内の使用に留める。

6 >> メトヘモグロビン血症

（1）成因

メトヘモグロビン血症は、ヘモグロビンに含まれる鉄が酸化されて二価（Fe^{2+}）から三価（Fe^{3+}）の状態になったメトヘモグロビンの血中濃度が上昇することにより発症する。メトヘモグロビンは酸素を運搬しないため、組織への酸素供給が減少する。メトヘモグロビン血症は薬物投与20〜60分後に発症し、メトヘモグロビンの半減期は約55分である。通常、メトヘモグロビンは全ヘ

モグロビンの1％以下であるが、10〜15％を超えるとチアノーゼが生じる。歯科ではアミド型局所麻酔薬、特に**プリロカイン（プロピトカイン）**の大量投与（プリロカイン600mgまたは10mg/kg以上の投与量）により生じる（**図4**）。

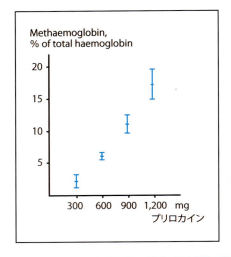

図4 プリロカインの投与量とメトヘモグロビン量との関係
（森川定雄：局所麻酔薬反応―基礎と臨床（改訂増補版）．103，診療新社，大阪，1991．より引用改変）

（2）症状

メトヘモグロビンの血中濃度が1.5〜2.0g/dL（10〜15％）以上になるとチアノーゼを認める。メトヘモグロビンの割合が30％未満であれば症状は軽度（疲労感、ふらつき、頭痛）であるか無症状である。割合が30〜50％になると、心血管系や中枢神経系の中等度抑制が生じる（脱力感、頭痛、頻脈、頻呼吸、軽度の呼吸困難）。メトヘモグロビンの割合が50〜70％になると、重篤な症状が現れる（混迷、錯乱、徐脈、呼吸抑制、痙攣、不整脈、アシドーシス、初期には呼吸性アルカローシスをみることが多い）。割合が60％を超えると死に至ることがあり、70％を超えると生存が困難になる。

（3）処置

軽度のメトヘモグロビン血症を有する患者では無症候性チアノーゼがみられるのみで、通常は原因の薬物を中止するだけで十分である。それ以上の患者では、還元剤である**メチレンブルー**1〜2mg/kgの静脈内投与（1％溶液として緩徐に静注）が有効である。重症例では、血漿交換や高圧酸素療法が必要になる場合がある。アスコルビン酸（ビタミンC）の静脈内投与の効果は少ないか疑わしいといわれる。

（4）予防

プリロカインの大量投与を避ける。プリロカイン600mg以下または10mg/kg以下の投与は安全である。歯科用プリロカイン製剤（シタネストーオクタプレシン）1カートリッジ（1.8mL）中に含まれるプリロカイン量は54mgである。

（森本佳成）

【参考文献】
1) 金子 譲監修, 福島和昭, 原田 純, 他編：歯科麻酔学. 第7版, 医歯薬出版, 東京, 2011.
2) 丹羽 均, 澁谷 徹, 城 茂治, 他編：臨床歯科麻酔学. 第4版, 永末書店, 京都, 2011.
3) 森川定雄：局所麻酔薬反応－基礎と臨床（改訂増補版）. 診療新社, 大阪, 1991.
4) アメリカ心臓協会AHA：ACLS EPマニュアル・リソーステキスト. バイオメディスインターナショナル, 東京, 2014.

7 誤飲と誤嚥

　誤飲（accidental ingestion）とは異物が食道内に落下した場合、**誤嚥**（accidental swallowing）とは異物が気管内に落下した場合で、頻度としては誤飲が多く、誤嚥は誤飲の約1割程度である。事故は歯科治療時に水平位で発生することが多く、歯科関連の誤飲・誤嚥異物は、インレー、クラウンなどの歯科金属が多い。

（1）症状

　食道や胃へ誤飲の場合は特に症状はなく、咽頭部を通過するときの違和感がある程度である。咽頭・喉頭部への落下の場合には、嗄声、喘鳴、大きな異物では窒息の危険性もある。気管や気管支への落下の場合には、咳、喘鳴、呼吸困難などの症状がみられるが、小さな異物では無症状のこともあるために注意が必要である。

（2）処置

　歯科治療時に口腔内に異物を落下させてしまった場合には、水平位からすぐに体位を起こすと、消化管や肺への落下を促す危険性があるため、①患者を仰臥位から横臥位にして落下側に頭部を向ける。②そのまま頭部を挙上させることなく床面へ向けて、強い呼気を出させる。気道内にある場合は通常、口腔外へ落下、排出されることが多い。①から②で排出されず、再度口腔内、咽頭部を注意深く観察して、異物が確認できない場合は、胸部エックス線撮影（正面、側面）を行う。確認できなければ腹部エックス線撮影を行う。可能であれば、歯科ユニット上で側臥位または可及的に頭部下方傾斜姿勢にて、ポータブルエックス線撮影を行う。印象材などのエックス線透過性の異物では、CT撮影で確認する場合もあり、落下異物の部位を診断することが基本である。

　異物が気管内にある場合は、①から②の排出動作や呼出を繰り返すことで排出する可能性がある。しかし、気管内・肺内で排出されない場合には、専門医による内視鏡的や外科的な摘出が必要である（図5）。

　異物を誤飲して胃に達した場合には、4～5日程度で体外に自然排泄されることが多く、特に症状がない場合でも、1週間程度で腹部エックス線撮影を行い、体外排泄を確認する必要がある。異物が1週間程度で自然排泄されず停滞している場合、専門医に診察を依頼する。し

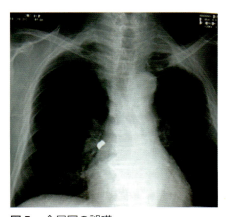

図5　金属冠の誤嚥

かし、リーマーやスケーラーチップなどの先端が鋭利なものでは、できるだけ早期に内視鏡的摘出を含めて、専門医に診察を依頼する。専門医に診察を依頼する際には、必ず落下した異物と同形状の物を持参することが望ましい。

（3）予防

　水平位診療で誤飲・誤嚥事故が起こりやすいため、摂食嚥下機能の低下している高齢者などでは、座位でかつ前傾での診療を心がける。注射針、洗浄用シリンジ、タービンバーなどの緩みを診療前に確認する。根管治療時にはラバーダムを使用したり、軟口蓋部にガーゼを置いたりする。ただし、ガーゼが気道閉塞の原因となりうるので、ガーゼの量や設置方法には留意する必要がある。各施設で個人が医療安全管理マニュアルに沿った対応を行うことが重要である。

8 ≫ 全身状態の増悪

　患者が既往の全身疾患が、歯科治療を契機として増悪した場合に生じるのは、特に**高血圧**症（hypertension）、脳血管障害（cerebrovascular disease）、虚血性心疾患（ischemic heart disease）、**気管支喘息**（bronchial asthma）、**糖尿病**（diabetes）などがある。

（1）症状

　高血圧症患者では、異常な血圧上昇（多くは 180/120mmHg 以上）による高血圧性脳症、一過性脳虚血、脳梗塞、脳出血、大動脈解離、心不全、心筋梗塞、狭心症発作で、頭痛、悪心、嘔吐、視力障害、痙攣、意識障害、呼吸困難、胸部痛の持続、多量の発汗などが生じることがある。
　気管支喘息患者では、咳、呼吸困難などの喘息発作が起こることがある。糖尿病患者では、低血糖性昏睡、糖尿病性昏睡で痙攣などを起こして昏睡に陥ることがある。

（2）処置

　高血圧症患者では、歯科治療中に 180/110mmHg 以上が継続すればニフェジピンカプセルの内服を行う。突然の頭痛または昏睡では、①歯科ユニットを水平位にする（嘔吐があるときには、麻痺側を上にした側臥位）、②口腔内の異物を除去する、③酸素を吸入（3L/ 分から）し、脳出血・脳梗塞・くも膜下出血などが考えられるため救急施設に搬送する。激烈な胸部痛の持続、多量の発汗などが生じ、ニトログリセリン舌下投与の効果が無効の場合は、急性心筋梗塞の可能性が高く、発作時間と投薬の時間を記載して、①、②、③の対応後、ただちに救急施設に搬送する。
　気管支喘息患者では、咳、呼吸困難などの喘息発作が起きたら、座位にして酸素投与（1〜2L/分）を行い、持参した吸入薬や経口テオフィリン薬を投与する。さらにモニター下で、アドレナリン（0.1％アドレナリンを 0.1〜0.3mL）筋注を行い救急施設に搬送する。
　糖尿病患者では、冷汗、動悸、手指振戦、顔面蒼白などが出現し、血糖 50mg/dL 以下になると痙攣などを起こして昏睡に陥るため、すぐに砂糖、飴、ジュースなどで糖分を経口摂取させる。糖尿病薬中断などで、血糖値がおおむね 400mg/dL 以上の高血糖が持続すると、口渇、多尿、腹痛、意識障害、昏睡が生じるため、救急施設に搬送して、インスリン治療を開始する必要がある。

（3）予防

　高血圧症患者では、歯科治療前からモニターを装着して、血圧 140 ～ 159/90 ～ 99mmHg であれば、通常の治療は可能であるが、血圧 180/110mmHg 以上では、緊急処置以外は内科主治医での治療を優先する。疼痛や不安を伴う処置や、時間を要する治療などで治療中の血圧上昇が大きいことがあり、アドレナリン添加２％リドカイン塩酸塩により若干の血圧上昇はあるが、その使用量に配慮しつつ、疼痛管理に必要な麻酔は確実に行うよう心がける。強い不安を訴える患者には、鎮静法での歯科治療も考慮する。

　急性心筋梗塞（acute myocardial infarction）では、１か月以内は緊急処置以外の歯科治療は原則的に行わない。全身状態が安定していれば、内科主治医に対診して病態の把握、緊急時の対応を確認して、モニター下での治療を行う。治療によるストレス、痛みを取るための局所麻酔、不安を軽減させる鎮静法を考慮し、可能なかぎり治療時間を短縮する。

　気管支喘息の患者では、喘息の重症度、増悪因子、投与薬、発作時の対応、アレルギーの有無、NSAIDs の使用経験について対診で確認し、症状が寛解している時期に治療する。アスピリン喘息では、アスピリンに限らず酸性 NSAIDs により発作が誘発されるため、酸性 NSAIDs の投与は避ける。歯科治療では、吸入薬（副腎皮質ステロイド薬）などがあれば持参してチェアーサイドに置いて、刺激物質（レジンモノマー、根管消毒薬など）に注意する。

　糖尿病患者では、糖尿病のコントロール状況、合併症の有無を対診して確認する。抜歯等の観血処置を行う際は、HbA1c ７％未満であることが望ましく、７％以上の場合は、手術の侵襲や緊急性により手術の可否を判断する。歯科治療時の低血糖性昏睡、糖尿病性昏睡に注意し、治療前に簡易血糖測定装置で血糖測定しておくと有効である。低血糖性昏睡は遭遇する可能性が少なくないため、昼食前・夕食前の治療を避けるなどの配慮が必要である。

（丸岡靖史）

【参考文献】
　1）日本高血圧学会治療ガイドライン作成委員会：高血圧治療ガイドライン2014. 日本高血圧学会，2014.
　2）昭和大学歯科病院医療安全管理ポケットマニュアル，2016.

2 救急時の対応

1 >> 救急患者の診察

（1）全身的偶発症の原因推定

　偶発症とは、日本歯科医学会歯科学術用語委員会によれば、「手術や検査等の際、偶然に起こった症候あるいは事象で、因果関係がないか不明なもの」と定義され、合併症（ある病気が原因となって起こる別の病気）や併発症（手術や検査等の後、それらがもとになって起こることがある症候あるいは事象）とは区別している。

　歯科治療時の偶発症については第5章1「歯科治療時の偶発症」で挙げており、併発症に近いものもあるが、頻度や因果関係からここでは偶発症として取り扱う。**全身的偶発症**における原因の推定は対処方法を決定するうえでも重要である。

①発症時の状況

　歯科治療中の発症であれば、疼痛などがストレッサーとなる場合が考えられる。また、局所麻酔を実施中であれば薬剤に関連した事象が推定できる。

A．ストレスが原因で発症する可能性のある偶発症

　　血管迷走神経反射、過換気症候群、全身疾患の増悪（高血圧脳症、狭心症、心筋梗塞、脳梗塞、甲状腺クリーゼ、高血糖性昏睡、気管支喘息発作など）

B．局所麻酔薬に関連した偶発症

　　局所麻酔薬中毒、アナフィラキシーショック、血管収縮薬による反応、メトヘモグロビン血症、全身疾患の増悪（血管収縮薬；アドレナリンに関係したもの：高血圧脳症、狭心症、心筋梗塞、脳梗塞、甲状腺クリーゼ、高血糖性昏睡など）

C．薬剤（含ラテックス）に関連した偶発症

　　アナフィラキシーショック

D．口腔内の処置中に関連した偶発症

　　誤飲・誤嚥（特に誤嚥では、生命の危機に直結することが多く緊急度が高い）

E．長時間のチェアータイム（肥満、脂質異常症患者）

　　肺血栓塞栓症

G．トリガーが不明

　　低血糖性昏睡

②発症時の主な症状

- 気分不快、皮膚発赤・薬疹、循環虚脱、失禁：アナフィラキシーショック
- 呼吸困難、過呼吸：過換気症候群、肺血栓塞栓症、気管支喘息発作
- 頭痛、動悸：高血圧脳症、脳出血、局所麻酔薬中毒、血管収縮薬による反応

- 気分不快、発汗：甲状腺クリーゼ、低血糖性昏睡
- 気分不快、悪心、徐脈：血管迷走神経反射
- 胸部絞扼感、胸痛：狭心症、心筋梗塞、肺血栓塞栓症
- 嘔吐、腹痛、意識障害：高血糖性昏睡（乳酸アシドーシス）
- 知覚麻痺、運動麻痺、言語障害：脳梗塞
- チアノーゼ：メトヘモグロビン血症

（2）バイタルサインの把握

　バイタルサインとは生命徴候のことで、意識レベル、呼吸、脈拍、血圧、体温が基本となる。これらを把握することは生命が良好に維持されているかどうか知る手がかりとなる。

①意識レベルの確認

　AHA（American Heart Association）ガイドライン2015によるBLSプロバイダーコースでは、傷病者の意識レベルの確認は両肩を叩きながら呼びかけをすることになっている。これは、脳血管障害を想定（片麻痺）したものである。意識レベルは刺激に対する反応により、清明、傾眠、昏迷・昏眠、半昏睡、昏睡に分類される。

②呼吸の評価

A．1分間の呼吸数

　12〜18回/分、過換気症候群、肺血栓塞栓症、狭心症、心筋梗塞などで呼吸数増加、神経筋疾患で減少する。

B．呼吸の深さ

　1回換気量約500mL、過換気症候群で増大する。

C．リズム

　吸気時間と呼気時間の比　1:1.5〜1:2

- クスマウル（Kussmaul）呼吸：糖尿病性アシドーシスや尿毒症でみられる異常に深くゆっくりとした呼吸。
- チェーンストークス（Cheyne-Stokes）呼吸：重症心不全、脳疾患、薬物中毒でみられる呼吸様式で、無呼吸、深く早い呼吸、浅くゆっくりした呼吸の周期が特徴。
- 死戦期呼吸：心停止直後にみられる喘ぐような呼吸。

D．呼吸様式（腹式、胸式）

　安静時には横隔膜主体の腹式呼吸。

E．呼吸苦の有無

　慢性閉塞性肺疾患（COPD）、過換気症候群、心不全（左心不全）、肺血栓塞栓症、努力性呼吸、奇異呼吸、tracheal tugなど。

F．異常音（笛声音、狭窄音など）の有無

　異物による気道閉塞、肺水腫、気管支喘息、アナフィラキシーショック時の気管支痙攣など。

G．呼吸状態の評価（Hugh-Jonesの分類[1]、第2章4-10）表12　p.85参照）

③脈拍の評価

　心臓から拍出された血液を、末梢で拍動として捉えたものが脈拍であり、心臓の拍動を電気的にみた心拍数とは必ずしも一致しない。心室性期外収縮が起こると電気的には心拍をカウントするが、

拍出量が極端に減少するため脈拍として感知しないときがあり、心拍数と脈拍数が一致しない。**脈拍の評価**は数とリズムが対象となる。通常は橈骨動脈などの末梢で測定するが、緊急時には総頸動脈などの大動脈を選択する。

A. 脈拍数

成人では 60 〜 80 回 / 分、小児では増加する。

B. 頻脈

100 回 / 分以上を指す。頻脈は精神的緊張、交感神経優位、疼痛や驚愕、アドレナリン添加 2％リドカイン塩酸塩の影響、心房細動、発作性上室性頻拍、心不全、甲状腺機能亢進症などでみられる。150 回 / 分以上では、心室拡張時間の短縮から心拍出量は減少し、危険な状態となる。

C. 徐脈

60 回 / 分未満を指す。スポーツ心臓などの洞性徐脈は放置してよいが、洞房結節の機能低下や完全房室ブロックでは人工ペースメーカーの装着が必要となる。過度の徐脈は脳血流量が減少し、意識障害や冠血流量減少による心不全を招く。原因として洞不全症候群、房室ブロック、心筋梗塞、甲状腺機能低下症、血管迷走神経反射などがある。

D. 不整脈

数の異常（頻脈、徐脈）とリズムの異常に分類される。リズムの異常では**心室性期外収縮**（**図1**）が最も多く、脈拍欠損として認められる。少ないもの（10 回 / 分以下）は放置されるが、多発性、多源性（2か所以上の発生源）、short run 型（2連発以上続くもの）、R on T 型（T 波の上に期外収縮の R 波が乗る）は危険性が高く、治療が必要である。高齢者にみられる心房細動では R − R 間隔の不整が特徴的で、心房内血栓から脳梗塞（心原性脳梗塞）を併発することが多く、ワルファリンカリウム、ダビガトラン、リバーロキサバンなどの抗凝固薬が処方される。

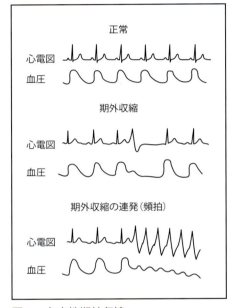

図1　心室性期外収縮
心室性期外収縮（中段）では心房との収縮が同調しないため、脈拍欠損となる。また、これが連発（下段）すると心拍出量は限りなく低下し、危険な状態となる。

④血圧の評価

血圧は循環血液量、心収縮力、末梢血管抵抗によって決定される。血圧は重要臓器への血液（酸素、栄養）の供給のためには一定の圧が必要であるが、高すぎると各種臓器への影響や血管の破綻につながるおそれがある。

A. 高血圧

複数回の座位での測定で、最高血圧 140mmHg 以上あるいは最低血圧 90mmHg 以上である状態を高血圧と定義される。高血圧は原因が明確でない一次性（本態性、90％）と背景疾患に起因する二次性（症候性、10％）に分類される。高血圧は代表的な生活習慣病で、わが国における罹患率も高く（成人の約 40％）、心血管系の主たる危険因子であり生命予後に与える影響も大きい。血圧が異常に高くなりすみやかな降圧が必要になった状態を高血圧緊急症と呼び、高

血圧脳症、大動脈解離、高血圧性左心不全、急性心筋梗塞、不安定狭心症などを合併しやすいので注意が必要である。自覚症状としては頭痛、不穏状態、悪心、嘔吐、視力障害、意識障害、痙攣発作を伴う。また、二次性高血圧の褐色細胞腫や甲状腺機能亢進症では、血管収縮薬のアドレナリン併用によるクリーゼの発症を考慮しなければならない。

B. 低血圧

明確な基準はないが、仰臥位で収縮期血圧が 100mmHg 以下の場合を指す。無症状のもの（本態性低血圧）から立ちくらみ（起立性低血圧）、めまい、失神、全身倦怠感などの症状を伴うものまであるが、基礎疾患に随伴して起こる二次性（症候性）のものは加療対象となる。二次性としては各種ショック（出血性ショック、神経性ショック、心原性ショック、アナフィラキシーショック）、急性副腎皮質機能不全、低血糖発作、下垂体機能低下、迷走神経反射がある。起立性低血圧としては脱水、自律神経失調、Shy-Drager 症候群などがある。

⑤体温の評価

体温の調節は、間脳の視床下部にある体温調節中枢で 37℃前後に保たれており、これは体内の各種酵素の活性化に適した温度である。体温低下の際には甲状腺刺激ホルモン、副腎髄質ホルモンの分泌を促進させ、代謝促進、熱産生を促し、さらに体のふるえ、食欲増加、意識的な運動量の増加が起こる。逆に、体温上昇時には発汗が促される。

体温の上昇は、細菌・ウイルス感染、炎症などでみられ、低下は感染以外のショック時に認められる。

（3）意識障害の評価

覚醒状態や刺激に対する反応で意識レベルを客観的・定量的に評価する方法で、Japan Coma Scale [2]（JCS、3-3-9 度方式）（「第 2 章 4-5）**表 3**」p.73 参照）や Glasgow Coma Scale [3]（**表 1**）がよく用いられる。Japan Coma Scale では、0 が正常で 300 が昏睡、Glasgow Coma Scale では、15 点が正常で 3 点が深昏睡と判定される。

表 1 Glasgow Coma Scale

観察項目	反応	点
開眼機能	自発的に	4
	音声に対して	3
	痛みに対して	2
	開眼しない	1
言語機能	見当識あり（正しい会話）	5
	混乱している会話	4
	不適当な会話（でたらめな言葉）	3
	理解できない声のみ	2
	声を出さない	1
運動機能	命令に応じる	6
	痛みの部分認知（払い退ける）	5
	引っ込める（逃避）	4
	痛みに対して緩徐な屈曲位	3
	痛みに対して緩徐な伸展位	2
	運動みられず	1

（稲田　豊編：最新麻酔科学．改訂第2版，1077，克誠堂出版，東京，1995．より引用改変）

（4）病態・疾患の鑑別

患者急変時の病態・疾患の鑑別で基礎疾患がない場合には、患者急変時の診断フローチャート（**図2**）を参考に診断を進める。基礎疾患の増悪についての鑑別を以下に示す。

①糖尿病患者における鑑別要点

糖尿病性昏睡（糖尿病性ケトアシドーシス、高浸透圧性非ケトン性昏睡）と**低血糖性ショック**の鑑別が必要となる（**表2**）。特に低血糖性ショックでは、脳細胞に対するダメージから重症化する場合があり、積極的かつ早急な対応が必要となる。

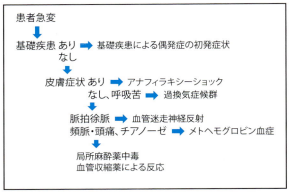

図2　患者急変時の診断フローチャート

②虚血性心疾患患者における鑑別要点

虚血性心疾患には、心筋の血流を支配する冠血管の70％以上の狭窄で労作時に発症する**労作性狭心症**、冠動脈の攣縮が原因の**異型狭心症**、血栓などによる梗塞で生命を脅かす**心筋梗塞**がある（**表3**）。特に異型狭心症、心筋梗塞は急性冠症候群と呼ばれ、これらの疾患が冠動脈病変の急激な進展、すなわち冠動脈粥腫（プラーク）の破綻と、その結果生ずる血栓形成という共通の病理所見を有し、梗塞の範囲によっては心臓のポンプ機能が障害され、心不全に移行する危険性がある。心疾患患者の重症度については、New York Heart Association（NYHA）の分類[4]がよく用いられる（「第4章1-1）**表6**」p.130参照）。

表2　糖尿病患者急変における鑑別要点

	糖尿病性ケトアシドーシス	高浸透圧性非ケトン性昏睡	低血糖性ショック
背景	1型糖尿病	2型糖尿病	1および2型
主な症状	口渇、全身倦怠感 呼気アセトン臭 Kussmaul呼吸	口渇、全身倦怠感 皮膚乾燥	発汗、頻脈、意識消失、痙攣、昏睡
対処法	インスリン ブドウ糖以外の輸液	インスリン ブドウ糖以外の輸液	砂糖水投与、昏睡に陥っている場合は、グルカゴン1バイアルの皮下注射、ブドウ糖輸液

表3　虚血性心疾患の主な鑑別要点

	労作性狭心症	異型狭心症（冠攣縮）	心筋梗塞
誘因	労作、精神的ストレス	朝方、タバコ、酒など	労作、ストレスと無関係
疼痛	胸骨裏の不快感や圧迫感	間欠的な圧迫感や胸骨裏の痛み　労作性より頻繁、重症	胸部の圧迫感、強い痛み
疼痛持続時間	数分 安静で軽減	数分〜重症化で持続	数十分以上、安静でも不変
亜硝酸製剤	著効	著効〜効果減弱	多くは効果なし

③甲状腺機能亢進症患者における鑑別要点

甲状腺機能亢進症患者は、各種ストレスや局所麻酔薬に添加されているアドレナリンなどにより、病態の増悪状態（甲状腺クリーゼ）に陥ることがある。病態は、甲状腺ホルモン作用過剰に対する生体代償機構の破綻による複数臓器機能不全である。主要症候は、不穏、せん妄などの中枢神経症状、熱発（38℃以上）、頻脈（130回/分以上）、心不全症状、悪心・嘔吐、下痢などの消化器症状である。致死率が高いため、ただちに専門医の治療が必要となる。

④脳血管障害患者の鑑別要点

脳血管障害は医学用語ではないが、「脳卒中」という言い方で表現され、くも膜下出血、脳出血と脳梗塞に大別され、脳梗塞は原因と程度により心原性脳梗塞、アテローム血栓性脳梗塞、ラクナ梗塞、一過性脳虚血発作に分類される。脳血管障害の兆候としてシンシナティのスケール（CPSS）[5]が有用である（**表4**）。

表4　シンシナティ・プレホスピタル脳卒中スケール

顔面麻痺：歯を見せたり、笑ってもらう
正常：左右対称 異常：片側の動きが悪い、左右非対称
上肢挙上：閉眼させ、手のひらを上にして10秒間上肢を挙上させる
正常：腕が同様に動くか、あるいはまったく動かない 異常：片側が挙がらない、あるいは他方より腕が下がる
言語障害：患者に話をさせる（CPSSでは複雑な言葉を言ってもらう）
正常：滞りなく正確に話せる 異常：不明瞭な言葉、間違った言葉、会話不能

（Kothari RU, Pancioli A, Liu T, Brott T, Broderick J：Cincinnati prehospital stroke scale；reproducibility and validity. Ann Emerg Med 33：373–378, 1999. より引用改変）

A．くも膜下出血

脳血管の奇形や分岐部に発生した動脈瘤の破綻で、くも膜下腔に出血が起き、突然の吐き気、嘔吐、激しい頭痛や意識障害を呈する。くも膜下出血は再出血しやすく重体化する。

B．脳出血

高血圧が原因のものが70％で、動脈硬化病変が関係している。出血の部位と範囲にもよるが、頭痛、嘔吐、意識障害、片麻痺などが主な症状である。

C．心原性脳梗塞

脳梗塞のなかで最も梗塞範囲が広く、危険度が高い。心房細動、心臓弁膜症、心筋梗塞などが原因疾患で、症状は日中に突然出現し、手足のしびれ、知覚麻痺、言語障害、片側の筋力低下などが現れる。

D．アテローム血栓性脳梗塞

脳の太い血管が動脈硬化（アテローム）により狭窄したり血栓で閉塞することにより発症する。梗塞の部位により症状と程度は変わるが、言語障害、片側の筋力低下、顔面麻痺、意識障害などが現れる。

E．ラクナ梗塞

脳の細い血管が動脈硬化を起こし、梗塞が直径1.5cm未満のものを指す。上記の脳梗塞と同じような症状を呈するが、程度は軽い。

F. 一過性脳虚血発作

　微小血栓などにより一時的に脳血管がつまり、ごく軽い言語障害、片側の筋力低下、顔面麻痺などを認めるが、20 ～ 30 分程度で回復する。脳梗塞の前兆として注目されており、本症状が出現したら早期の医療機関への受診を勧める。

（5）重要臓器の機能状態の把握

術前に患者の心肺機能や肝腎機能を知ることは医療を行ううえで不可欠であり、これにより侵襲に対する許容範囲や予備力の把握が可能となる。

①肺機能 （「第 2 章 3-2）-（1）呼吸機能検査」p.45 参照）

A. 肺活量 （男性：3,000 ～ 4,000mL、女性：2,000 ～ 3,000mL）

B. ％肺活量 （実測肺活量÷予測肺活量× 100；基準値 80％以上）低下は肺線維症、間質性肺炎、肺腫瘍、重症筋無力症などでみられる。

C. 1 秒率 （最初の 1 秒間の肺活量÷全肺活量× 100；基準値 70％以上）低下は COPD（肺気腫、慢性気管支炎）、気管支喘息でみられる。

D. 経皮的動脈血酸素飽和度（SpO₂）；基準値 97 ～ 99％（室内気吸入）

E. 動脈血ガス分析 （室内気吸入、pH：7.40 ± 0.05、PaO₂：90 ～ 100mmHg、PaCO₂：40 ± 5mmHg、加齢により PaO₂ は低下する）

F. 呼気終末炭酸ガス分圧（ETCO₂）；基準値 40 ± 5mmHg、肺での換気と心拍出状態を示し、動脈血炭酸ガス分圧とほぼ等しい。

②心機能

A. 標準 12 誘導心電図（12 誘導心電図）

　心臓の刺激伝導の状態を電極の導出により詳細に検討する方法で、各種不整脈、心筋虚血、電解質異常などがわかる。

B. 運動負荷心電図

　階段昇降のマスター 2 ステップ（シングル、ダブル）、トレッドミル、エルゴメータなどの運動を負荷し、そのときの心電図を解析することにより、心臓の予備力を判定する。ST 低下は労作性狭心症、心肥大、ST 上昇は心筋梗塞、異型狭心症など。

C. 心臓超音波検査（心エコー）

　心筋梗塞、心臓弁膜症、心不全、心筋症、心内膜炎、心タンポナーデなどが診断できる。左室駆出率（EF：正常値 55 ～ 80％）、左室拡張末期径（55mm 以上で左室拡大）、大動脈径（35mm 以上で大動脈拡大）などのパラメーターがある。

D. ANP、BNP

　ナトリウム利尿ペプチドで ANP は心房から、BNP は心室から分泌され、心不全の重症度を反映する。基準値 ANP ≦ 40pg/mL、BNP ≦ 20pg/mL

E. 心筋トロポニンＴ

　心筋の損傷で血中に出現する。急性心筋梗塞、異型狭心症、心筋炎などが診断できる。基準値≦ 0.10ng/mL

③肝機能

肝臓は代謝機能、解毒機能、胆汁生成・分泌機能があり、また止血に必要な血液凝固因子も多数

造られる。血液検査では ALT、AST、γ-GTP、ALP、ビリルビン、総タンパク、アルブミン、血小板、LDH、コリンエステラーゼなどを測定する（「第2章 3-1）-（3）生化学検査」p.32 参照）。肝障害により全身倦怠感、黄疸などがみられ、肝硬変になると腹水、浮腫、食道静脈瘤破裂による吐血、肝性脳症など重篤な状態となる。

④腎機能

腎臓は血液中の老廃物の排泄、水分調節、電解質バランス、ビタミン D 活性化、血液 pH、造血ホルモン（エリスロポエチン）、血圧調節、ホルモン分解・排泄などの機能をもつ。主な腎機能検査は、尿素窒素（BUN）基準値 8 ～ 20mg/dL、クレアチニン（CRE）基準値♂ 0.6 ～ 1.1mg/dL、♀ 0.4 ～ 0.8mg/dL、糸球体濾過量（GFR）基準値 60mL/ 分 /1.73m^2 以上がある。

（佐野公人）

【参考文献】

1) Fletcher CM：The clinical diagnosis of pulmonary emphysema；An experimental Study. Proc R Soc Med 45：577-584, 1952.
2) 稲田　豊編：最新麻酔科学. 改訂第2版，597，克誠堂出版，東京，1995.
3) 稲田　豊編：最新麻酔科学. 改訂第2版，1077，克誠堂出版，東京，1995.
4) 金子　讓監修，福島和昭，原田　純，他編：歯科麻酔学. 第7版，261，医歯薬出版，東京，2011.
5) Kothari RU, Pancioli A, Liu T, Brott T, Broderick J：Cincinnati prehospital stroke scale；reproducibility and validity. Ann Emerg Med 33：373-378, 1999.

2 ≫ 救急処置を要する症状

（1）失神、ショック、痙攣、呼吸困難、胸痛、嘔吐、皮膚症状

①失神（一過性意識消失）、ショック

失神とは、脳血流量の一過性減少による一過性の意識消失が原因となり、立位の保持が困難となる状態である。失神は、脳血流量が意識を維持できないまでに減少したときに起こり、収縮期血圧＜ 60 ～ 70mmHg であることが多い。

失神の原因として、ショックが考えられる。ショックとは、何らかの原因により全身の急性循環不全によって、さまざまな組織・臓器の機能障害が生じた状態をいう。原因は、**血液分布異常性ショック**（アナフィラキシーショック、敗血症性ショック）、**循環血液量減少性ショック**（出血、体液喪失）、**心原性ショック**（急性心筋梗塞、弁膜症、不整脈など）、**心外閉塞・拘束性ショック**（心タンポナーデ、緊張性気胸、肺動脈血栓塞栓症など）に分類される（**表5**）。

歯科治療中に失神（一過性意識消失）をきたす疾患としては、血管迷走神経反射、過換気症候群がよくみられ、その他、局所麻酔薬中毒、アナフィラキシー、および気道閉塞（窒息）などが挙げられる。何らかの前駆症状なく突然失神する場合は、不整脈性失神（アダム・ストークス症候群：不整脈による脳血流の低下が原因の意識障害）を疑う。恐怖、不安、疼痛、精神的過緊張に続発して顔面蒼白、冷汗、悪心・嘔吐を伴う失神は神経反射性失神を疑う。起立時のみに症状がみられ、臥位で症状がすみやかに改善すれば起立性低血圧を疑う。片麻痺や言語障害などの神経症状を伴えば脳卒中の可能性がある。失神ではすみやかに意識は回復するが、発作が 10 分以上持続し、痙攣

表5 意識消失の原因

脳血流の減少によるもの	血管迷走神経反射性失神：いわゆる脳貧血。強い迷走神経反射による心抑制が原因。血管迷走神経反射など
	起立性低血圧：いわゆる立ちくらみ。低血圧、長期臥床、脱水、利尿薬などによる循環血漿量の減少、糖尿病性自律神経障害、神経疾患、降圧薬（血管拡張薬）
心拍出量低下が原因となるもの	心肺疾患によるもの：大動脈弁狭窄、肥大型心筋症、心タンポナーデ、心房粘液腫、アイゼンメンジャー症候群、原発性肺高血圧症、肺血栓塞栓症、心肺停止など
	不整脈：洞不全症候群、徐脈性不整脈（高度房室ブロックなど）、頻脈性不整脈（発作性上室性頻拍症、心室性頻拍症など）、WPW症候群、QT延長症候群、心室細動など
出血あるいは脱水による低血圧	
脳血管障害	脳卒中（脳梗塞、脳出血、くも膜下出血、一過性脳虚血発作）、椎骨脳低動脈不全、大動脈炎症候群など
その他	低血糖発作など

（子島 潤，宮武佳子，深山治久，森戸光彦編著：改訂 歯科診療のための内科. 12, 永末書店, 京都, 2011. の記述をもとに作成）

を伴ったり発作後に頭痛やもうろう状態がみられた場合はてんかんを疑う。

本項では、第5章1「歯科治療時の偶発症」で取り上げられていない項目について解説する。

A. 低血糖発作

インスリン治療中の患者では、低血糖発作に注意が必要である。血糖値が50mg/dLを下回ると、脳がエネルギー不足の状態になり、正常な精神活動ができなくなり、気分不快、傾眠、発汗などを訴え、さらには意識消失を引き起こすことがある。血糖値測定にて鑑別する。

医療面接で、糖尿病のコントロール状態を聴取しておく。来院時には、正常に食事がとれているかを確認する。定時の食事を妨げる時間帯に、長時間の予約を取らない。

症状出現時は、意識がある場合は糖を含む食品を経口摂取させる（携帯している患者も多い）。経口摂取できない場合は、静脈路を確保し、20％ブドウ糖液の静脈内投与を行う。直接静注すると静脈炎を起すことがあるので、点滴に混ぜて緩徐に行う。

B. 脳卒中

顔面、腕、脚の片側の突発的な筋脱力、しびれや歩行困難、突然の意識混濁、発話困難、理解困難、突発的な視覚障害、めまい、平衡感覚障害、協調運動障害、激しい頭痛などの症状を呈する。シンシナティ・プレホスピタル脳卒中スケールでは、顔面下垂、上肢の脱力および言語障害をもって脳卒中を特定する。

これらの症状が突然にみられたら、すぐに救急要請し、バイタルサインを測定しながら救急車の到着を待つ。SpO$_2$＜94％であれば酸素投与を行う。救急隊には、症状発症時刻を正確に伝える。発症3時間以内（適応があれば4.5時間以内）であれば、**血栓溶解療法**が施行できる可能性があるためである。

②痙攣

痙攣とは、骨格筋の発作的、不随意的な収縮を示す。痙攣の多くは意識障害を伴い、原因は、てんかん、高血圧性脳症、ヒステリー、過換気症候群、局所麻酔薬中毒、血管迷走神経性失神などである。

痙攣発作時は、誤嚥や窒息を防ぐことが重要である。まず、歯科治療を中断し、口腔内の器具をすべて取り出す。また、舌の咬傷を防ぐ。モニタリングを行い、動脈血酸素飽和度（SpO$_2$）の観

察と酸素を準備しておく。全身的な痙攣では呼吸抑制をきたすので酸素投与を行い、また、意識障害を合併する場合は気道を確保する。

てんかんの患者では、通常、痙攣発作は2分以内に終わることが多いが、全身痙攣が持続する状態では死亡率が3〜20％に達する。大発作（強直間代発作）では、全身がつっぱる（強直）発作のあとに、カクカクする攣縮（間代）発作が生じ、昏睡期（1〜5分）を経て回復期に至る。小発作では、意識障害（欠神）が短時間（数秒〜20秒程度）現れてもとに戻る。欠神では意識は失うが、失神のように倒れることはなく、立ったままの姿勢を保つことが多い。医療面接で、日常におこる発作の状況（頻度、誘発因子、程度、呼吸停止の有無、持続時間など）、および発作時の対処法を聞いておく。痙攣発作を日常的に繰り返す患者では、発作時に用いるジアゼパム坐薬（ダイアップ坐薬®）を持参する場合もあるので、発作時には指定された薬剤を用いる。発作が重積する場合は、救急通報を行い、可能であればジアゼパムをゆっくりと1分以上かけて5〜10mg静脈内投与を行う（呼吸抑制に注意）。

③呼吸困難

呼吸困難をきたす疾患は、上気道性、肺性、心臓性、心因性と多いが、歯科治療では、気道内異物、アレルギー（アナフィラキシー）による咽頭浮腫・気管支痙攣、気管支喘息、急性心筋梗塞およびうっ血性心不全（ともに、左心機能の低下から肺うっ血をきたす）、過換気症候群などがある。患者が自覚する呼吸困難が気道閉塞による緊急性のあるものかどうかを判断する。心不全の進行により安静時の呼吸困難が生じ、起坐呼吸となる。水平位では呼吸困難を訴え、半座位または座位では呼吸がしやすくなる。心不全患者では、胸水の貯留による呼吸困難もきたし、下腿や足首に浮腫がみられることがある。

④胸痛

胸痛の原因は、心臓性の原因（狭心症、急性心筋梗塞、不整脈発作）と血管性の原因（解離性大動脈瘤、胸部大動脈破裂）のほか、肺血栓塞栓症や自然気胸、消化器疾患によるもの（食道破裂、胃・十二指腸潰瘍穿孔）がある。既往歴から原因を推測することは大切で、発症時のバイタルサイン、自覚・他覚症状を観察して緊急性を判断する。心電図にて、ST上昇が確認されれば、最も重症の急性心筋梗塞（ST上昇型心筋梗塞 ST elevated myocardial infarction；STEMI）であるので、専門病院での緊急治療（経皮的冠動脈形成術 percutaneous coronary intervention；PCI）を要する。

狭心症や急性心筋梗塞では、胸の中央部（胸骨裏面）で数分間（2〜3分以上）持続する不快な圧迫感、膨満感、絞扼感、息切れおよび疼痛を訴えることが多い。胸部に限らず、肩や上腕、頸部から下顎に広がる場合もある。

狭心症では、ニトログリセリンや硝酸イソソルビドの舌下投与（3〜5分ごと、3回まで）は有効であるが、急性心筋梗塞では無効のことが多い。急性心筋梗塞ではすぐに救急要請を行う。$SpO_2 < 94\%$であれば酸素を投与し、モニタリングを行い、バイタルサインおよび心電図（ST上昇）を監視する。

⑤嘔吐

消化管の刺激で起こる反射性嘔吐と、上位中枢からの刺激で起こる中枢性嘔吐がある。嘔吐の前駆症状として悪心があることが多い。消化管疾患以外の原因では、脳腫瘍、脳出血、くも膜下出血、髄膜炎などによる脳圧亢進時、精神疾患（不安・嫌悪感、ヒステリー、うつ）、薬物（モルヒネ、アルコール、抗がん薬）、代謝・内分泌異常（糖尿病性ケトアシドーシス、尿毒症、肝不全）など

がある。
　歯科治療中では、不安や痛みに対する恐怖などが誘因となって嘔吐反射が出現することが多い。嘔吐を認めた場合は、衣服やベルトをゆるめ、吐物誤嚥による窒息を防ぐために顔を横に向け、吸引を行う。

⑥皮膚症状
　歯科治療中に救急処置を必要とする皮膚症状としては、アレルギーによる皮疹がある。Ⅰ型アレルギー（アナフィラキシー）では、数分から30分以内に蕁麻疹、かゆみ、熱感をみる（**図3**）。また、Ⅳ型アレルギー（接触性皮膚炎）では、数時間〜半日後に同様の皮膚症状をみる。

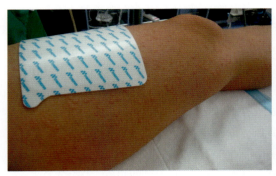 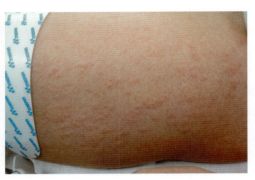

図3　全身麻酔中の薬剤によるアナフィラキシーの皮膚症状（大腿部）
電気メスの対極板を貼付している。

（森本佳成）

【参考文献】
1）金子　讓監修，福島和昭，原田　純，他編：歯科麻酔学．第7版，医歯薬出版，東京，2011．
2）丹羽　均，澁谷　徹，城　茂治，他編：臨床歯科麻酔学．第4版，永末書店，京都，2011．
3）子島　潤，宮武佳子，深山治久，森戸光彦編著：改訂　歯科診療のための内科．永末書店，京都，2011．
4）井田和徳，堂前尚親，他著：歯科のための内科学．改訂第3版，南江堂，東京，2010．
5）井村裕夫編集主幹，足立壯一，岡﨑和一，他編：わかりやすい内科学．第4版，文光堂，東京，2014．
6）日本蘇生協議会：JRC蘇生ガイドライン2015．改訂版，医学書院，東京，2016．
7）日本障害者歯科学会編：スペシャルニーズデンティストリー　障害者歯科．改訂版，医歯薬出版，東京，2017．
8）アメリカ心臓協会AHA：ACLS（二次救命処置）プロバイダーマニュアル．シナジー，東京，2012．
9）森戸光彦編集主幹，山根源之，櫻井　薫，他編：老年歯科医学．医歯薬出版，東京，2015．

3 救急処置

(1) 救急処置(救急蘇生法)の基本

　救急蘇生法とは、急性の疾病や外傷により生命の危機に瀕している傷病者や患者に対して緊急に行われる手当、処置、治療などを意味する。救急蘇生法は、心停止や気道閉塞に対して、ただちに行うべき**一次救命処置(basic life support；BLS)** と、応援の人員と必要な資器材が揃ってから行う**二次救命処置(advanced life support；ALS)**、および生命の危機にある急性の疾病などへの応急処置・救急治療とで構成される。

　心停止患者あるいは心停止が切迫している患者を救命し、社会復帰に導くために、5つの要素が早期に行われることが必要である。院内と院外では状況が異なることから2つの提案がなされ、これらの要素を迅速かつ円滑に連携させる概念を**救命の連鎖**(図4)と呼ぶ。

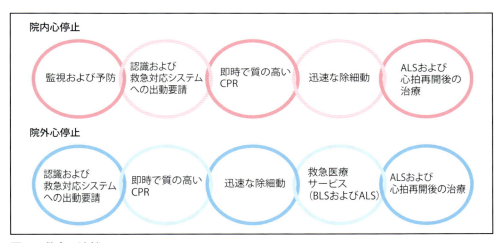

図4　救命の連鎖

(2) 成人に対する一次救命処置

　一次救命処置には、**胸骨圧迫**および**人工呼吸**の**心肺蘇生(cardiaopulmonary resuscitaion；CPR)法**、**AED**(automated external defibrillator：**自動体外式除細動器**)の使用と、窒息に対する**気道異物除去**が含まれる。一次救命処置の手順を図5に示す。

①反応を確認する(意識レベルの評価)
　周りの安全を確認し、安全が確認できたら、両肩を叩きながら、大声で呼びかける。開眼、何らかの返答、または目的のある仕草などが認められない場合は「反応なし」と判断する。

②大声で叫んで周囲の注意を喚起する
　患者に反応がない場合は、「誰か来てください！」などと大声で叫んで周囲の注意を喚起する。

③応援要請と資器材の手配
　応援要請のため、院内の緊急システムを発動させるか、院外においては119番通報して救急車を呼ぶ。また、救急カートやAEDの手配を行う。

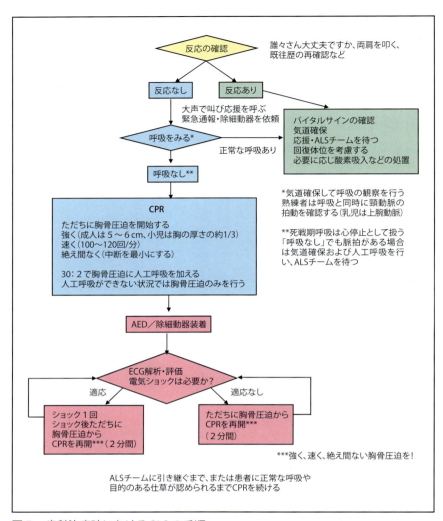

図5 歯科治療時におけるBLSの手順

④心停止の判断

　患者を仰臥位にして頭部後屈あご先挙上法（図6）で気道を確保する。頸椎損傷が疑われる状況では下顎挙上法（図7）を用いる。気道を確保したままで、患者の胸と腹部の動きを見て呼吸の有無を判断する。反応がなく、かつ呼吸がない、または死戦期呼吸であれば心停止と判断する。蘇生に熟練した医療従事者は、患者の呼吸を観察しながら同時に頸動脈の拍動を確認する（図8）。

⑤胸骨圧迫（図9、10、11）

　心停止と判断したら、ただちに胸骨圧迫からCPRを開始する。胸骨を脊柱に対して垂直に圧迫する。圧迫部位は胸骨の下半分で、「胸の真ん中」をその目安とする。圧迫の程度は成人で胸壁が少なくとも5〜6cm沈む程度とし、圧迫のテンポは100〜120回/分とする。圧迫を行うたびに胸郭が完全に戻るようにする。

⑥人工呼吸

　30回の胸骨圧迫が終わったら、頭部後屈あご先挙上法（または下顎挙上法）で気道を確保し、人工呼吸を2回行う。送気には1回につき約1秒をかける。送気する量（1回換気量）の目安は、

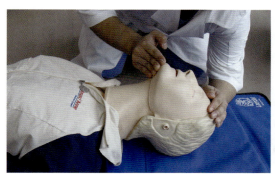

図6 頭部後屈あご先挙上法

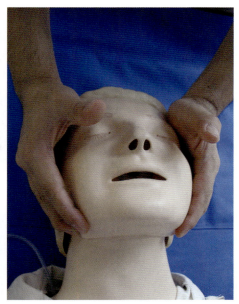

図7 下顎挙上法

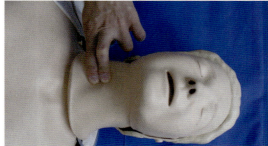

図8 頸動脈の触知

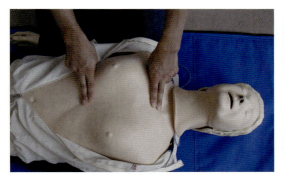

図9 胸骨圧迫の位置確認

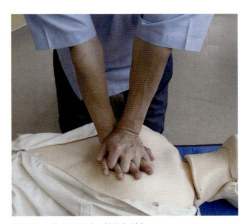

図10 胸骨圧迫(側方位)

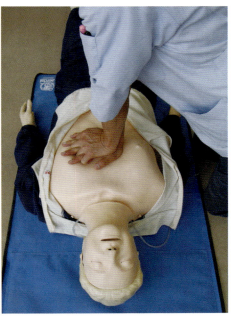

図11 胸骨圧迫(正面)

胸が上がることが確認できる程度とする。過剰な換気量は避ける。2回とも胸の上がりがない場合でも、それ以上の人工呼吸は行わない。医療従事者が院内でCPRを行う場合は、感染防護具（フェイスシールド、ポケットマスク）を用いるべきである。

A．人工呼吸
　a．口対口人工呼吸（図12）：頭部後屈あご先挙上法で気道を確保し、鼻孔を指で塞ぎ、自分の口で患者の口を塞ぎ、自分の口で患者の口を隙間なく覆い吹き込む。
　b．口対鼻人工呼吸（図13）：患者に開口障害や口の損傷などがあり、口対口人工呼吸ができない場合、気道確保し、下顎に当てた手で口を塞ぎ、鼻から呼気を吹き込む。
　c．口対口鼻人工呼吸：患者が乳幼児や小児の場合は、救助者の口で患者の口と鼻を覆い、呼気を吹き込む。

B．ポケットマスクによる人工呼吸（図14）
　救助者が1人の場合、救助者は患者の側方に位置する。マスクを患者の顔面に密着させ、気道の確保を行いながら呼気を吹き込む。

C．バッグ・バルブ・マスクによる人工呼吸（図15）
　マスクに非再呼吸弁の付いた自動膨張式バッグを利用し、下顎挙上をしながら室内空気を送り込む。リザーバーバッグを装着して、10L/分以上の酸素を併用すれば、ほぼ100％近い酸素で換気できる。

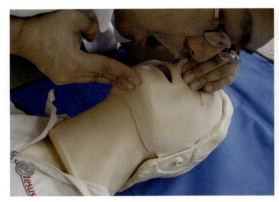

図12　口対口人工呼吸法

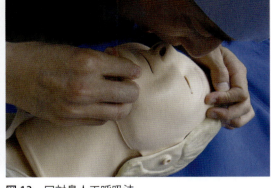

図13　口対鼻人工呼吸法

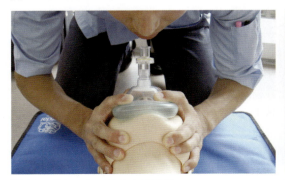

図14　ポケットマスク人工呼吸

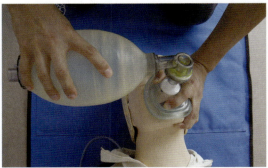

図15　バッグ・バブル・マスク人工呼吸

⑦ 胸骨圧迫と人工呼吸の組み合わせ（CPR）（図16）

　胸骨圧迫と人工呼吸（1回につき1秒かけて胸部の挙上確認）の回数比は30：2とする。救助者が1人の場合、人工呼吸を行う前に胸骨圧迫を開始し（C − A − B）、最初の胸骨圧迫までの遅延を短縮する。救助者が2人以上でCPRを行う場合は、チームとして役割を分担して行う。胸骨圧迫30回と人工呼吸2回の組み合わせ（これを1サイクルとする）が5サイクル程度行われる（あるいは約2分）ごとに、胸骨圧迫の役割を交代するのがよい。

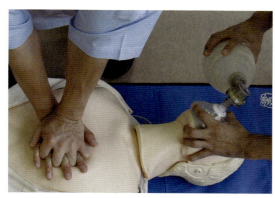

図16　胸骨圧迫と人工呼吸の連携

⑧ AED／除細動器の装着（図17）

　AEDまたはマニュアル除細動器が到着したら、CPR（特に胸骨圧迫）を中断することなく、使用準備を行う。AEDは音声メッセージと点滅するランプで自動的に指示されるので、それに従い実施する。除細動の適応は心室細動（VF）と無脈性心室頻拍（VT）である。

⑨ 回復体位（図18）

　気道が確保された状態で、呼吸・循環のサインが保持された場合にとる体位。

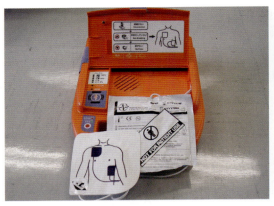
①蓋を開ける（自動的に電源が入る）

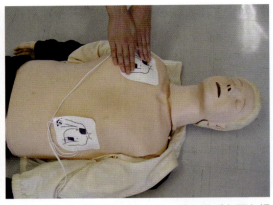
②電極を貼る（波形解析を始め、除細動が必要な場合は充電が自動で行われる）

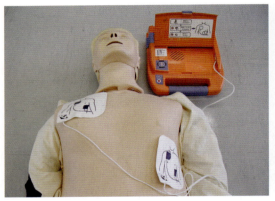
③ガイダンス
「患者に触れないで下さい。心電図の解析中です」に続き、「除細動の適応です。充電中です」。さらに、「放電します。患者から離れて、点滅ボタンを押して下さい」。

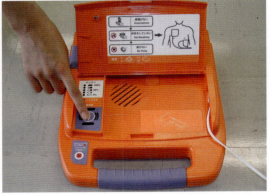
④除細動
ボタンを押す。

図17　AEDの操作の例

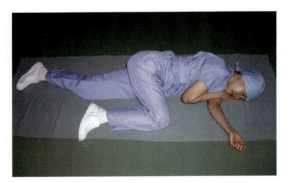
図18　回復体位

（3）乳児、小児に対する一次救命処置

乳児（1歳未満）、小児（1歳〜思春期）においても、成人と同様のBLSアルゴリズムを用いる。乳児、小児の特性を加味する（**表6**）。

表6　成人、小児、乳児に対するBLSの主要な要素のまとめ

	成人 （思春期以降）	小児 （1歳〜思春期未満）	乳児 （1歳未満、新生児を除く）
心停止の認識	反応をチェックする 呼吸をしていない、または死戦期呼吸*のみ（すなわち正常な呼吸でない） 10秒以内に脈拍を触知できない（全年齢対象、医療従事者のみ）		
CPR手順	C－A－B（胸骨圧迫・気道確保・人工呼吸）		
圧迫のテンポ	100〜120回/分		
圧迫の深さ	5〜6cm	前後径の1/3以上 約5cm	前後径の1/3以上 約4cm
胸壁の戻り	圧迫後に胸壁が完全に元に戻ること 医療従事者は2分ごとに圧迫担当を交代すること		
圧迫の中断	胸骨圧迫の中断は最低限にする 中断は10秒未満に制限する		
気道	頭部後屈あご先挙上法（医療従事者：外傷が疑われる場合は下顎挙上法）		
高度な気道確保器具を伴わない場合の圧迫・換気比	救助者が1人または2人 30：2	救助者が1人 30：2 救助者が2人以上 15：2	
高度な気道確保器具を伴う場合の圧迫・換気比	100〜120回/分のテンポで胸骨圧迫を継続する 6秒ごとに1回（10回/分）人工呼吸		
手の位置	胸骨の下半分に両手を載せる	胸骨の下半分に両手または片手（非常に小柄な小児に適す）を載せる	救助者が1人 乳頭を結ぶ線のすぐ下の胸部中央に2本の指を載せる 救助者が2人 乳頭を結ぶ線のすぐ下の胸部中央における胸郭包み込み両母指圧迫法
除細動	AEDが入手可能であれば、できるだけ迅速に装着して使用すること。ショック前後の胸骨圧迫の中断を最小限にし、ショック後ただちに胸骨圧迫からCPRを再開する		

*死戦期呼吸（agonal respiration）：心停止の直後にみられる"しゃくりあげるような途切れ途切れの呼吸"で、下顎が動いているため正常な呼吸をしているようにみえる。あえぎ呼吸とも呼ばれる。

（4）二次救命処置（ALS）

心肺蘇生法のうち、医師および十分に教育訓練を受けた看護師や救急救命士などが医師の指示の下に、医療用補助器具や薬剤などを用いて行うものをいう。一次救命処置（BLS）に引き続いて行われる。

①可逆的な原因の検索と是正

質の高いCPRを実施しながら、蘇生のすべての段階において、心停止の可逆的な原因の検索と是正を行う。原因検索は心停止に至った状況や既往歴、身体所見などから行うが、迅速に結果の得

られる動脈血ガス分析や電解質の検査結果が役立つこともある。

②静脈路と骨髄路確保

CPRを継続しながら、すみやかに静脈路を確保する。静脈路確保が難しい場合、あるいは静脈路確保に時間を要する場合は骨髄路を確保する。特に小児では、迅速な静脈路確保ができない場合もしくは困難と予想される場合は、骨髄路確保を行う。

③血管収縮薬投与

血管収縮薬（標準量のアドレナリン）が、心拍再開率と短期間の生存率を改善するというエビデンスがあるので投与を考慮する。通常、アドレナリンは1回1mgを静脈内投与し、3〜5分間隔で追加投与する。小児ではアドレナリンは1回0.01mg/kgを骨髄路もしくは静脈路から投与する。ショック非適応リズムの心停止（無脈性電気活動・心静止）では、アドレナリンを投与する場合、できるだけすみやかに行う。なお、小児の薬剤投与量は、成人量を上限とする。

④抗不整脈薬投与

電気ショックで停止しない難治性の心室細動や無脈性心室頻拍、あるいは再発する治療抵抗性の心室細動や無脈性心室頻拍では、抗不整脈薬が生存退院や神経学的転帰を改善するという根拠は乏しいが、心拍再開率を改善するためにアミオダロンの投与を考慮する。アミオダロンは300mgを静脈内投与する。小児でアミオダロンは2.5〜5mg/kg（最大300mg）投与する。アミオダロンを投与できない場合には、ニフェカラント0.3mg/kgあるいはリドカイン1〜1.5mg/kgを静脈内投与する。小児のリドカイン投与量は成人と同量であるが、成人量を上限とする。

⑤高度な気道確保

気管挿管および声門上気道デバイスの使用を考慮する。気管チューブの位置確認には、身体所見に加えて呼気二酸化炭素モニターを用いる。波形表示のあるものが望ましいが、比色式二酸化炭素検出器で代用も可能である。

⑥心拍再開後の集中治療

きわめて高度な医学的管理が行われる。薬物療法、冠動脈造影、体温管理、CT撮影から予後予測まで含まれ専門医に委ねられる。

（渋谷　鑛）

【参考文献】
1）日本救急医療財団心肺蘇生法委員会監修：救急蘇生法の指針2015. 厚生労働省，2015.
2）American Heart Association：AHA心肺蘇生と救急心血管治療のためのガイドラインアップデート2015. シナジー，東京，2016.
3）日本蘇生協議会監修：JRC蘇生ガイドライン2015. 医学書院，東京，2016.

（5）歯科治療時の窒息・誤飲・誤嚥に対する対応

いずれも医療過誤であり、日常診療において万全の予防策（治療時の体位、ラバーダムの装着、落下防止装置の付与など）を講じておくことが重要であるが、事故発生時には迅速かつ適切な対応を行う必要がある。

①窒息（完全気道閉塞）（図19）

原因としては、舌根沈下（水平位診療、高度肥満や静脈内鎮静法併用時など）や異物（印象材など）による気道閉塞、薬物などによる呼吸筋の麻痺、痙攣などにより窒息に陥る。症状は、血液中

のガス交換が行えなくなることにより、急激に低酸素血症、高二酸化炭素血症となり、臓器・組織が機能障害を起こし、数十秒以内に呼吸困難、30秒後にはチアノーゼが現れ、1〜数分で呼吸停止、その後に心停止の経過をとる。

対処法としては、ただちに原因を取り除いて肺への酸素の供給を再開する必要があるが、心停止の場合には心肺蘇生法を行う。

②誤飲（消化管異物）

原因は、食物以外の物（有害物質）を誤って飲み込んで食道や胃に入ることで、一般的には小児で起こりやすい。

歯科治療時に誤飲しやすいのはインレー、金属冠、一本義歯、インプラント部品（キャップ、ドライバーなど）などで、特に水平位診療で発生しやすい。著者らは、歯科治療時の口腔内への異物（落下物）の約92％は消化管に入ると報告した（図20a）。症状としては、咳、咽頭部の違和感などの自覚症状を伴うこともあるが、無症状の場合も多い。

③誤嚥（気管内異物）

原因は、歯科治療時の口腔内への異物（落下物）が下咽頭（気管）に入ってしまった状態で、インレー、金属冠、一本義歯、インプラント部品（キャップ、ドライバーなど）などが落下した場合で（図20b）、症状としては、咳、咽頭部の違和感などの自覚症状を伴うことが多い。印象材などを気管に誤嚥した場合には、気管を完全に閉塞して窒息を起こす可能性が高く、初期の対応を誤ると事態が重症化する危険性が高い。

高齢者（特に要介護高齢者）では、認知症、Parkinson病、脳血管障害を合併して咽喉頭部の反射機能が低下していることから、本人の自覚症状がないままに誤嚥性肺炎が起こる場合がある。

④対処法（図21）

誤飲、誤嚥いずれの場合にも基本的な対処法は同様で、咳などによる自己排出ができない場合は、急激に体位を変換することで異物がより奥に入り込むことがあるので、体位の変換をしないで横向きにして口腔内を確認する。

異物の排出が確認できない場合は、患者の安静を保ちながら救急車の出動要請をするとともにハイムリック法による排出を試みる。成人では背部叩打法は有効性が低いとされている。体外への異物の排出が確認できない場合は、ただちに2方向から胸腹部のエックス線撮影を行い、異物が体内に存在するかしないか、存在する場合には消化管か気道なのかの位置を確認する必要がある。その際には、患者に状況を説明して、あらかじめエックス線撮影の了解を得る。

エックス線撮影や異物除去のために医科医療機関に搬送する際には、治療を担当した歯科医師が同行して医師に状況を説明するとともに、異物と同様な形態のものを持参して説明する。

消化管内にある場合には、状況を説明するとともに、数日後にも再度エックス線撮影して体内から排出されたことを確認する。気管内にあることが確認できた場合には、除去方法について呼吸器科の専門医と相談し、すみやかに除去する必要がある。

いずれの場合も、体外への異物の排出が確認できない場合に放置しておいて、後日健康診断時のレントゲン撮影や発熱などの自覚症状がみられた結果、体内に異物が存在した場合には、治療を担当した歯科医師は重大な責任を負わされることになる。

（見﨑 徹）

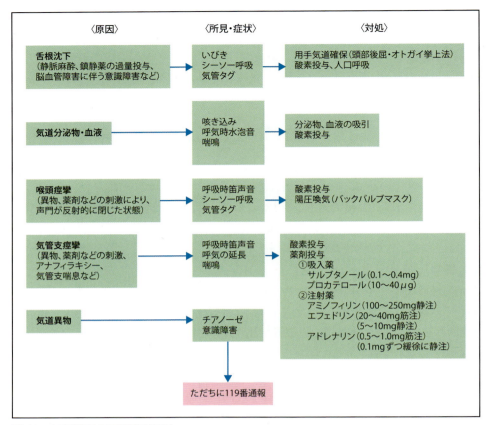

図19 気道閉塞の原因別対処法
(見﨑 徹, 伊東隆利, 渋谷 鑛編著:歯科医のための救急処置マニュアル. 第4版, 59, 医歯薬出版, 東京, 2015. より引用改変)

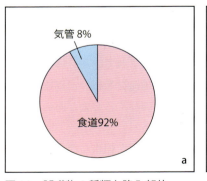
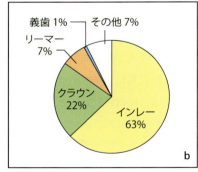

図20 誤嚥物の種類と陥入部位
a:誤嚥物の陥入部位　b:誤嚥物の種類
(見﨑 徹, 伊東隆利, 渋谷 鑛編著:歯科医のための救急処置マニュアル. 第4版, 58, 医歯薬出版, 東京, 2015. より引用改変)

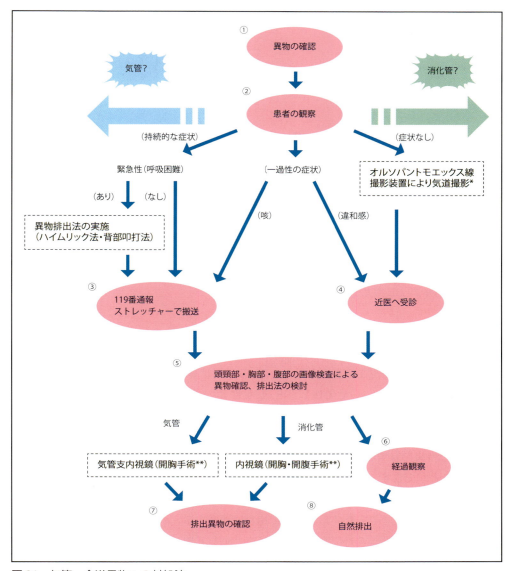

図 21 気管・食道異物への対処法
* 咽喉頭・上部食道、喉頭直下の気管に陥入している可能性まではわかるが、消化管か気管かの確実な鑑別は困難なため推奨できない。
** 現在ではほとんど実施されていない。
(見﨑 徹,伊東隆利,渋谷 鑛編著:歯科医のための救急処置マニュアル.第4版,57,医歯薬出版,東京,2015.より引用改変)

【参考文献】
1) 見﨑 徹,伊東隆利,渋谷 鑛編著:歯科医のための救急処置マニュアル.第4版,56-59,医歯薬出版,東京,2015.
2) 矢島安朝,野口いずみ,中川洋一:緊急事態!歯科診療室で こんなときどうする?.10-13,永末書店,京都,2016.
3) 京田直人,見﨑 徹:歯科治療時に発生した気管・食道異物について.日本歯科麻酔学会誌 25(4):624,1997.
4) 小林 馨,足立 進,中島 丘編著:判例からみた医療安全.66-68,75-76,わかば出版,東京,2014.

第 6 章

チーム医療

1. 病診連携
2. 診診連携
3. 保健・医療・福祉・介護・教育の連携
4. 家族との連携
5. 地域連携クリニカルパス

　近年、わが国は異例のスピードで高齢化が進み、2035 年には 33.4％、2060 年には 39.9％になると予測されている。また、平均寿命は男性 80.98 歳、女性 87.14 歳（2016〈平成 28〉年）となったが、健康寿命は男性 71.2 歳、女性 74.2 歳（2013〈平成 25〉年）にとどまり平均寿命との乖離は大きくなり、その間は介護が必要な期間となる。さらに、8020 運動の推進や健康日本 21「歯の健康」により自分の歯を有するヒトの割合も増加したが、高齢化に伴う ADL の低下により口腔ケアが十分に行うことができず、歯周病や齲蝕歯が放置されることも多くみられる。

　医療分野では、質と安全の確保や高度・複雑化に対処するため、多職種がおのおのの専門性を活かして患者情報を共有し、業務を分担するとともに相互に連携する「チーム医療」が推奨され実践されている。2011（平成 23）年 6 月に厚生労働省がまとめた「チーム医療推進のための基本的な考え方と実践的事例集」では、歯科医師は医師とともにチームリーダーとしてチームワークを保つことが必要であることが明記され、積極的にチーム医療に参画することが求められるようになった。

　従来、歯科治療は歯科医院で患者が来院するのを待ち、保存、補綴治療を中心として発展を遂げたが、高齢者の増加に伴い脳血管障害等による摂食嚥下リハビリテーションの必要性、誤嚥性肺炎や窒息事故の予防の必要性も高まっている。また、歯科医院への通院が困難となり、在宅での歯科治療が必要な訪問や口腔健康管理が必要な患者も増加している。さらに、重篤な心疾患を有する患者、重症糖尿病患者、人工透析患者、抗血栓療法患者等の全身管理に留意すべき患者の歯科治療に対して医科との連携が必要であり、病院歯科・口腔外科と地域のなかでのチーム医療による患者中心の医療が必要であることは、本書のなかで十分な理解が得られるものと考える。

1 病診連携

病診連携の「病」は専門医が常駐して高度な医療機器を有する地域医療支援病院（病院）で、「診」は日常的な治療を行う「かかりつけ医」の診療所である。患者は、通常はかかりつけ医で健康管理を行うが、症状によってより高度な専門性を有する診断や治療が必要となった場合には、「かかりつけ医」が病院に紹介して、専門性の高い医療を受けることができるシステムである。両者は情報を共有して連絡を緊密に取ることにより、患者は迅速に的確な医療を受けることができるメリットがある。また、急性期の治療が終了し、通常の健康管理程度に回復した場合には「かかりつけ医」に患者が戻り、共同で経過観察等を行う医療形態である。病診連携は病院と診療所がそれぞれの役割、機能を分担して患者のために相互に患者情報を共有、交換しながら連携を密にし、より効果的な医療を提供することを目指すものである。

歯科医療の場合、「かかりつけ歯科医」で治療していた乳癌術後の患者が骨髄炎様の顎骨壊死症状を呈し、ビスホスホネート製剤関連顎骨壊死が疑われた場合には、病院・歯科口腔外科に紹介する。紹介先では、必要により高度の医療機器を用いて画像検査や血液検査等を行い、外科処置を施行して病状が安定した状態になったところで「かかりつけ歯科医」に戻り、その後は共同で経過観察を行う。また、重度の循環器疾患患者の抜歯が必要な場合には、同様に病院・歯科口腔外科に紹介して抜歯のみを施行して、その後の保存、補綴処置は「かかりつけ歯科医」にて行うシステムである。さらに、日常的には下顎埋伏智歯抜去において、病院歯科・口腔外科で抜歯を行い、その後の処置は「かかりつけ歯科」で行うという連携は多くの地域でみられる。

病診連携により、患者は病院と診療所との医師の連携により不要な検査等を省き、症状に応じた適切な医療が比較的短時間で受けることができる。「かかりつけ医」は専門外の領域でも紹介が可能であり、先端医療機器によるデータを経過観察以降の資料に役立てることができる。また、病院は高度な医療が必要とされる重症の患者の診療に専念することができ、本来の目的とされる機能が発揮でき、病院と診療所との役割分担が明確になる利点がある。

2 診診連携

医療の進歩により、より専門的な診療が必要な場合には患者は複数の診療科を受診することが必要となる。「かかりつけ医」は内科のみならず、外科、整形外科、眼科、耳鼻咽喉科、皮膚科等のかかりつけ医もあり、おのおのの医療機関が専門分野を中心に他の診療所と連携しながら患者の診療を行う。歯科医療の場合、矯正歯科、小児歯科、インプラント治療では「かかりつけ歯科医」との連携が必要な場合が想定されるが、「かかりつけ歯科医」の受診でほぼすべての診療が完結することが多いことから、医科に比べるとその頻度は高くない。しかし、高血圧症や糖尿病等で病院歯

科・口腔外科に紹介するまでの症例ではないが、現在の状態と治療等について十分に把握する必要がある場合には、「かかりつけ歯科医」と内科、外科等の「医科かかりつけ医」との連携が重要となる。患者の状態により「かかりつけ歯科医」での治療が可能であるが、治療困難な場合やより高度な全身管理が必要な場合には、病院歯科・口腔外科に紹介する「病診連携」の必要が生じる。

　高齢者が増加して疾患形態が複雑になった今日では、「歯科かかりつけ医」と「医科かかりつけ医」との**診診連携**は、患者の病状を的確に把握するために必要なことである。また、「診診連携」によってスクリーニングされることにより「病診連携」が必要な患者が発見されることもあり、患者が高度な医療を受ける機会を逃さないことにもつながり、個々の「歯科かかりつけ医」の知識の研鑽が重要である。

③ 保健・医療・福祉・介護・教育の連携

　高齢者人口の増加とともに、平均寿命と健康寿命との乖離による長期的なケアを必要とする在宅療養患者が増加している。一方、病床数には制限があり、本来は入院加療が必要な患者が収容できない状態が生じている。そのため病院、かかりつけ医および在宅での一連の医療ケアが円滑、効率的に実施されるように、保険、医療、福祉、介護の連携が重要視されている。各領域間の連携には「**医療保険と介護保険との連携**」、「**医療と福祉・介護との連携**」、「**医療職と福祉職・介護職との連携**」等がある。また、超高齢社会を迎えるなかで高齢者が健康で自分らしく自立して暮らせる社会の実現を目指すとともに、住み慣れた地域環境で安心して生活を継続できるよう連携を強化した**地域包括ケアシステム**を構築することが必要である。そのため、大学や各種専門学校での教育に加えて、医療現場での相互間のカンファランスやミーティングによる知識の集積と研鑽が必要である。

1 》 急性期・回復期・慢性期医療における連携

　急性期には医療がその中心をなすが、回復期では医師中心の医療から看護師、理学療法士、作業療法士、言語聴覚士等が中心となり、さらに管理栄養士、社会福祉士等が参加しての保健、医療、福祉の連携が必要である。また、チーム医療の成否は各職種間の情報共有と相互の職種尊重、共通目標の設定、家族の参加が重要であり、各専門職間の縦割りを解消する必要がある。回復期には、寝たきり防止、ADL の向上、家庭復帰・復職を目指して**全人的アプローチ**が行われているが、歯科医師や歯科衛生士による口腔管理、摂食嚥下リハビリテーションによる介入はわずかであり、「かかりつけ歯科医」のなかにはその役割を理解できない者も少なくないのが現状である。

2 >> 維持期（在宅）における連携

　患者が病院を退院して**在宅療養**に移行すると、個々の患者の必要性に応じた即応体制が必要で、在宅医療を担う医療機関と**訪問看護**を担う機関の連携が重要である。そのため、在宅における質の高い医療、福祉、介護を効率よく提供するためには、チームワークの確立、スピード、効率が重要である。退院から在宅への移行支援では、在宅チームが主導して在宅への移行準備、試験外泊等を実施する仕組みを構築することにより、患者の環境変化への対応が可能になる。在宅医療では訪問診療、訪問歯科診療、訪問服薬指導、訪問看護、訪問リハビリテーションおよび訪問介護のチームアプローチが必要である。

　また、看護師、薬剤師、管理栄養士、ケアマネジャー等の各職種が協働し、病状や栄養状態を安定させ疾病の重症化を防ぎ再入院等を防止するために、切れ目のない栄養管理や食事・生活支援を行うことも重要である。

　急性期・回復期から維持期に移行すると、多くのケースでは**医療保険**から**介護保険**へ移行する。逆に、在宅生活中に生活機能が低下し医療機関での再度入院加療が必要となった場合には、介護保険から医療保険へと移行する。そのためには、入院治療から在宅医療へ一貫した体制整備、医療保険制度と介護保険制度相互のスムーズな移行が必要であり、**地域包括クリニカルパス**の作成により、患者情報の共有と適切な引継ぎが重要である。しかし、チーム医療の集積には電子カルテの活用が有用であるが、歯科医療での共有はほとんど進んでいないのが現状であり、早急な改善が歯科医療の必要性と認知度を高めるものと考える。

4 家族との連携

　家族は、患者とともに患者が抱える問題の解決に積極的に参画することが求められており、各専門職は家族に対して過大な期待や責任を押し付けてはならない。また、家族は患者の一番の理解者としてその力を発揮できるよう、各職種者が支援、連携することが必要である。

　入院療養中の回復期では、残存麻痺や言語障害がどこまで改善するか、どの程度の障害を抱えて生活を再建するかを診断する必要があるが、患者や家族が正確に状況を把握することが難しい。このため、家庭訪問や在宅サービス利用時に、経済状況、家族関係、住宅環境等に配慮して、患者や家族からの相談に対応することが円滑な家庭復帰につながる。医療療養病床では、自宅退院が困難な患者に対して、自宅訪問や在宅サービスの利用方法等について説明や相談することにより、解決策を見出すことがきでる。

　訪問歯科診療では、十分な治療スペースがとれない環境のなかで、移動式タービンや吸引器機の搬入には難渋することがあり、義歯や口腔清掃後の医療廃棄物にも配慮が必要である。また、医療、福祉、介護の 24 時間対応体制は、患者や家族の不安を取り除くためや孤立防止のためにも、心のケアを含めた確実な連絡網を確保する必要がある。

5 地域連携クリニカルパス

クリニカルパス（パス）は、良質な医療を効率的かつ安全、適正に提供するために開発された診療計画表である。元来、1950年代に米国の工業界で製品管理のため導入されたが、1980年代に米国の医療界で使われ始め、1990年代に日本の医療機関でも導入された経緯がある。パスは従来、個々の医療機関や医療者による種々の治療方針を標準化して目標設定を行い、効率的な運用を図ることを目的とした臨床計画表である。これにより、診療の標準化、科学的根拠に基づく医療の実施（EBM）、インフォームドコンセントの充実、業務の改善、チーム医療の向上等を目指している。

地域連携パスは、厚生労働省の定義では「診療にあたる複数の医療機関が役割分担を含め、あらかじめ診療内容を患者に提示・説明することにより、患者が安心して医療を受けることができるようにするもので、施設ごとの治療経過に従って診療ガイドライン等に基づき診療内容や達成目標等を診療計画として明示すること」とされている。院内パスは実際の業務や投薬について病日ごとに詳しく記載するのに対して、地域連携パスは連携施設・支援者間で共有すべき重要な情報と診療方針を記載することが必要である。疾患別の地域連携パスを活用することで、病院と地域のかかりつけ医の役割分担の明確化と地域での限られた医療資源を効率的に使い、質の高い医療の提供を目的とし、地域医療完結型の医療体制の構築を目指す。患者や家族にとっては、治療スケジュール、治療内容、治療方針が明確になり安心して受診することができ、病院や地域のかかりつけ医、医療従事者にとっては、情報を共有することで連携体制がとりやすくなり役割分担が明確になる。

地域連携パスは、急性期病院から回復期病院を経て早期に自宅に帰ることができる診療計画を作成し、治療を受けるすべての医療機関で共有して用いるものである。また、診療にあたる複数の医療機関が役割分担を含めた診療内容をあらかじめ患者に提示、説明することにより、患者が安心して医療を受けることができるようにするものである。内容は施設ごとの治療経過に従って、診療内容や達成目標等を診療計画として明示することが必要である。回復期病院では、患者がどのような状態で転院してくるかをあらかじめ把握できるため、重複した検査を省くことにより、転院時より効果的なリハビリテーションを開始でき地域完結型医療が実現できる。

地域連携パスの種類には、急性期、回復期、維持期と病期が変わるごとに異なる診療チームが担当する一方向型（リハビリ型）、かかりつけ医と専門病院とを定期的に循環して受診する循環型（双方向型）、日常は複数のかかりつけ医や介護事業所等が対応し、必要により専門病院が支援する在宅支援型がある。また、地域連携パスの効果は、患者が急性期・専門病院と連続した治療の流れが理解できる安心感があり、重複した検査等がないために通院負担や経済的負担が軽減される。医療側は急性期・専門病院が本来必要とされる患者に専念でき、在院日数短縮、診療プロセス標準化、かかりつけ医や非専門医の診療レベル向上、脱落患者の減少、施設間の説明不一致の解消、スタッフ間のコミュニケーション向上等が期待できる。また、連携パスは保健、医療、福祉、介護の各関係機関および行政、民間、住民をつなぐ連携が必要であり、そのなかで保健所は中立、公正で身近な専門機関として、連携調整と医療福祉連携の推進としての役割が期待されている。

（髙井良招）

MEMO

第7章

訪問歯科診療における有病者歯科治療の実際

1．訪問歯科患者の状況と歯科治療の留意点
2．訪問歯科診療における有病者歯科治療の実際

訪問歯科診療とは、何らかの身体的・精神的理由により外出や移動が困難である患者に対して、歯科診療計画の基に歯科医療者がその患者の居室に出向き歯科医療サービスを提供することである。一方、歯科往診とは、患者の居室を依頼時のみに訪れる緊急的な歯科診療であり、臨時の歯科診療といえる。そのため訪問歯科診療では、地域で継続的に歯科医療サービスを提供し、患者の生活背景や既往歴等を把握している「かかりつけ歯科医」が担当することが望ましく、歯科処置内容によって居宅での治療から診療外来、そして入院までの選択肢を患者の状況に応じて臨機応変に対応しなければならない[1]。なぜなら対象となる患者は、必ず何らかの疾患もしくは障害をもっており、在宅医療・在宅介護もしくは介護施設等における介護を受けていて、その原因となる身体や精神の問題を抱えているからである。

患者の住まいや介護施設等の居室を歯科診療の場とすることは、家族や介護者の協力と住環境や人間関係にも考慮した歯科診療が必要となる。訪問歯科診療の対象患者はすべて有病者であることを意識して、生活の場で行う計画的な歯科診療を行うべきである。さらに、対象となる患者は主治医や訪問看護師などの医療従事者、そして、家族などの介護者やケアマネジャーなどの福祉関係者などの多くの人達に支えられて生活しているので、訪問歯科診療を行う歯科医療者は患者を支えるチームの一員としての役割を担うことになる。

本項では、訪問歯科診療で必要な口腔機能の障害を取り除き、患者の生活を支えるための歯科治療について述べる。

1 訪問歯科患者の状況と歯科治療の留意点

1 対象患者

　超高齢社会の現在では、訪問歯科診療の多くは**要介護高齢者**を対象としている。ただし、重症心身障害児（者）や高度医療依存児などへの訪問歯科診療も行われている。これらの患者の状況と歯科治療時に注意すべき点は以下の通りである。

（1）要介護高齢者

　65歳以上の要介護者の介護が必要となった主な原因疾患を**図1**に示した[2]。生活習慣病である脳血管疾患と心疾患が23％であり、認知症や関節疾患・衰弱・骨折などの高齢期に発症が多い疾患が52％であった。総数では脳血管疾患が18.5％と最も多く、次いで認知症15.8％、高齢による衰弱13.4％、骨折11.8％、関節疾患10.9％となっている。男性では脳血管疾患が28.4％であり、四分の一以上を占めている。また、女性では認知症が17.1％で最も多く、高齢による衰弱・関節疾患・骨折は脳血管疾患より多い。歯科治療を行ううえで必要な注意は、要介護の背景にある疾患や体や精神の状況に関する事項と、その疾患の治療（服薬）によるものとに整理して考える必要がある[3]。以下に注意すべき点について、介護が必要になった主な原因とともに**表1**に示した。

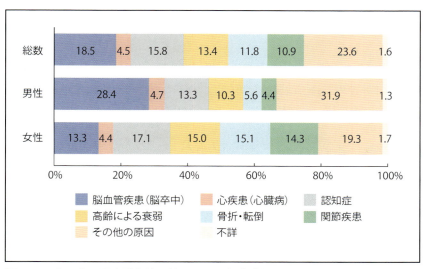

図1　65歳以上の要介護者等の性別にみた介護が必要となった主な原因
（厚生労働省大臣官房統計情報部：平成26年 グラフで見る世帯の状況－国民生活基礎調査〈平成25年〉の結果から．より引用改変）

表1　要介護者の歯科診療で注意すべき点

	注意すべき点
脳血管疾患（脳卒中）	血圧（脳出血・梗塞）、糖尿病、不整脈（心房細動）、抗凝固薬、抗血小板薬、降圧薬
心疾患（心臓病）	血圧、抗凝固薬、抗血小板薬
認知症	意思の疎通、合併症
高齢による衰弱	全身状態
骨折・転倒	不整脈、てんかん、血圧、低血糖、過呼吸、自律神経の緊張
関節疾患	糖尿病、骨粗鬆症、ビスホスホネート薬
その他	低血糖発作、易感染症、ドーパミンウェアリングオフ、喘息発作

（東京都福祉保健局：東京都 8020 運動推進特別事業 はじめての在宅歯科診療－要介護者へ歯科医療が出来ること【改訂版】．4，2017．より引用改変）

　現代では、高齢になっても多くの歯を保つ人が増えてきている。2016 年度の歯科疾患実態調査では、80 歳で 20 本以上の歯を保つ人の割合が 50％を超えており、要介護高齢者でも同様に多くの歯をもつ。歯があることは咀嚼機能などの口腔機能維持では有利であるが、一方で歯があることにより口腔衛生管理が困難となること、自傷行為による感染のリスクが増すなどの欠点もある。

（2）重症心身障害児（者）・高度医療依存児

　日本の新生児死亡率は、医療技術の進歩により近年劇的に減少した。低出生体重児が 10 人に 1 人であるにもかかわらず、新生児死亡者が 1,000 人に 1 人であることは、世界の平均の 24 人との比較はもちろんのこと、欧米の 2〜4 人の死亡者数と比較しても少ない[4]。日本には約 4 万人いるとされている重症心身障害児（者）は、そのうちの約 7 割が自宅で生活している。また、人工呼吸器や中心静脈栄養などの重い医療ケアは必要だが、重症心身障害児とは異なり、歩けるし話せる子供たちを高度医療依存児と呼んでいる[5]。

　重症心身障害児（者）・高度医療依存児へは、口腔機能の獲得と発達・維持、そして歯・口腔疾患の発症を未然に防ぐ口腔衛生状態の維持・改善のために、計画的な訪問歯科診療は必要である。ただし、重症心身障害児（者）への形成・充塡や抜歯などの歯科処置では、外来もしくは入院下で行うことが望ましい[6]。

　親をはじめとする同居者に介護・看護力があり、生活環境が整っていることが自宅で生活している重症心身障害児（者）・高度医療依存児の特徴であるが、高齢者に対する介護保険のような公的保険がないので、ケアマネジャーのように介護をコーディネートする人がいないなど、要介護高齢者とは制度面や環境面での違いがある。

2 ≫ 長期的な歯科診療計画に基づく口腔健康管理の必要性

　訪問歯科診療の目的は、患者の口腔健康の維持・向上を通じて日常生活を支えることである。そのため、口腔からの感染症と低栄養を予防するための長期的な視点に立った**口腔健康管理**は、訪問歯科診療行為の中核となる。口腔健康管理は歯科医療者が行う**口腔衛生管理**と**口腔機能管理**、そして歯科医療者以外の医療者や介護者、患者本人や保護者などが行う口腔ケアから成りたっている。**表2**に口腔健康管理の概念を示した。

表2　口腔健康管理の概念

口腔健康管理			
口腔機能管理	口腔衛生管理	口腔ケア	
		口腔清掃等	食事への準備等
項目例		項目例	
齲蝕処置 感染根管処置 口腔粘膜炎処置 歯周関連処置* 抜歯 ブリッジや義歯等の処置 ブリッジや義歯等の調整 摂食機能療法 　　　　　　　など	バイオフィルム除去 歯間部清掃 口腔内洗浄 舌苔除去 歯石除去 　　　　　　　など	口腔清拭 歯ブラシの保管 義歯の清掃・着脱・保管 歯磨き 　　　　　　　など	嚥下体操指導（ごっくん体操など） 唾液腺マッサージ 舌・口唇・頬粘膜ストレッチ訓練 姿勢調整 食事介助 　　　　　　　など

*歯周関連処置と口腔衛生管理には重複する行為がある。
（櫻井　薫：「口腔ケア」に関する検討会の進捗と今後の展開．日歯医師会誌 69（4）：17，2016．より引用改変）

（1）口腔健康管理計画の策定

　快適な日常生活を送るための口腔状況を維持することが口腔健康管理の目的である。そのためには介護に関わるすべての人たちと協力し、歯科疾患だけでなく肺炎などの感染源とならないための口腔の清潔と、十分な栄養を摂取しコミュニケーションを取るための口腔機能を維持して、患者の生活を守ることが必要である。対象が重症心身障害児（者）・高度医療依存児であれば、上記に加え、全身の発育を口腔から支えることも考慮に入れなければならない。

　口腔健康管理計画は、口腔の健康状態だけでなく、口腔の健康を阻害する疾患や障害の有無と程度、そして、栄養管理状況、食事の内容や方法、介護者や介護の状況を把握したうえで策定しなくてはならない。さらに、口腔健康の維持には歯科医療者だけでなく、患者本人や介護者の協力なしには得られないことも忘れてはならない。

①口腔健康状態の予測

　口腔内を診る前に患者を観察して、口腔健康状態を予測する。すなわち、口臭、口唇や口角など口の周辺の食べ物、枕やシーツの血液や唾液、そして、着衣の袖や胸などの食べ物や唾液による汚れがあることは、口腔の健康状態が不良であると予測される。

②疾患・障害

　摂食嚥下障害、高次脳機能障害、移動の制限や手指の巧緻性低下は、良好な口腔衛生状態の維持

や口腔機能を阻害するため、**表1**に示した歯科診療で注意すべき疾患や障害は、その程度により口腔の健康を阻害するため、これらの情報は主治医や訪問看護師から得る必要がある。

③栄養管理状態

対象患者が食べることのできる食品やその形態と必要なカロリー摂取を管理栄養士等が管理しているのであれば、その状況を把握する。体重の変化は、栄養管理状態の指標となる。主治医や訪問看護師からの血清アルブミン値も同様によい指標となる。

発達期にある小児患者であれば、体重よりも身長の変化が栄養管理状態の指標となる。

④食べ方等の問題点

食事にかかる時間、そして、食べているときの姿勢や態度、食べこぼしや食べ残しの状態は、必ず食事時にいる介護者から情報を得る。食事の時間にミールラウンドで歯科医療者が直接観察できるようでも、常に食事の場にいる介護者に、その時間で何が起こっているのか、情報を集める。

⑤本人・介護者の気持ち

患者本人や介護者に、口腔健康状態の重要性の理解度と口腔健康維持のためのやる気を知ることは必要不可欠である。要介護高齢者の場合には、現状を容認し、いわゆるやる気のない患者本人や介護者がいる反面、患者の状態を少しでもよくしたいと努力する介護者もいる。一方で、小児患者の介護者（両親）は強い気持ちをもっている場合が多い。

⑥介護の環境

患者や歯科医療者が診療しやすい体位をとれる、診療設備を置く場所がある、診療場所までのアクセスが容易、などの介護環境の評価は、歯科診療に適した環境であるか否かだけでなく介護者にとって介護しやすい環境の評価でもある。

⑦その他

ケアマネジャーは、在宅要介護者の生活を支えるための情報を多職種から集め一元化して、その情報を多職種に還元する。そのため、歯科医療者も要介護者の生活を支えるチームのメンバーとして、ケアマネジャーとの連絡を心がける。

重症心身障害児（者）・高度医療依存児では、高齢者に関わる介護保険のような法律がないため、介護のコーディネートをするケアマネジャーのような職種が存在しない。そのため、歯科医療者は誰が介護のコーディネート役を担っているか確認する必要がある。

（2）口腔衛生管理

口腔衛生管理は、まず口腔衛生状態の評価から始まる。その評価に基づき歯科医療者による歯垢や舌苔の除去等を行う。介護者等には日常の介護のなかで行われる口腔ケアについての教育と実践を指導し、日常生活における口腔衛生管理を徹底する。口腔衛生状態が改善された後には、定期的に訪問して再評価を行う。

通常診療室内で行うPCR等による口腔衛生状態の評価は、訪問歯科診療においても不可欠である。たとえ歯磨きが自立していても、口腔衛生状態が良好であるとは限らないので、訪問歯科診療においては必ず口腔衛生状態を評価する。歯磨きの自立を促し、そのための指導やトレーニングとともに、歯科医療者による機械的口腔清掃を行うが、その際、除去したバイオフィルムが呼吸器内に侵入しないように注意しなければならない。舌背上のプラークや咀嚼されていない食物の口腔内残留は、口腔衛生だけでなく口腔機能に問題があることを示唆し、摂食嚥下障害を予測させるため、

口腔機能評価を行う。口腔衛生状態の改善は、口臭や着衣などに付着した唾液の匂いがなくなることでも評価できる。これらの匂いがなくなることは、介護者にとって介護しやすい環境を作ることを意味する。

要介護高齢者の口腔衛生状態を改善することにより、誤嚥性肺炎の発症率の軽減や嚥下機能の改善が図られることが知られているだけでなく[7,8]、認知症の進行予防にも効果があることが報告されている[9]。

小児患者においては、乳歯が清潔な環境に存在することにより、歯の細胞バンクなどで乳歯の歯髄や歯周組織から得られる細胞を培養し保存することができる。この細胞を用いて将来の再生医療へ使用できる可能性があるため、たとえ障害や疾患があったとしても口腔内を清潔に保つことは非常に重要なことである。

（3）口腔機能管理

口腔機能とは、咀嚼そして嚥下、構音、感覚、唾液分泌の5つの機能を指す。口腔機能が維持されることは、口腔からの食物の摂取が可能であり、良好な栄養状態を保つことになる。また、言葉によるコミュニケーション、美味しく食べる、口腔内が保湿され不快でないことなどから、質の高い日常生活を送るための重要な機能である。ただし、要介護状態である在宅患者にでは、口腔機能のいくつかは欠けている可能性が高く、その原因として要介護に至る原因疾患や処方されている薬の副作用、機能を発揮しようとする本人の意思が減退・消失すること、などが挙げられる。

小児患者では、口腔機能は発達過程であるため、正常な口腔機能の発育を助けるための管理が必要となる。

摂食嚥下障害への対応は、食事環境や摂食時の姿勢や介助方法の改善、そして食事の形や粘稠度を変えることから始めて、誤嚥の頻度やリスクを減少することである。このような対応では、本人のやる気と家族や介護者などの協力が不可欠である。摂食嚥下障害の程度が軽くても、本人に口から食べる意思がなく、家族や介護者が口から食べてもらうことや家族と同じ食形態の料理を食べさせたいとの希望がなければ、私たちがいくら対応して誤嚥の危険の軽減と経口摂取状況の向上を考えていても、受け入れてくれることはないし、もしも受け入れたとしても、患者や家族の食べる喜びや食べてもらう喜びにはつながらない。一方で重症であったとしても、口から食べたい、食べさせたい、この料理を食べてもらいたい、といった患者や家族などが強い気持ちをもっているならば、経口摂取がたとえ一口でも、そして食形態が家族と異なっていたとしても、満足感は大きなものとなる。

対象が発達期にある子供の場合には、保護者の意識が高く、現状をよりよくして未来につなげたいとの強い思いをもっている場合が多いので、問題の解決のために保護者などが非常に協力的になる。

以上の観点から、摂食嚥下障害への対応で最も重要なことの一つに、患者や家族・介護者などに経口摂取がいかに大事なことであるかの理解を深めるための教育があり、訪問歯科診療に従事する歯科医療者は患者を中心とした多職種連携のなかで、摂食嚥下障害患者に対する具体的な提案をすべきであろう。

3 >> 補綴物の管理

　補綴物は咀嚼や発音などに貢献する一方で、その管理を怠ると口腔内の衛生状態悪化の原因となってしまう。また、補綴物の破損などにより、口腔内を傷つける可能性があることも、定期的な管理が必要な理由である。さらに、摂食嚥下障害患者への補綴的対応としての装置である、舌接触補助床や軟口蓋挙上装置では、摂食嚥下機能の変化に応じて調整も必要となる。そのため、歯科医療者は介護者や多職種に対して、患者の口腔内にどのような補綴物が装着され、それはどのような意味のある装置であるか理解してもらうとともに、定期的に訪問して管理状況を継続的に管理する必要がある。特に、口腔インプラントや精密アタッチメントなどの特殊な維持装置を応用している義歯の管理は、歯科医療者以外には行えないことを、介護者や多職種に周知させる必要がある。

4 >> End of Life Stage（終末期）における関わり

　口腔に原因のある痛みの軽減による安らかな日常と、患者にとっては食べる喜びを、家族や介護者にとっては食べてもらえる、そして食べさせてあげられるそれぞれの喜びを、人生の最後まで維持することが、終末期における歯科の関わりになると考える。訪問歯科診療の最も重要な役割が口腔健康管理であることを理解し、実践することは、たとえ口内炎などの口腔粘膜の病変が発症しやすくなる終末期においても変わることはない。継続的に訪問することにより、口腔内の変化の把握が容易になる。口呼吸や唾液の分泌が少なくなることにより、口腔内が乾燥することが多いので、口腔の保湿についての知識や方法を家族や介護者、多職種と連携する。

（羽村　章）

【参考文献】
1) 一般社団法人日本老年歯科医学会：在宅歯科医療の基本的考え方2016（2016/12/04），＜http://www.gerodontology.jp/committee/home_care/＞.
2) 厚生労働省大臣官房統計情報部：平成26年 グラフで見る世帯の状況－国民生活基礎調査（平成25年）の結果から，＜http://www.mhlw.go.jp/toukei/list/dl/20-21-h25.pdf＞.
3) 東京都福祉保健局：東京都8020運動推進特別事業 はじめての在宅歯科診療－要介護者へ歯科医療が出来ること【改訂版】，＜http://www.fukushihoken.metro.tokyo.jp/iryo/iryo_hoken/shikahoken/pamphlet/hajimetenozaitakusikairyou.files/hajimetenizaitaku.pdf＞.
4) 平成24年度厚生労働科学研究費補助金（循環器疾患・糖尿病と等生活習慣病対策総合研究事業）による健康寿命における将来予測と生活習慣病対策の費用対効果に関する研究班：健康寿命の算定方法の指針，平成24年（2012年）9月，＜http://toukei.umin.jp/kenkoujyumyou/syuyou/kenkoujyumyou_shishin.pdf＞.
5) 前田浩利：小児在宅医療の現状と問題点の共有．平成27年度 小児等在宅医療地域コア人材養成講習会 テキスト．22-39，国立研究開発法人 国立成育医療研究センター，2016，＜https://www.ncchd.go.jp/hospital/about/section/cooperation/h27koshukai.pdf＞.
6) 染谷一郎太，横田美幸：重症心身障害者の歯科治療における麻酔管理．日臨麻会誌 28（3）：474-477，2008.
7) Yoshino A, et al：Daily oral care and risk factors for pneumonia among elderly nursing home patients. JAMA 286：2235-2236, 2001.
8) Watando A, et al：Oral care and cough reflex sensitivity in elderly nursing home patients. Chest 126：1066-1070, 2004.
9) Kikutani T, et al：Effect of oral care on cognitive function in patients with dementia. Geriatr Gerontol Int 10：327-8, 2010.

2 訪問歯科診療における有病者歯科治療の実際

1 訪問歯科診療について（リスクマネージメントの観点から）

　超高齢社会のわが国において、老化に伴い外来通院が困難となり、訪問歯科診療を希望するケースは増大している（**図1**）。訪問診療の対象患者は有病者に該当し、患者管理の考え方は他章で述べられていることと同じであるが、患者の生活環境は大きく異なる。訪問診療先は、急変時の救急対応を行える環境（歯科を併設しない病院）と、救急対応がきわめて困難な環境（自宅や入所施設）とに大別される。いずれにせよ病歴聴取をしっかり行うが、特に自宅等への訪問の場合は、主治医との医療情報交換を密に行い、顔の見える関係であることが理想である。緊急時は救急車を呼ぶことが一般的であるが、主治医からのアドバイスにより、医療機関の指定をされることもあろう。

　訪問診療で侵襲度の高い治療を検討する場合、医療事故を起こさないことを前提に患者の生活

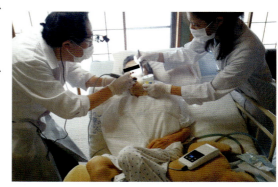

図1　居宅での訪問診療

状況を把握したうえで、リスクを押してでも治療が適用か吟味するべきである。低侵襲治療にとどめる、救急対応可能な高次医療機関への一時的な外来受診、入院をも検討する。従事者は一次救命処置のみならず、二次救命処置の技術をも有していることが望ましい。

2 診療の流れ

　訪問診療のきっかけはさまざまであるが、当該歯科医療機関が訪問歯科診療を行っていることを患者やその介護者、ケアマネジャー、医療提供者などに周知されていることが前提である。このため、われわれは関連職種の従事内容を理解するとともに、患者居住施設の概要を把握することが、リスクマネージメントの観点をも含めて重要である。とりわけ施設については前述のごとく、施設タイプにより勤務する職種が異なり、患者が受ける医療・介護サービスも異なる。なお、歯科医院に外来受診していた患者が通院不可能となり、訪問診療を希望するケースもあるが、この流れであれば患者既往などの医療情報をあらかじめ把握していることから、比較的すみやかに訪問診療を開始することができる。診療の大まかな流れを示す（**図2**）。

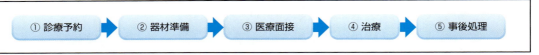

図2　訪問歯科診療の流れ

（1）診療予約

　訪問診療はまず診療予約から始まるが、疼痛処置などは1回のみで終了する場合も多く、依頼時のみの診療を「往診」と定義し、長期的な治療計画に基づいて実施する「訪問診療」と区分している。患者医療情報の収集、ケアマネジャーへの挨拶は早めに行っておく。

（2）器材準備

　症状に合わせて診療器材準備を行うが、必要最小限かつ持ち合わせがないために診療できないことがないよう注意する。器材の詳細は後述する。治療内容により器材をパッケージ化しておくと管理がしやすくなる。また、治療内容ごとのチェックリストを作成しておくと、忘れ物を最小限とすることができる。

　器材のボリュームは移動手段によっても大きく左右される。つまり、自家用車であれば融通がきくが、鉄道などの公共手段や自転車では必然的にコンパクト化が求められる。

（3）医療面接

　患者に対面した際、いかなる状態でも全人的な対応は重要で、挨拶は目を合わせてしっかり行うが、患者は認知機能障害により必要な情報が直接得られない場合も多い。医療面接は患者に限らず、介護者などからも聞き取りを行い、日常生活の状況をも踏まえ治療計画を立案する。

（4）治療

　治療中に留意すべきなのは、**誤嚥**予防のための**ポジショニング**（良肢位の保持）、疲労や急変などに対する全身状態のモニタリングである。治療中はいつ急変してもすみやかに対応できるようにしておく。外来に比べると清潔と不潔の区別がおろそかになりがちであるが、診療器具の衛生管理に気を付ける。切削片は飛散しないよう、また材料などで部屋を汚さないよう配慮する。

（5）事後処理

　診療後は、患者の全身状態を確認しながら後片付けを行う。部屋は原状復帰に努め、発生したごみはすべて持ち帰る。治療内容は、次回の予定も含めて患者側に報告する必要があるが、口頭でのやり取りのほか、連絡ノートなどにより文書上で記録を残す方法もある。また、診療上必要な指導文書は作成のうえ、患者側に渡す。帰院後は器材後片付け、カルテ記載を行う。

3　診療で使用する機器

　訪問診療用機器に必要な具備条件は、①軽量・ポータブルであること、②準備・後片付けが容易であること、③衛生管理が容易であることとなる。③は外来と同等であるが、訪問先の環境を汚染させない配慮も必要となる。

　機器の例を図示する。ポータブルユニット（**図3**）はほとんどの一般歯科治療に対応可能なものから、口腔のケア向けのコンパクトなものまでさまざまなタイプのものが各社から市販されている。歯の切削機器は5倍速エンジンが普及し、タービンを持ち歩くことは少なくなった。義歯治療でエンジンだけ使用する場合は、小型の充電式携帯マイクロモーターが便利である（**図4**）。吸引装置（ポータブルバキューム）はポータブルユニットと分離しているタイプが多い（**図5**）。モニタリング機器は低侵襲治療が前提となるが血圧計、パルスオキシメータはポータブルタイプが普及している（**図6**）。基本セット類は個包装で滅菌したものを持参するのが望ましい（**図7**）。外来環境では当たり前であるがゆえに気づかないが、訪問診療の環境では、口腔内の視野明示が難しく、ヘッドランプなどの照明装置は必須である（**図8**）。ポータブルエックス線写真装置はデジタルの小型機器が普及しつつある（**図9**）。そのほか、患者の姿勢保持のためのポータブルヘッドレストやクッションなども持ち合わせると便利である。

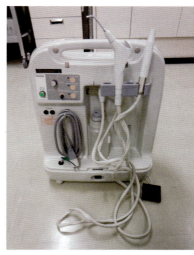

図3　ポータブルユニット

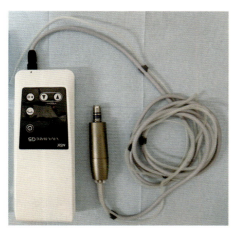

図4　携帯マイクロモーター

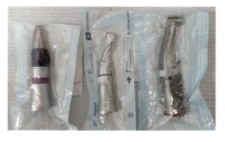

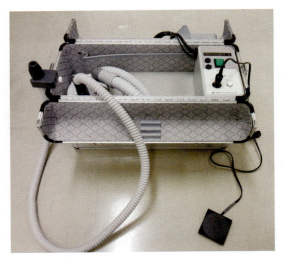

図5　ポータブルバキューム

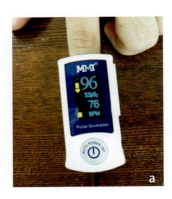
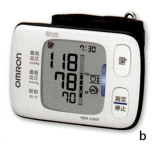

図6　モニタリング機器
a：パルスオキシメータ　b：血圧計

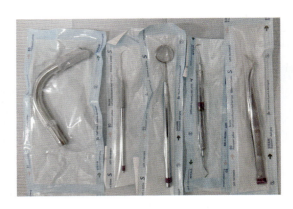

図7　基本セット類

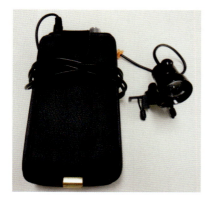
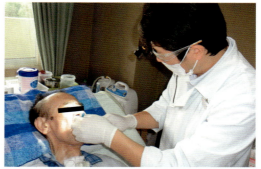

図8　歯科用ヘッドランプ使用例

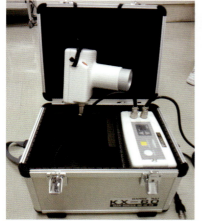
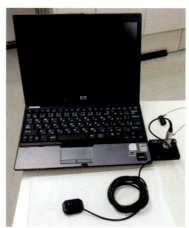

図9　ポータブルエックス線写真装置

4 ≫ 訪問歯科診療の実際

　厚生労働省の調査（図10）によれば、訪問歯科診療で行っている主な治療内容は欠損補綴（義歯）、歯周治療、口腔ケア、抜歯の順であった（複数回答）。いずれも使用器材や術式は外来診療と同じで、相違点は有病患者に対する配慮、歯科診療室ではないことによるさまざまな制限である。このため、外来では適用となる治療が、訪問診療では非適用となることも経験する。患者の日常生活を鑑み、治療することを決定したうえでの各治療の概要に触れる。

（1）欠損補綴（義歯）

　製作あるいは修理しても結局使用できないケースも散見されることから、義歯適用は患者側の目線で十分吟味する。とりわけ、長期間義歯を使用しなかったケースは適用の判断が難しい。また、部分床義歯では着脱が難しく、使用しなくなるケースがある。歯科医療従事者の想定以上に、介護者は義歯着脱時に指を噛まれることに恐怖心があることも理解する。丁寧な義歯管理指導が重要である。
　印象採得時には印象材の咽頭喉頭流入による誤飲、窒息に十分注意する。切削の機会が多いが、切削屑などが室内に飛散しないよう配慮する。図11のような専用袋や、大きめのビニール袋を代用する。

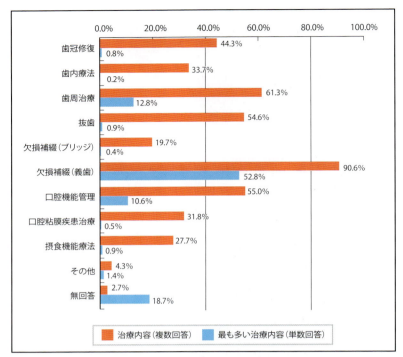

図10 訪問歯科診療で行っている主な治療内容（n = 1277）（歯科衛生士と協働で行うものも含む）
（厚生労働省：平成24年度診療報酬改定結果検証に係る調査（平成24年度調査）在宅における歯科医療と歯科診療で特別対応が必要な者の状況調査報告書（案）．19．より引用改変）

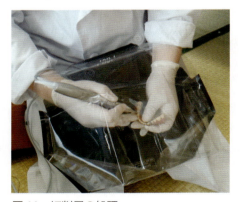

図11 切削屑の処理

（2）歯周治療

　平成28年度歯科疾患実態調査によると、8020達成者の割合が51.2％となる一方、後期高齢者の4mm以上の歯周ポケットを有する者の割合が50.6％と増加している。訪問歯科診療該当患者の残存歯数が増える一方、歯周病罹患者も増大していることは明らかである。とはいえ、外来と同じ歯周病治療計画の立案は困難であり、適宜歯石除去などの口腔衛生管理を考案しつつ、介護者をも含めた口腔健康管理が現実的なものである。介護者に口腔ケアを継続してもらえるような指導が重要である。

なお、誤嚥リスクの高い患者は日常的に吸引器を使用しているケースが多い。このような患者の口腔衛生管理では、歯ブラシに吸引孔を開けることにより作成した吸引ブラシを用いることで、安全かつ効率的な管理が可能となる（図12）。

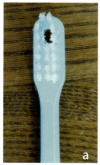
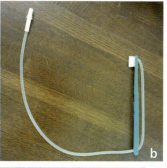

図12 吸引ブラシ
a：プライヤーで2毛束を抜く。
b：細めフィッシャーバーで吸引チューブ径に合わせて拡大。

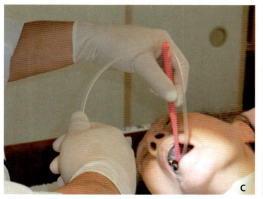
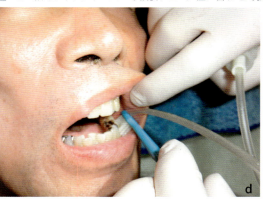

（3）抜歯

訪問診療対象患者での抗凝固薬、骨吸収抑制薬服用頻度は高いとみられるので注意する。局所麻酔薬の適用に際して、アレルギーがないことを確認する。使用頻度の高いリドカイン製剤の禁忌症は、高血圧、動脈硬化、心不全、甲状腺機能亢進症、糖尿病であり、該当患者にはプロピトカイン製剤、メピバカイン製剤の適用を検討する。生体モニタは必須である。使用器具の衛生管理にはとりわけ注意する。

（石田　瞭）

付録）『有病者歯科学』に関連する歯科医師国家試験の過去問題

- 本書の内容に関連すると思われる歯科医師国家試験過去問題の問題番号を掲げました。
- 問題番号は略称です。「110C-6」→第110回歯科医師国家試験C問題6番
- それぞれの問題と解答は、永末書店ホームページ「追加情報」に掲載しています。巻末のURLまたはQRコードをご利用ください。

第2章1節 医療面接
110C-6、102B-110、101B-11、100A-17

第2章2節 バイタルサイン 1）全身の診察（3）バイタルサイン
108C-7

第2章3節 有病者（小児・妊婦を含む）理解に必要な各種検査 1）検体検査
107A-33

第2章3節 有病者（小児・妊婦を含む）理解に必要な各種検査 1）検体検査（1）一般臨床検査
109C-43

第2章3節 有病者（小児・妊婦を含む）理解に必要な各種検査 1）検体検査（2）血球検査、凝固・線溶、血液型・輸血関連検査、赤沈
110A-14、109A-121、109B-48、107C-9、106A-106、106C-17、103C-78

第2章3節 有病者（小児・妊婦を含む）理解に必要な各種検査 1）検体検査（3）生化学検査
110C-29、110C-88、107A-111、107C-106、107C-117、107C-130、106C-36、104A-25、100A-91

第2章3節 有病者（小児・妊婦を含む）理解に必要な各種検査 1）検体検査（4）免疫血清学検査
108A-33、108C-30、104C-1

第2章3節 有病者（小児・妊婦を含む）理解に必要な各種検査 1）検体検査（5）微生物学検査
108C-22、106A-18

第2章3節 有病者（小児・妊婦を含む）理解に必要な各種検査 2）生体機能検査（検体検査を除く）（4）肝・胆道機能検査
101B-56

第2章3節 有病者（小児・妊婦を含む）理解に必要な各種検査 2）生体機能検査（検体検査を除く）（8）腎機能検査
100A-90

第2章3節 有病者（小児・妊婦を含む）理解に必要な各種検査 2）生体機能検査（検体検査を除く）（9）皮膚検査（有病者の病態把握に必要なもののみ）
109B-17、109D-21、108A-57、107C-61、106D-44

第2章4節 全身の症候 3）発熱、全身倦怠感
107C-38

第2章4節 全身の症候 5）意識障害・失神疾患
104C-39

第2章4節 全身の症候 15）睡眠障害、頭痛、頭重感
109A-101

第2章5節 薬物の有害作用による口腔症状 1）多形（滲出性）紅斑
110C-38

第2章5節 薬物の有害作用による口腔症状 2）歯肉肥厚（歯肉増殖）
110C-12

第2章5節 薬物の有害作用による口腔症状 3）唾液分泌量減少、唾液分泌量増加
110C-25、108A-73

第3章1節 乳幼児・高齢者・妊産婦・障害者・要介護者の治療の基礎
110C-6

第3章2節 薬物療法の基本 1）薬物の効果に影響する因子
107C-68

第4章1節 全身管理に留意すべき疾患と歯科治療上必要な対応 1）循環器疾患

110C-125、109D-28、108C-78、106C-73、104C-81、104C-59、100B-77

第4章1節 全身管理に留意すべき疾患と歯科治療上必要な対応 2）脳血管疾患

109A-48

第4章1節 全身管理に留意すべき疾患と歯科治療上必要な対応 3）神経・運動器疾患

110C-31、109A-48、109A-113、109C-42、107A-50

第4章1節 全身管理に留意すべき疾患と歯科治療上必要な対応 4）呼吸器疾患

108A-71

第4章1節 全身管理に留意すべき疾患と歯科治療上必要な対応 5）代謝性疾患

105D-47

第4章1節 全身管理に留意すべき疾患と歯科治療上必要な対応 6）内分泌疾患

105A-50

第4章1節 全身管理に留意すべき疾患と歯科治療上必要な対応 7）腎・泌尿器・生殖器疾患

107C-117、104C-120

第4章1節 全身管理に留意すべき疾患と歯科治療上必要な対応 8）肝疾患

109A-59、107A-73、106B-48、100A-91

第4章1節 全身管理に留意すべき疾患と歯科治療上必要な対応 9）血液・造血器疾患

103D-3、102D-15、97D-47

第4章1節 全身管理に留意すべき疾患と歯科治療上必要な対応 10）免疫疾患

103C-54

第4章1節 全身管理に留意すべき疾患と歯科治療上必要な対応 11）精神・心身医学疾患

110A-11、110A-33、109C-87、109C-110

第4章1節 全身管理に留意すべき疾患と歯科治療上必要な対応 12）妊婦・授乳婦（2）妊娠時の病的変化

110A-103

第4章1節 全身管理に留意すべき疾患と歯科治療上必要な対応 13）乳幼児

110A-19

第4章1節 全身管理に留意すべき疾患と歯科治療上必要な対応 14）がん（周術期口腔機能管理を除く）

109A-88、106A-81

第4章1節 全身管理に留意すべき疾患と歯科治療上必要な対応 15）その他特殊な対応が必要な患者

107B-9、103A-87

第4章2節 患者管理上問題となる薬剤服用患者への対応 3）BP、抗ランクル抗体

103A-71、102A-98

第4章3節 がん治療と緩和医療 3）緩和ケア

109A-88、103C-65

第5章1節 歯科治療時の偶発症 1）血管迷走神経反射

105D-8

第5章1節 歯科治療時の偶発症 4）アナフィラキシーショック

108A-124、106B-49

第5章1節 歯科治療時の偶発 5）血管収縮薬による過剰反応

110B-34

第5章1節 歯科治療時の偶発症 6）メトヘモグロビン血症

106C-87

第5章1節 歯科治療時の偶発症 8）全身状態の増悪

108B-22

第5章2節 救急時の対応 2）救急処置を要する症状（1）失神、ショック、痙攣、呼吸困難、胸痛、嘔吐、皮膚症状

110C-125、110D-40、107A-107、99D-59

第5章2節 救急時の対応 3）救急処置（2）成人に対する一次救命処置

110A-7

第6章 チーム医療

109C-107、104C-98

第7章 訪問歯科診療における有病者歯科治療の実際

109C-107、108C-94

293

索引

数字

10-item Eating Assessment Tool (EAT-10)　65
1型糖尿病　147
2型糖尿病　147

欧文

Addison 病　155
AED　113, 261
AIDS　200
ALS（筋萎縮性側索硬化症）　139
ALS（二次救命処置）　267
ALS 患者の舌　98
Alzheimer 型認知症（AD）　185
ARONJ　217, 220
Basedow 病　153
Basedow 病様顔貌　20
BLS（一次救命処置）　261, 267
Body Mass Index（BMI）　16
BP　217
BRONJ　217
BUN　159
B型肝炎ウイルス（HBV）　39
Ccr　159
CTCAE　107
Cushing 症候群　154
C型肝炎ウイルス（HCV）　40
C反応性タンパク　38
DIC　174
DOAC　210
DRONJ　217
eGFR　61, 62
GFR　158
Glasgow Coma Scale　253
GVHD　203
γ-グルタミルトランスフェラーゼ（γ-GT）　36
HbA1c　32
HCO_3^-　35
HDL コレステロール（HDL-Cho）　33
Hugh-Jones 分類　84
Hunter 舌炎　93
LDL コレステロール（LDL-Cho）　33
Lewy 小体型認知症（Lewy 小体病）（LBD）　185
MRONJ　217
Osler-Weber-Rendu 病　174
Parkinson 病（PD）　137
PaO_2　47
PCO_2　34
pH　34
Plummer-Vinson 症候群　93
Quincke 浮腫　179
SaO_2　47
Sjögren 症候群　42, 180

SLE　43, 180
Stevens-Johnson 症候群　101
ST 上昇型心筋梗塞（STEMI）　259
von Willebrand 病　172
Wintrobe の赤血球恒数　28

あ

亜鉛（Zn）　35
亜酸化窒素吸入鎮静法　239
アシドーシス　70
アスパラギン酸アミノ基転移酵素（AST）　36
アスピリン喘息　144
アスペルギルス　42
アドレナリン　243
アトロピン硫酸塩水和物　239
アナフィラキシー　260
アナフィラキシーショック　63, 71, 242
アミラーゼ（AMY）　37
アミロイド腎症　161
アラニンアミノ基転移酵素（ALT）　36
アルカリフォスファターゼ（ALP）　36
アルコール性肝障害　56, 168
アルドステロン症　155
アルブミン（ALB）　32
アレルギー　63
アレルギー疾患　178
アレルギー性紫斑病　174, 179
アレルギー歴　12

い

胃液分泌機能検査　53
異型狭心症　254
医原性障害　99
意識障害　71
意識状態　17
意識レベル　251
移植片対宿主病（GVHD）　176, 203
苺舌　41
一次救命処置（BLS）　261, 267
一次止血　29
一次性高血圧　86, 126
一次性粘膜炎　107
一般臨床検査　24
遺伝性血管性浮腫　179
遺伝性出血性毛細血管拡張症　174
医療過誤　268
医療面接　130
インスリン（IRI）　59
インスリン療法　148

う

ウイルス性肝炎　167

え

栄養評価　64
嚥下造影検査（VF）　66
嚥下内視鏡検査（VE）　66
炎症マーカー　38
塩素（Cl）　34
エンドトキシン　41

お

黄疸　168
嘔吐　90
悪心　90

か

概日リズム睡眠・覚醒障害群　95
改訂水飲みテスト（MWST）　65
過換気症候群　73, 239
喀痰　80
拡張型心筋症　129
下垂体機能検査　58
家族歴　14
顎下リンパ節　21
褐色細胞腫　156
活性化部分トロンボプラスチン時間（APTT）　30
カテコラミン　59
下部消化管エックス線検査　53
下部消化管内視鏡検査　54
仮面様顔貌　20
カリウム（K）　34
カルシウム（Ca）　34
がん　196
肝炎ウイルス感染症　55
がん化学療法　197
肝癌　168
肝機能障害　55
肝硬変　55, 167
カンジダ　42
肝疾患　166
間質性肺炎　145
患者の体位　114
関節リウマチ　43, 179
感染性ショック　71
感染性心内膜炎　127
間代痙攣　76
肝・胆道機能検査　54
顔貌　19
緩和ケア　234

き

既往歴　13
期外収縮　89
気管支喘息　143
起坐呼吸　84
器質的障害　98
基礎代謝機能検査　59

拮抗作用　117
気道異物除去　261
気道閉塞　71
機能的障害　98
揮発性硫化物（VSC）　231
客観的評価法（ODA）　64
吸気性喘鳴　82
救急処置　261
急性肝炎　55
急性骨髄性白血病（AML）　173
急性心筋梗塞　249
急性心不全　121
急性心膜炎　128
急性膵炎　57
急性低血圧（ショック症候群）　88
急性リンパ性白血病（ALL）　173
救命の連鎖　261
仰臥位低血圧症候群　114，190
凝固　29
胸骨圧迫　261
狭心症　122
強直痙攣　76
胸痛　83
胸部エックス線　51
協力作用　117
局所性浮腫　75
局所的（歯科的）既往歴　13
局所麻酔中毒　241
虚血性心疾患（IHD）　122
起立性低血圧　88
筋萎縮性側索硬化症（ALS）　139
禁忌　117
菌交代現象　109
筋ジストロフィー（MD）　138
筋無力性顔貌　20

く

クォンティフェロン検査　42
くも膜下出血　255
苦悶状顔貌　19
クレアチニン（Cr）　33
クレアチニンクリアランス（Ccr）
　159
クレアチンキナーゼ（CK）　36

け

経皮的冠動脈形成術（PCI）　259
頸部聴診　65
頸部リンパ節　21
痙攣　76
血圧変動　85
血液型　30
血液検査　61，175
血液・造血器疾患　171
血液透析　161
血液分布異常性ショック　257
結核　42
結核菌　42
血管収縮薬　244

血管分布異常性ショック　71
血管迷走神経反射　238
血球検査　28
血色素量（Hb）　28
血小板血栓（一次血栓）　172
血小板数　30
血清クレアチニン値（Cr）　61
血栓溶解療法　258
血中尿素窒素（BUN）　159
血糖　32
血友病　174
下痢　91
検体検査　24
原発性アルドステロン症　155
現病歴　11

こ

誤飲　247，269
抗がん薬　205
抗凝固薬　210
口腔衛生管理　229，281
口腔カンジダ症　109，231
口腔乾燥症　230
口腔機能管理　229，281
口腔健康管理　281
口腔粘膜　22
口腔粘膜炎　107，205
口腔扁平上皮癌　43
高血圧　85，125，252
高血圧性脳症　73
高血圧の診断基準　18
抗血小板薬　211
抗血栓療法　210
高血糖高浸透圧症候群　149
膠原病　178
抗腫瘍薬　107，205
甲状腺機能亢進症　153，255
甲状腺機能低下症　153
甲状腺クリーゼ　153
甲状腺刺激ホルモン（TSH）　58，153
甲状腺疾患　153
甲状腺・副甲状腺機能検査　58
甲状腺ホルモン　153
抗ストレプトリジン-O（ASO）　41
拘束型心筋症　129
拘束性換気障害　46
抗体（免疫グロブリン）　38
高張性脱水（水分欠乏性脱水）　74
後天性免疫不全症候群（AIDS）　40，
　200
高度医療依存児　280
口内炎（粘膜炎）　230
高拍出性心不全　122
抗ランクル抗体　217
誤嚥　247，269，291
誤嚥性肺炎　144，269
呼気性喘鳴　82
呼吸器疾患　142
呼吸機能検査　45

呼吸困難（息切れ）　84
呼吸性アシドーシス　47
呼吸性アルカローシス　47，239
骨髄抑制薬　197
骨粗鬆症　217
コリンエステラーゼ（ChE）　36
コルチゾール　59

さ

再生不良性貧血　173
酸素分圧（PaO_2）　47
酸素飽和度（SaO_2）　47

し

歯科金属アレルギー　178
自覚的症状　11
糸球体疾患　159
糸球体濾過量（GFR）　158
シクロスポリン　102
止血機能検査　175
自己免疫疾患　179
支持療法（サポーティブケア）　229
失神（一過性意識消失）　257
失神疾患　73
自動体外式除細動器（AED）　113，
　261
歯肉肥厚（歯肉増殖）　102
死の十字　69
自閉スペクトラム症／自閉症スペク
　トラム障害（ASD）　196
脂肪肝　56，168
収縮性心膜炎　128
周術期口腔機能管理　229
重症筋無力症（MG）　139
重症心身障害児　280
重積発作（SE）　76
終末期がん患者　230
主観的包括評価（SGA）　64
主訴　11
出血時間　30
出血性ショック　71
循環器疾患　120
循環器障害　78
循環血液量減少性ショック　71，257
消化管機能検査　52
小球性貧血　93
症候性高血圧　86，125
猩紅熱　41
上部消化管エックス線造影検査　52
上部消化管内視鏡検査　52
静脈内鎮静法　239
常用薬　11
ショック　70，257
徐脈　89
徐脈性不整脈　124
腎盂腎炎　162
心エコー図　51
心音図　50
心外閉塞・拘束性ショック　71，257

295

心機図　50
心機能検査　48
腎機能検査　60
真菌感染症　42
心筋梗塞　123, 254
心筋・心膜疾患　127
神経・運動器疾患　136
神経原性ショック　71
心原性ショック　71
人工呼吸　261
腎細胞癌　162
腎疾患　159
心室性期外収縮　89
診診連携　273
心臓カテーテル検査　52
心臓超音波検査　51
心臓弁膜症　126
心タンポナーデ　128
心電図（ECG）　48
心肺蘇生（CPR）法　244, 261
腎・泌尿器・生殖器疾患　158
心不全　121
腎不全　160
心房性期外収縮　89

す

膵機能検査　56
推算糸球体濾過量（eGFR）　61, 62
膵腫瘍　57
膵臓機能障害　57
水痘・帯状疱疹　39
水平仰臥位　243
睡眠関連運動障害群　95
睡眠関連呼吸障害群　94
睡眠時随伴症群　95
睡眠障害　94
スクラッチテスト　63
スクリーニングテスト　65
ステロイド性骨粗鬆症　183
スパイロメトリー　46
スルホニル尿素薬　148

せ

生化学検査　32
生活習慣病　15
性感染症（STD）　163
性器ヘルペス　163
正球性貧血　93
精神状態　17
精神・心身医学疾患　184
成人T細胞白血病（ATL）　41
生体機能検査　45
成長ホルモン（GH）　58
咳　79
赤沈　31
赤血球数（RBC）　28
摂食嚥下機能　64
摂食嚥下障害　97
舌接触補助床（PAP）　98

全身性エリテマトーデス（SLE）　43, 180
全身倦怠感　70
全身性炎症反応症候群（SIRS）　41
全身性浮腫　75
全人的アプローチ　274
全身的（医科的）既往歴　13
全身の偶発症　250
前頭側頭型認知症（FTD）　185
喘鳴　82
線溶　30
線溶系活性を示すマーカー　30
前立腺癌　163
前立腺肥大症　163

そ

臓器移植　202
造血幹細胞（HSC）　171
総コレステロール（TC）　33
総タンパク（TP）　32
総ビリルビン（T-Bil）　37
僧帽弁逸脱症候群（MVP）　126
僧帽弁狭窄症（MS）　126
僧帽弁閉鎖不全症（MR）　127
続発性アルドステロン症　155

た

大球性貧血　93
大血管障害　151
体質性黄疸　56
代謝　146
代謝機能検査　59
代謝性アシドーシス　47
代謝性アルカローシス　47
代謝性疾患　146
体重減少　68
体重増加　68
大腸内視鏡　54
大動脈弁狭窄症（AS）　127
大動脈弁閉鎖不全症（AR）　127
唾液腺　21
唾液分泌量減少　103
唾液分泌量増加　103
他覚的な症状　11
多形（滲出性）紅斑　101
脱水　74
単純ヘルペス（疱疹）　39
タンパク分画　32

ち

チアノーゼ　20, 83
地域包括ケアシステム　274
地域連携クリニカルパス　276
チーム医療　114, 272
窒息（完全気道閉塞）　268
知的能力障害（ID）　195
注意欠如・多動症／注意欠如・多動性障害（AD/HD）　196
中枢性過眠症　95

中枢性障害　78
中枢性チアノーゼ　83
注腸エックス線検査　53
中毒性表皮壊死症　101
超音波内視鏡検査　53
直接作用型経口抗凝固薬（DOAC）　210
直接ビリルビン（D-Bil）　37
治療環境　113

つ

ツベルクリン検査　42

て

低血圧　87, 253
低血糖症　149
低血糖性ショック　254
低張性脱水（Na欠乏性脱水）　75
低拍出性心不全　121
鉄（Fe）　35
鉄結合能（TIBC）　35
鉄欠乏性貧血　172
デノスマブ　217
伝染性単核（球）症　39
天疱瘡　42, 179

と

銅（Cu）　35
等張性脱水（混合性脱水）　74
同定検査　44
糖尿病　146
糖尿病昏睡　148
糖尿病神経障害　151
糖尿病腎症　149
糖尿病性ケトアシドーシス　73
糖尿病性昏睡　254
糖尿病性腎症　161
糖尿病足病変　151
糖尿病網膜症　149
頭部後屈あご先挙上法　262
特発性血小板減少性紫斑病（ITP）　174
ドナー　202
塗抹検査　44
トリグリセリド（TG）　33

な

内分泌疾患　152
内分泌・代謝機能検査　58
ナディア　207
ナトリウム（Na）　34

に

二酸化炭素分圧（PaCO₂）　47
二次救命処置（ALS）　261, 267
二次血栓　172
二次止血　29
二次性高血圧　86, 125
二次性粘膜炎　107

日常生活動作（ADL） 134
ニフェジピン 102
乳酸アシドーシス 149
乳酸脱水素酵素（LDH） 36
尿検査 24, 61
尿酸（UA） 33
尿素窒素（BUN） 33, 62
尿沈渣 27
尿毒症 160
尿路系疾患 162
尿路結石 162
妊娠高血圧症候群 190
妊娠性エプーリス 191
妊娠性歯肉炎 191
認知症 184
認知症サポーター 187

ね
ネフローゼ症候群 159
粘液水腫顔貌 20

の
脳血管疾患 132
脳血管障害 255
脳血管性認知症（VD） 185
脳梗塞 132, 255
脳出血 132, 255
脳性麻痺（CD） 137
脳卒中 132

は
肺炎 144
肺コンプライアンス 46
バイタルサイン 16, 193, 251
梅毒 42, 163
梅毒トレポネーマ（TP） 42
ハイムリック法 269
培養検査 44
橋本病 153
播種性血管内凝固症候群（DIC） 174
破傷風顔貌 20
白血球数（WBC） 29
白血病 173
パッチテスト 63
発熱 69
反復唾液嚥下テスト（RSST） 65

ひ
ビスホスホネート（BP） 217
微生物学検査 43
肥大型心筋症 129
ビタミン 37
ヒトT細胞白血病ウイルス（HTLV-1） 41
ヒトパピローマウイルス感染症 163
ヒト免疫不全ウイルス（HIV） 40, 200
皮内テスト 63
皮膚検査 63

ヒポクラテス顔貌 20
標準12誘導心電図 48
病診連携 273
日和見感染症 109, 230
貧血 93, 172
頻脈 89, 252
頻脈性不整脈 124

ふ
フィブリノゲン 30
フェニトイン 102
フェリチン 35
不感蒸泄 73
副甲状腺機能亢進症 154
副甲状腺機能低下症 154
副甲状腺疾患 154
副甲状腺ホルモン（PTH） 58, 154
副腎機能検査 59
副腎疾患 154
副腎皮質機能不全 183
副腎皮質刺激ホルモン（ACTH） 58
不顕性誤嚥 142
浮腫 75
浮腫状顔貌 19
不整脈 89, 124, 252
不整脈原性右室心筋症 129
不飽和鉄結合能（UIBC） 35
不眠障害 94
プラセボ効果 116
プリックテスト 63
プロトロンビン時間（PT） 30
分子標的薬 205

へ
閉塞性換気障害 46
ヘマトクリット値（Ht） 28
便潜血反応検査 53
片側臥位呼吸 84
片麻痺 132

ほ
膀胱炎 162
膀胱癌 162
放射線治療 197
乏尿 24
訪問歯科診療 278
補体 38
本態性高血圧 86, 126

ま
末梢性前庭障害 78
末梢性チアノーゼ 83
満月様顔貌（ムーンフェイス） 20
慢性肝炎 55
慢性持続性低血圧 87
慢性腎臓病（CKD） 61, 160
慢性心不全 121
慢性膵炎 57
慢性閉塞性肺疾患（COPD） 144

み
ミオグロビン尿 24
味覚異常 104
ミダゾラム 240

む
無欲状顔貌 19

め
メトヘモグロビン血症 245
めまい 77
免疫異常（不全） 180
免疫グロブリン（Ig） 32
免疫疾患 178

や
薬剤による腎障害 161
薬剤誘発性リンパ球刺激試験 43
薬物感受性試験 45
薬物性肝障害 56

ゆ
有病者 2
遊離型サイロキシン（FT$_4$） 58
遊離型トリヨードサイロニン（FT$_3$） 58
輸血関連検査 30
輸血後GVHD 204

よ
要介護高齢者 279

り
流行性耳下腺炎 39
流涎症 103
リン（P） 34
リンパ節腫脹 20
リンパ節転移 21
淋病 163

る
類天疱瘡 42, 179
ループス腎炎 161

れ
レシピエント 202

ろ
労作性狭心症 254

わ
ワルファリン 211

297

この度は弊社の書籍をご購入いただき、誠にありがとうございました。
本書籍に掲載内容の更新や訂正があった際は、弊社ホームページ「追加情報」
にてお知らせいたします。下記のURLまたはQRコードをご利用ください。

http://www.nagasueshoten.co.jp/extra.html

有病者歯科学

ISBN 978-4-8160-1335-5

© 2018. 2. 20　第1版　第1刷

編　　集	一般社団法人 日本有病者歯科医療学会
発　行　者	永末英樹
印　　刷	株式会社 サンエムカラー
製　　本	新生製本 株式会社

発行所　株式会社　永末書店

〒602-8446　京都市上京区五辻通大宮西入五辻町69-2
(本社) 電話 075-415-7280　FAX 075-415-7290　(東京店) 電話 03-3812-7180　FAX 03-3812-7181
永末書店 ホームページ　http://www.nagasueshoten.co.jp

＊内容の誤り、内容についての質問は、編集部までご連絡ください。
＊刊行後に本書に掲載している情報などの変更箇所および誤植が確認された場合、弊社ホームページにて訂正させていただきます。
＊乱丁・落丁の場合はお取り替えいたしますので、本社・商品センター(075-415-7280)までお申し出ください。

・本書の複製権・翻訳権・翻案権・上映権・譲渡権・貸与権・公衆送信権（送信可能化権を含む）は、株式会社永末書店が保有します。

[JCOPY] ＜(社)出版者著作権管理機構　委託出版物＞

本書の無断複写は著作権法上での例外を除き禁じられています。複写される場合は、そのつど事前に、(社)出版者著作権管理
機構（電話 03-3513-6969, FAX 03-3513-6979, e-mail: info@jcopy.or.jp）の許諾を得てください。